高等院校医学实验教学系列教材

人体显微结构学实验

主　编　刘雨清
副主编　付文玉　吕世军　杨利丽
编　委　(按姓氏笔画排序)

于　丽　王　刚　吕　娥　庄文欣　刘红英
杜红梅　李文通　李如江　李洪利　李媛媛
张红霞　张宝刚　张雪莉　陈安琪　陈燕春
岳炳德　周风华　周生伟　郑　洁　赵春艳
高海玲　郭文君

科学出版社

北　京

内 容 简 介

本书的编写以培养学生的实践能力为目标,以显微形态学技术为主线,分层次、多模块,相互衔接,优化融合,从基本形态学的改变到所学知识的综合与创新,循序渐进,有利于学生夯实基础知识,在此基础上培养和提高学生的实践能力、综合分析能力和创新能力。全书共分四篇,主要内容包括:第一篇:基本实验方法。第二篇:基本性实验。第三篇:综合性实验。第四篇:设计创新性实验。

本书可供医药院校本科生使用。

图书在版编目(CIP)数据

人体显微结构学实验／刘雨清主编.—北京:科学出版社,2015.1
ISBN 978-7-03-042836-3

Ⅰ.①人… Ⅱ.①刘… Ⅲ.①人体形态学–显微结构–实验–医学院校–教材　Ⅳ.①R32-33

中国版本图书馆 CIP 数据核字(2014)第 301025 号

责任编辑:胡治国／责任校对:胡小洁
责任印制:赵　博／封面设计:陈　敬

科 学 出 版 社 出版
北京东黄城根北街 16 号
邮政编码:100717
http://www.sciencep.com

北京建宏印刷有限公司印刷
科学出版社发行　各地新华书店经销

*

2015 年 1 月第 一 版　　开本:787×1092　1/16
2025 年 1 月第五次印刷　　印张:13 1/2
字数:310 000

定价:69.80 元
(如有印装质量问题,我社负责调换)

丛书编委会

前　言

医学是一门实验性极强的科学,医学实验教学在整个医学教育中占有极为重要的位置。地方医学院校承担着培养大批高素质应用型医学专门人才的艰巨任务,但目前多数地方医学院校仍然采用以学科为基础的医学教育模式,其优点是学科知识系统而全面,便于学生理解和记忆,该模式各学科之间界限分明,但忽略了各学科知识的交叉融合;实验教学一直依附于理论教学,实验类型单一,实验条件简单;实验教材建设落后于其他教学环节改革的步伐,制约了学生探索精神、科学思维、实践能力、创新能力的培养。

近年来,适应国家医学教育改革和医疗卫生体制改革的需要,全国大多数医学院校相继进行了实验室的整合,逐步形成了综合性、多学科共用的实验教学平台,从根本上为改变实验教学附属于理论教学、实现优质资源共享创造了条件。经过多年的探索和实践,以能力培养为核心,基础性实验、综合性实验和设计创新性实验三个层次相结合的实验课程体系,逐步得到全国高等医学院校专家学者的认可。

要实现新世纪医学生的培养目标,除实验室整合和实验教学体系改革外,实验教材建设与改革已成为当务之急。为编写一套适应于地方医学院校医学教育现状的实验教材,在科学出版社的大力支持下,"全国高等院校医学实验教学规划教材"编委会组织相关学科专业、具有丰富教学经验的专家教授,遵循学生的认知规律,从应用型人才培养的战略高度,以《中国医学教育标准》为参照体系,以培养学生综合素质、创新精神和实践创新能力为目标,依托实验教学示范中心建设平台,在借鉴相关医学院校实验教学改革经验的基础上,编写了这套实验教学系列教材。全套教材共八本,包括《人体解剖学实验》、《人体显微结构学实验》、《细胞生物学实验》、《医学机能实验学》、《分子医学课程群实验》、《临床技能学实训》、《预防医学实验》和《公共卫生综合实验》。

本套教材力求理念创新、体系创新和模式创新。内容上遵循实验教学逻辑和规律,按照医学实验教学体系进行重组和融合,分为基本性实验、综合性实验和设计创新性实验3个层次编写。基本性实验与相应学科理论教学同步,以巩固学生的理论知识、训练实验操作能力;综合性实验是融合相关学科知识而设计的实验,以培养学生知识技能的综合运用能力、分析和解决问题的能力;设计创新性实验又分为命题设计实验和自由探索实验,由教师提出问题或在教师研究领域内学生自主提出问题并在教师指导下由学生自行设计和完成的实验,以培养学生的科学思维和创新能力。

本套教材编写对象以临床医学专业本科生为主,兼顾预防医学、麻醉学、口腔医学、影像医学、护理学、药学、医学检验技术、生物技术等医学及医学技术类专业需求。不同的专业可按照本专业培养目标要求和专业特点,采取实验教学与理论教学统筹协调、课内实验教学和课外科研训练相结合的方式,选择不同层次的必修和选修实验项目。

由于医学教育模式和实验教学模式尚存在地域和校际之间的差异,加上我们的理念和学识有限,本套教材编写可能存在偏颇之处,恳请同行专家和广大师生指正并提出宝贵意见。

丛书编委会

2014 年 7 月

目　录

第一篇　基本实验方法

第一节　病理大体标本的取材 ……………………………………………… （1）

第二节　组织切片的制作 …………………………………………………… （2）

第三节　HE 染色 …………………………………………………………… （6）

第四节　组织化学与细胞化学技术 ………………………………………… （7）

第五节　组织与细胞培养技术 ……………………………………………… （10）

第六节　免疫组织化学染色 ………………………………………………… （14）

第七节　原位杂交技术 ……………………………………………………… （15）

第八节　PCR 技术 ………………………………………………………… （17）

第九节　常用电镜技术及标本制作 ………………………………………… （18）

第二篇　基本性实验

第一章　组织学与胚胎学 ………………………………………………… （22）

实验一　绪论 ………………………………………………………………… （22）

实验二　上皮组织 …………………………………………………………… （25）

实验三　结缔组织 …………………………………………………………… （28）

实验四　血液 ………………………………………………………………… （30）

实验五　软骨和骨 …………………………………………………………… （32）

实验六　肌组织 ……………………………………………………………… （34）

实验七　神经组织 …………………………………………………………… （36）

实验八　神经系统 …………………………………………………………… （39）

实验九　眼和耳 ……………………………………………………………… （42）

实验十　循环系统 …………………………………………………………… （44）

实验十一　皮肤 ……………………………………………………………… （47）

实验十二　免疫系统 ………………………………………………………… （49）

实验十三　内分泌系统 ……………………………………………………… （53）

实验十四　消化管 …………………………………………………………… （56）

实验十五　消化腺 …………………………………………………………… （59）

实验十六　呼吸系统 ………………………………………………………… （62）

实验十七　泌尿系统 ………………………………………………………… （64）

实验十八　男性生殖系统 …………………………………………………… （67）

实验十九　女性生殖系统 …………………………………………………… （69）

实验二十　胚胎学发生总论 ……………………………………………………（72）
实验二十一　颜面和四肢的发生 ………………………………………………（80）
实验二十二　消化系统和呼吸系统的发生 ……………………………………（82）
实验二十三　泌尿系统和生殖系统的发生 ……………………………………（85）
实验二十四　心血管系统的发生 ………………………………………………（88）
实验二十五　神经系统和眼、耳的发生 ………………………………………（90）

第二章　病理学 ……………………………………………………………………（93）
实验一　细胞、组织的适应与损伤的修复 ……………………………………（93）
实验二　局部血液循环障碍 ……………………………………………………（97）
实验三　炎症 …………………………………………………………………（100）
实验四　肿瘤 …………………………………………………………………（104）
实验五　心血管系统疾病 ……………………………………………………（110）
实验六　呼吸系统疾病 ………………………………………………………（114）
实验七　消化系统疾病 ………………………………………………………（118）
实验八　淋巴造血系统疾病 …………………………………………………（122）
实验九　泌尿系统疾病 ………………………………………………………（124）
实验十　生殖系统和乳腺疾病 ………………………………………………（127）
实验十一　内分泌系统疾病 …………………………………………………（131）
实验十二　神经系统疾病 ……………………………………………………（133）
实验十三　传染病 ……………………………………………………………（135）

第三章　细胞遗传学 ……………………………………………………………（139）
实验一　人类 X 染色质标本的制备和观察 …………………………………（139）
实验二　人类 Y 染色质标本的制备和观察 …………………………………（140）
实验三　人类外周血淋巴细胞染色体标本的制备 …………………………（141）
实验四　人类染色体 G 显带标本的制备和核型分析 ………………………（143）
实验五　小鼠骨髓染色体标本的制备 ………………………………………（144）
实验六　人类姐妹染色单体互换标本的制备与观察 ………………………（146）
实验七　小鼠骨髓嗜多染红细胞微核的检测 ………………………………（148）

第三篇　综合性实验

实验一　人血涂片的制备及血细胞形态观察 ………………………………（151）
实验二　从甲状腺滤泡的形态结构和功能探讨其与甲状腺肿的关系 ………（153）
实验三　胃的屏障结构与胃溃疡的发生 ……………………………………（154）
实验四　血糖浓度的调控中心——胰腺 ……………………………………（156）
实验五　大、中动脉的结构特点与动脉粥样硬化的发生 ……………………（158）
实验六　从肺的结构、血液循环特点分析大叶性肺炎呼吸功能改变的特点 ……（160）
实验七　病毒性肝炎—门脉性肝硬化—肝细胞性肝癌的发生和发展 ………（162）
实验八　从胃的解剖和组织结构看胃癌的发生和转移 ………………………（164）
实验九　家族遗传性结肠多发息肉病组织细胞学综合实验 …………………（166）
实验十　颈部淋巴结肿大的病因分析 …………………………………………（168）

实验十一　慢性粒细胞性白血病的形态学分析及检测 ················ （170）

实验十二　淋巴结结构和淋巴液回流与淋巴结转移癌部位的关系 ·········· （173）

实验十三　肾组织结构与肾炎的临床病理关系 ···················· （174）

实验十四　子宫颈癌的发生、发展的形态学观察及病因分析 ············ （175）

实验十五　从正常绒毛结构特点看水泡状胎块的病理学特征 ············ （177）

实验十六　从肠道组织结构看肠道不同类型溃疡的特点 ··············· （178）

实验十七　小鼠睾丸染色体标本制备 ························· （180）

实验十八　肿瘤细胞系染色体标本的制备和观察 ··················· （182）

第四篇　设计创新性实验

实验一　骨髓间充质干细胞的特性及其在帕金森病治疗中的应用 ········· （184）

实验二　观察脊髓的基本结构和细胞组成 ······················ （186）

实验三　糖尿病发生发展过程中胰岛 A 细胞量的变化 ··············· （188）

实验四　有机溶剂苯对生育情况影响的研究 ····················· （189）

实验五　影响肝脂肪变性的动物实验设计 ······················ （190）

实验六　从巨噬细胞的趋化运动分析炎症细胞的定向运动 ············· （191）

实验七　乳腺癌细胞侵袭能力检测 ··························· （192）

实验八　免疫组织化学染色初步鉴别非霍奇金淋巴瘤 ··············· （193）

实验九　利用 PAS 特殊染色法识别糖尿病肾病中的糖原沉积 ··········· （194）

实验十　左侧大脑中动脉缺血模型的制备 ······················ （196）

实验十一　荧光原位杂交技术 ····························· （198）

实验十二　比较基因组杂交技术 ···························· （200）

参考文献 ·· （204）

第一篇　基本实验方法

第一节　病理大体标本的取材

病理大体标本的检查是病理学研究和诊断的最传统、最基本的技术。病理学诊断在临床诊疗中具有举足轻重的地位,而病理大体标本的取材是正确病理诊断的基础,病理大体标本的观察和取材不仅是病理医师的基本功,也是医学生学习病理学的主要方式之一。

一、大体标本的肉眼观察

（一）大体标本肉眼检查的主要内容

（1）按次序进行,检查前应阅读申请单上的各项内容,了解取材方式及标本类型,然后取出全部标本,核对正确后检查(注意避免遗漏瓶内小标本)。

（2）检查送检组织(或器官)的肉眼改变,包括病变的性质、大小、重量、形状、颜色、硬度、病灶的数目、表面形态、与周围组织和器官的关系等。

（二）大体标本肉眼观察的步骤

观察标本是何种组织或器官,实质性器官的检查顺序往往是自外向内逐一进行,如肺则先检查胸膜、肺实质、气管、血管、肺门淋巴结等;对空腔器官的检查顺序一般是自内向外逐一进行,如胃肠则先检查腔内容物、黏膜、黏膜下层、肌层、浆膜层及肠系膜等。观察要点如下:

（1）检查器官有无增大或缩小,器官增大时常出现重量增加、包膜紧张、边缘钝圆;反之则出现包膜皱缩、边缘锐利,重量减轻。

（2）检查病变的形状,可呈圆形、三角形、不规则形、分叶状、结节状等。

（3）观察器官及病变的颜色,出血常呈暗红色,脂肪组织呈黄色,坏死组织常呈黑色。

（4）检查器官组织的质地,可用质硬、质软、质韧等描述。如含有骨组织或组织钙化则质硬,组织纤维化则韧硬,肿瘤囊性变则质软。

（5）检查病变的分布、个数,病变位于表面还是器官内,弥漫还是局灶散在分布,病变是单发还是多发。

二、剖检标本的一般原则

（1）标本观察应先看表面,后看切面。首先描述标本的形态、表面特征、颜色、硬度;其次注意切面的质地、病变位置、数量及形态,有无出血、坏死、钙化等。如果送检标本为囊状,则须描述囊壁的厚度及内容物的性质。标本的大小以度量其长、宽、厚为准,某些标本需记录重量。

（2）剖检要暴露最大切面,其中一个切面须通过病灶中心,便于检查。

（3）做切面时勿切到底，使一端互相连着，便于观察标本各部分的相互关系。

（4）能显示器官标本的主要管道分布。

三、选取有代表性的组织制片

（1）不同特点的病变分别取材，不遗漏重要病变。

（2）切取病变的主要部分、正常组织、病变与正常组织交界处等。

（3）恶性肿瘤局部淋巴结须分组逐个检出取材。

（4）胃肠道肿瘤须切取手术的断端，切缘可用墨汁标记，便于镜下观察定位。

（5）如果组织块较小，在不影响诊断的前提下，仍要保留一部分，以便日后特殊染色。

（6）穿刺活检的小标本，包埋时要注意不要丢失。

（7）切取组织块一般面积为 1.5cm×1.5cm，厚度不超过 3mm，切面须尽量平整。

四、病理大体标本取材注意事项

（1）取出所有的送检标本，量其大小，称其重量，描其色泽、质地、形状和肉眼所见。标本切开后，描述其切面的颜色、硬度、病变部位等，必要时绘图说明。

（2）对于细小的标本，如肺支气管穿刺标本、胃肠镜活检标本，应将其染上伊红颜色后，用擦镜纸或特别的脱水袋将其包好，以防漏出脱水盒的小孔。

（3）对于有传染性的标本，应先将其彻底固定后再取材，如结核瘤等。

（4）对于罕见特殊的标本，在不影响诊断的前提下，尽量保存好大体标本，以利于教学标本和陈列标本的收集。

（5）边取材边固定，以防组织自溶。

（6）对于骨髓穿刺标本，可先用 10% 硝酸溶液浸泡 30 分钟左右，再与其他标本一起处理。

（7）骨组织和钙化的标本应彻底脱钙，检查时用大头针顺利插入标本即可。

（8）活检组织不能太厚，以防脱水不彻底，不利于制片。

（9）每取完一例标本所用的刀、剪、盘、镊、切板都应冲洗干净，以防污染。

（10）组织取完后放入标记好的盒内，放入固定液中。

五、标本的固定

普通病理标本常用固定液为 10% 中性福尔马林液，固定时间为 12～24 小时，固定液的量一般为所固定标本的 4～10 倍，冷冻切片标本一般不固定。

（刘雨清）

第二节　组织切片的制作

组织切片技术是组织学、胚胎学、病理学及生物学等学科观察和研究组织、细胞的生理、病理形态变化的一种重要手段。其原理是用固定剂固定组织、细胞，保持其原有的微细结构,利用切片机将组织切成薄片来进行观察。组织制片方法有多种,如石蜡包埋切片法、火棉胶包埋切片法、冷冻切片法等。在此介绍常用的石蜡包埋切片法和冷冻切片法。

一、石蜡切片的制备方法

【实验目的】

掌握石蜡包埋切片的基本原理及制备步骤。

【实验原理】

将组织经过固定、脱水、浸蜡、透明、包埋后进行切片,然后染色得到结果。固定是用化学药品把组织原来的结构保存下来,以便观察。脱水是除去组织中的水分,以利于透明和浸蜡。组织的透明是便于透蜡包埋。包埋是使石蜡透入组织内部,把软组织变为适当硬度的包埋块,以便切成薄片。最后使用切片机,将包埋块中组织切成薄片。此方法制备的切片能完好地长期保存组织原有的结构,透明度好,有利于镜下观察组织图像。

【实验准备】

1. 器材　旋转式组织切片机,组织包埋机,脱水机或染色缸等。

2. 耗材　载玻片,石蜡,固定液,梯度乙醇,二甲苯,防脱片剂等。

【实验方法】

1. 取材　取材是根据实验的目的和要求及病变程度而合理取得的组织材料。可取自动物、外科手术切除标本、活检标本或尸检标本。组织越新鲜越好,人体组织一般应在死后2小时内取材;动物组织则应在处死后立即取材,并迅速投入固定液中,以保证原有的组织学形态。材料的大小一般不超过 1.2cm×0.5cm×0.2cm。切取组织的刀剪应锋利,切割时不能来回锉动;夹取组织时,镊子要轻,切勿挤压,以免损伤组织。组织块上如有血液、污物和黏液粘着,应用生理盐水洗涤后再入固定液。注意确定取材部位和包埋切面的方向,切除不需要的部分。

2. 固定　为了防止组织细胞死后发生变化,防止自溶与腐败,保持组织内细胞原有的结构和形态,使其与生活状态时相似,切取的组织块应立即投入固定液中。常用的固定液有 10% 甲醛溶液(formalin)、Bouin 液(由苦味酸、甲醛溶液、冰乙酸混合配成)、Zenker 液(由重铬酸钾、升汞、冰乙酸混合配成)等。常用的固定方法有浸入法及灌注法两种。一般固定24 小时,取出后流水冲洗。

3. 脱水　除去固定好的组织块中的水分,以利于透明。常用的脱水剂是一系列不同浓度的乙醇。一般从低浓度向高浓度逐级脱水,要经过 50%、70%、80%、90%、95%、100% 的梯度乙醇溶液,将水分脱净。组织在 90% 以下的乙醇中可以过夜,90%、95%、100% 乙醇溶液中需要的时间根据组织块的大小及种类而定,一般为 2 小时。

丙酮也是一种脱水剂,但因其脱水能力很强,对组织有强烈的收缩作用,在制作科研、教学切片时一般不用,但因其沸点低,脱水能力强,加温至沸点时在短时间内可脱水彻底,故病理外检快速石蜡切片时可用丙酮脱水剂。

4. 透明　石蜡不溶于乙醇,必须用二甲苯或苯替换乙醇,此时组织块已变为透明。透明时间一般不超过 1 小时,以光线基本能透过组织块为宜。若组织块中心有白色浑浊,说明脱水不够,应重复脱水过程;若透明过度,则组织块变脆,切片时不易切出完整的片子。

5. 浸蜡　是将包埋剂(石蜡)透过整个组织的过程,一般需要经过苯石蜡、软石蜡、硬石蜡。浸蜡过程在温箱中进行,蜡要预先熔好。浸蜡的时间可根据组织块的大小及其组织种类而定,一般厚度约为 0.2cm 的实质性器官的浸蜡时间为 2～3 小时,小标本的浸蜡时间约为 1 小时。

6. 包埋　准备一定形状的容器,如纸盒等,倒入熔化的石蜡,将浸透石蜡的组织块夹起,将要切的面向下放入蜡中,当石蜡表面凝结成一层蜡皮时,迅速放入冷水中,使其加速凝结成块。包埋时夹取组织的镊子应随时烤热,以免石蜡凝结后黏附在镊子上,造成蜡块凝固不均匀。包埋过程应迅速,组织从浸蜡杯中取出的时间尽量缩短。若时间过长,组织块表面会有一层凝固层,不能与包埋框内的石蜡融为一体,使组织与周围石蜡块形成分离状态,切片将无法进行。若包埋后发现浸蜡不够或包埋的不好,可将蜡块熔化,重新浸蜡包埋。

7. 切片　将包埋好的蜡块修好,固定于切片机上,再将切片刀固定好,调整好刀的角度(一般为 4°～10°)及切片的厚度,便可进行切片,一般片厚 4～6μm。摇动切片机的转轮把手,刀片便可上下移动,每次即可切下一片组织,其厚度均匀一致。若连续转动把手,则可形成连续的切片,呈带状。用毛笔和小镊子将带状的蜡片托起后放入展片仪的水槽内(水温约45℃),借助水的张力和水的温度将蜡片上的皱褶展平,待完全平整后,捞于处理好的载玻片中段上,沥干水分,在载玻片上编号,置于60℃左右温箱内烤片,脱去熔化组织间隙的石蜡即可进行后续实验。

附:载玻片的处理

(1) 清洁液浸泡至少12小时。

清洁液一般选用酸溶液,常用的为重铬酸钾、浓硫酸及蒸馏水的混合溶液。此清洁液有多种不同的配制方案,如重铬酸钾300g、浓硫酸300ml、蒸馏水3000ml等,但配制方法均是先将重铬酸钾溶于水,再缓慢加入浓硫酸,边加边搅拌。

(2) 流水充分冲洗后,蒸馏水冲洗至少3遍。

(3) 烘干后,置于95%乙醇溶液中浸泡2小时,晾干备用。

(4) 防脱片剂的选择及使用。

清洁好的载玻片要涂上一层防脱片剂,以防贴上的切片在后续的实验中脱落。常用的防脱片剂及使用:

1) 蛋白甘油:新鲜蛋白(鸡蛋清)30ml,纯甘油30ml,麝香草粉0.5g,混合溶解后,过滤,保存于冰箱内,保存期大约为一年。使用时,滴少许于绸布上,用绸布在载玻片的贴片面均匀涂擦,晾干后保存在切片盒中(标记好处理面,使用时不能贴反)。

2) 氨丙基三乙氧基硅烷(APES):市售 APES 成品按 1:50 的比例用丙酮稀释后,将处理好的干净载玻片置于其中60秒,再用丙酮冲洗60秒,后蒸馏水冲洗1分钟,晾干备用。

3) 铬钒明胶:铬钒0.5g,明胶5g,蒸馏水1000ml。配制方法:以500～800ml的蒸馏水加温溶解明胶,待其完全溶解后,再加入铬钒,最后加蒸馏水至1000ml。如有沉渣,应过滤后使用。包被时温度应控制在70℃,包被后载玻片应置于阴暗通风处自然晾干后备用。

4) 多聚赖氨酸(PLL):市售 PLL 按 1:10 的比例用去离子水稀释后,将处理好的玻片置于其中浸泡5分钟,后置于60℃烤箱中烘烤1小时或室温下过夜干燥,干燥后即可使用。

【实验结果】

切片应厚薄均匀,贴片平整。

二、恒冷箱切片的制备方法

【实验目的】

掌握恒冷箱切片的基本原理及制备步骤。

【实验原理】

恒冷箱切片机的基本结构是将切片机置于低温密闭室内,故切片时不受外界温度和环境影响。恒冷箱切片(又称冷冻切片)的制备是将组织在冷冻状态下直接用恒冷箱切片机切片。它实际上是以水为包埋剂,将组织进行冷冻至坚硬后进行切片的。由于此法不需要经过脱水、透明和浸蜡等步骤,能够比较完好地保存各种抗原活性及酶类,特别是对于那些对有机溶剂或高温耐受能力较差的细胞膜表面抗原和水解酶保存较好。因而较适合于脂肪、神经组织和一些组织化学的制片,并作为快速切片的方法应用于临床诊断。

【实验准备】

1. 器材 恒冷箱切片机。

2. 耗材 载玻片,羽毛刀片,包埋剂,蔗糖溶液,防脱片剂等。

【实验方法】

1. 取材 同石蜡切片制备。

2. 固定 用于快速病理诊断时,组织块直接进行冷冻切片,无需此处理,但直接冷冻可能在组织内形成大量的冰晶,会影响实验结果,因此在日常的实验中常须进行固定。固定方法同石蜡切片制备。但固定后的组织切片仍然会有一定的冰晶,为防止冰晶的形成,常采用以下方法。①速冻法:将组织置于低温环境,使组织骤然降温,常用的有干冰、液氮及超低温冰箱等;②利用高渗溶液吸收组织中的水分,常用不同浓度的蔗糖溶液,如将组织放入20%~30%的蔗糖溶液中,置4℃冰箱内,待其沉底后,取出后切片。这样即可大大减少冰晶的形成。

3. 包埋 此处所讲的包埋是用水或是恒冷箱切片包埋剂将组织块固定于恒冷箱切片机的样品托上。先在样品托上滴几滴水,凝固后将组织块置于样品托上,再在组织块周边滴加几滴水后,放入恒冷箱切片机内冷冻(恒冷箱切片机平时维持在-10℃左右,实验前将温度调至-20℃)。

4. 切片 待组织块变硬后,用刀片修去多余的冰,将样品托固定于标本台上。固定好刀片,调整好刀片的角度及与组织块的距离,启动粗进退键,转动旋钮,将组织修平。调好要切的厚度,一般为5~20μm。调整防卷板,使切出的切片能在第一时间顺利地通过刀与防卷板间的通道,平整地躺在持刀器的铁板上。这时便可掀起防卷板,将其附贴在涂好防脱片剂的载玻片上即可。放下防卷板,重复切片。切好的片子应置于冰箱冷藏保存。

【实验结果】

切片应厚薄均匀,贴片无皱褶。

(付文玉)

第三节　HE 染色

苏木精-伊红染色法(hematoxylin-eosin staining),简称 HE 染色,是组织切片最常用的染色方法。这种方法适用范围广泛,对任何固定液固定的组织和应用各种包埋剂包埋的切片均可使用,其对组织细胞的各种成分都可着色,便于全面观察组织结构。染色后可长期保存,不易褪色。经过 HE 染色,细胞核和核糖体被苏木精染成蓝紫色,细胞质被伊红染成红色。

【实验目的】

掌握 HE 染色的方法及步骤。

【实验原理】

苏木精是一种碱性染料,可将组织中的酸性物质(嗜碱性物质)染成蓝紫色,如细胞核中的染色质、细胞质内的核糖体等;伊红是一种酸性染料,可将组织中的碱性物质(嗜酸性物质)染成红色,如多数细胞的细胞质、核仁、细胞外基质中的成分等。染色剂多为水溶液,因此染色前应先将石蜡切片进行二甲苯脱蜡,再用乙醇由高浓度到低浓度脱苯,复水,最后用流水洗去乙醇,即可染色。

【实验准备】

染色缸,染色架,梯度乙醇,苏木精,二甲苯,盐酸乙醇溶液,氨水,伊红等。

【实验方法】

1. 切片脱蜡　将烤好的片子依次入二甲苯Ⅰ、二甲苯Ⅱ中各 10～15 分钟,脱蜡不彻底将影响后续染色。

2. 复水　切片自二甲苯中取出后,依次入 100%、95%、80%、70% 乙醇溶液中各 1～2 分钟,后用普通水洗 2 次,蒸馏水洗 2 次。

3. 碘乙醇溶液(3～5 分钟)　主要目的是除去组织中的汞盐沉淀,甲醛固定的组织无须此步处理。碘乙醇溶液的配制:碘 2g,碘化钾 1g,70%～75% 乙醇溶液 100ml。

4. 苏木精染色　苏木精主要是用来染细胞核,染色时间为 10～15 分钟,若是室温低或是新配的苏木精,染色时间应适当延长。应根据切片的厚度、环境温度及染液的新旧程度灵活掌握。染色后用普通水洗 2～3 次。

5. 盐酸乙醇溶液分色　此步尤为重要。常采用 1% 盐酸乙醇溶液分色,将过度染色或不需要染色的成分全部除去,时间应根据组织染色的深浅而定,一般为数秒钟。分色时应根据镜下观察的结果进行控制,标准为细胞核为深蓝色,细胞质无色或浅灰色。分色后普通水洗。

6. 氨水蓝化　蓝化是在苏木精染液深染细胞核后,通过盐酸乙醇溶液分化,切片从酸性环境移至流水中使之变蓝的过程。此过程只需 1～3 秒。然后充分水洗,时间为 10～15 分钟,目的是使切片变成蓝色(充分水洗后如染色太浅,则可重新返回苏木精)。

7. 伊红染色　依次经过 50%、70%、80%、95% 乙醇溶液脱水各 1～2 分钟后,浸入 95% 的伊红乙醇溶液染色 1～3 分钟。染色时间不宜过长,染色不宜过深,淡红色即可。

8. 脱水　切片依次经过 100% 乙醇Ⅰ、100% 乙醇Ⅱ,各 10～15 分钟。

9. 透明　依次经过二甲苯Ⅰ、二甲苯Ⅱ,各 10～15 分钟。在二甲苯中若组织片上出现白色云雾,说明脱水不够,应重新入新的 100% 乙醇中脱水,然后重新透明。

10. 封片　切片经脱水透明处理后,擦去组织片周围的二甲苯,滴一滴中性树胶于组织片上,取处理好的盖玻片盖在组织上,注意避免气泡的产生。室温下自然晾干,待树胶干透后即可在显微镜下观察。

注:若使用冷冻切片进行 HE 染色,则将切片自冰箱中取出后,在室温下放置 15 分钟左右,水洗 1~2 次后,直接从上述步骤 3. 碘乙醇溶液或步骤 4. 苏木精染色开始即可,余下的步骤同石蜡切片的染色方法。

【实验结果】

镜下可见,细胞核呈深蓝色,细胞质为红色,肌纤维及胶原纤维呈红色。

(付文玉　庄文欣)

第四节　组织化学与细胞化学技术

组织化学与细胞化学技术(histochemistry and cytochemistry)是利用化学、物理学、生物化学、免疫学、分子生物学等原理与技术,与组织学技术相结合,对组织与细胞内的化学成分在组织切片上进行定位、定性、定量的研究。组织细胞中的糖类、脂类、蛋白质、酶、核酸等均可与相应试剂反应,最后形成有色反应终产物或电子致密物,应用光镜或电镜进行观察。常被用来:①对细胞及周围环境中化学成分进行定性、定位或定量研究,以及观察病理变化过程中细胞的生物化学变化;②研究化学物质与组织、细胞结构的关系,以及化学物质的变化与细胞功能改变的关系。

组织化学技术包括一般组织化学术、免疫组织化学术和原位杂交术等。本节仅介绍一般组织化学术,其他类型在后续相关章节中介绍。

一般组织化学术的基本原理是在组织切片上加某种物质,与组织或细胞中的待检测物质发生化学反应,其最终产物为有色沉淀物或重金属沉淀,以便使用显微镜观察。

一、酶组织化学

酶(enzyme)是催化化学反应必需的一类特殊的蛋白质,利用酶的这种特性,使酶促反应的终产物形成有色沉淀物,从而检测酶在组织中的定位、活性和定量变化的组织化学即酶组织化学。细胞内的酶种类甚多,如水解酶、氧化还原酶、合成酶与转移酶等。酶组织化学要求既要保存完好的组织细胞的形态结构,又要保留最大的酶活性,两者之间存在矛盾。影响酶活性的因素有温度、酸碱度及抑制剂等。常用的酶组织化学的方法主要有金属阳离子沉淀法(metal precipitation method)、偶联偶氮色素法(coupling azo dye method)、色素形成法(pigment formation method)及电子传递法。

【实验目的】

掌握碱性磷酸酶钙钴法的基本原理及方法。

【实验原理】

在适当的温度和 pH 条件下,酶催化其特异性底物水解、氧化等,形成初级反应产物;然后用捕获剂捕获该反应产物,在酶存在的部位形成不溶性、有颜色的或电子致密的反应终产物,在光镜或电镜下观察。

【实验准备】

染色缸,组织切片,恒温箱,β-甘油磷酸钠,巴比妥钠,硝酸钙,硫酸镁等。

【实验方法】

碱性磷酸酶(alkaline phosphatase,AKP 或 ALP),又称碱性磷酸单酯酶,在碱性环境下催化醇或酚类磷酸酯的水解。AKP 分布广泛,常见于具有活跃运输功能的细胞膜上,如消化管、毛细血管及小动脉内皮、肾近曲小管、肾上腺等。其显示方法有多种,常用的有金属沉淀的钙钴法(Gomori-Takamatsu 法)及偶联偶氮法。

钙钴法:选用 β-甘油磷酸钠作为底物,在 AKP 催化下水解生成磷酸离子,与钙离子结合成为磷酸钙,又与钴离子结合成为磷酸钴,与硫化物结合成为黑色不溶性的硫化钴,为黑色沉淀。凡有硫化钴存在的部位即有 AKP 的存在,而根据染色的深浅可估计酶的活性强弱。

$$\text{甘油磷酸酯} \xrightarrow{\text{AKP}} \text{磷酸根} \xrightarrow{\text{Ca}^{2+}} \text{磷酸钙} \xrightarrow{\text{Co}^{2+}} \text{磷酸钴} \xrightarrow{\text{硫化铵}} \text{硫酸钴(黑色沉淀)}$$

其实验步骤:

(1) 冷丙酮固定,石蜡包埋,常规入水。

(2) 在底物中 37℃ 孵育 1～3 小时;(AKP 孵育液配法:3% β-甘油磷酸钠溶液 20ml,2% 巴比妥钠溶液 20ml,2% 硝酸钙溶液 10ml,0.1% 硫酸镁溶液 1ml,混匀,pH 为 9.0～9.4)。切片孵育前应将孵育液预热至 37℃。

(3) 蒸馏水快速洗 1 次。

(4) 2% 硝酸钴水溶液 5 分钟,蒸馏水洗 1 次。

(5) 1% 硫化铵水溶液 30s 至 1 分钟,蒸馏水洗 2～3 分钟。

(6) 流水洗,脱水,透明,封片。

注意问题:

(1) 组织固定必须在 4℃ 冰箱内,时间不超过 24 小时,冷冻切片效果较好。

(2) 要设立对照片,其孵育液不加 β-甘油磷酸钠,以蒸馏水代替。

(3) 孵育液使用前应预热,用后放回冰箱保存,可重复使用数次。

(4) 底物作用液内的巴比妥钠是缓冲剂,硫酸镁为激活剂。

【实验结果】

镜下观察可见 AKP 活跃部位呈黑色硫化钴沉淀。

二、多糖类组织化学

单糖分子以苷糖键结合而成的大分子化合物称之为多糖(polysaccharide),又分为淀粉、纤维素及糖原。在肝脏、心肌、骨骼肌含量最高。糖原易溶于水,很容易分解为葡萄糖,因此组织必须新鲜时固定或冷冻起来。常用的糖原显示方法是过碘酸希夫反应(periodic acid Schiff reaction,PAS 反应)。

【实验目的】

掌握过碘酸希夫反应的基本原理及方法。

【实验原理】

过碘酸是一种强氧化剂,可将糖分子中的乙二醇基氧化成乙二醛基;后者再与希夫试剂(无色亚硫酸品红)结合,形成不溶性紫红色反应产物,沉淀于多糖分布的部位。

【实验准备】

组织切片,染色缸,恒温箱,过碘酸,Schiff 试剂,亚硫酸等。

【实验方法】

(1) 石蜡切片脱蜡入水,蒸馏水冲洗。

(2) 0.5% 过碘酸氧化液浸洗 10~15 分钟,蒸馏水充分冲洗。

0.5% 过碘酸氧化液配制:高碘酸 0.5g,蒸馏水 100ml,充分溶解后置冰箱冷藏中备用。

(3) Schiff 试剂染色 30~60 分钟,37℃恒温箱中进行。

Schiff 试剂配制:先将 100ml 蒸馏水煮沸,加入 0.5g 碱性品红,当冷却至 70℃时过滤,50℃时加入 1mol/L 的盐酸 10ml,35℃时加入 0.5g 偏重亚硫酸钠,摇匀后装入棕色瓶中,塞紧瓶口,置 4℃冰箱中保存。

(4) 亚硫酸水洗 2~3 次,每次约 1 分钟,流水充分冲洗 10 分钟。

亚硫酸溶液配制:偏重亚硫酸氢钠 2.5g,1mol/L 盐酸 25ml,蒸馏水 475ml。

(5) 1% 甲基绿溶液复染 5~10 分钟。

(6) 脱水,透明,中性树胶封片。

(7) 阴性对照:对照片在染色过程中需用酶消化,常用的酶有:淀粉酶消化液(1g 淀粉酶加 100ml 蒸馏水)、唾液消化液(5ml 唾液加 25ml 蒸馏水)。

【实验结果】

显微镜下观察,阳性部位可见红色颗粒状物质,对照片为阴性。

三、脂类组织化学

脂类(lipid)是构成细胞结构的成分之一,可分为脂肪(fat)和类脂(lipoid)两大类。脂肪指甘油三酯,以脂滴形式存在于细胞质内。类脂是一些与脂肪酸结合可形成酯的物质,包括胆固醇、固醇酯、磷脂和糖脂等。常用苏丹染料、油红 O、尼罗兰等脂溶性染料染色,使脂类显色。也可用四氧化锇固定兼染色,脂肪酸或胆碱可使四氧化锇还原为二氧化锇而呈黑色。显示脂类时常用甲醛作为固定剂。甲醛虽不能直接固定脂类,但能凝固脂类周边的蛋白质,使脂类保持在原位。显示脂类须采用冷冻切片。

【实验目的】

掌握类脂苏丹黑 B 染色法的基本原理及方法。

【实验原理】

苏丹黑 B 是一种脂溶性重氮染料,能溶解细胞内的含脂结构,故能将细胞内的脂类显示出来,呈棕黑色颗粒。

【实验准备】

冷冻切片,染色缸,苏丹黑 B 染色液,瑞氏染液等。

【实验方法】

(1) 切片用 10% 甲醛溶液固定 10~30 分钟,蒸馏水冲洗 1~2 分钟。

(2) 苏丹黑 B 染液中染色 0.5~1 小时,蒸馏水冲洗,晾干。

苏丹黑 B 染液配制:1g 苏丹黑 B 溶于 70% 乙醇溶液 100ml 中。

(3) 瑞氏染液染色 5~8 分钟,蒸馏水冲洗,甩干水分。

(4) 脱水,透明,中性树胶封片。

【实验结果】

显微镜下观察,类脂呈黑色或蓝黑色,胞核呈蓝紫色。

四、核酸组织化学

核酸(nucleic acid)主要由碱基、戊糖及磷酸三部分组成,根据所含戊糖的不同可分为核糖核酸和脱氧核糖核酸。核酸与蛋白质合成及遗传密切相关。DNA 可用福尔根反应(Feulgen reaction)显示。

【实验目的】

掌握 Feulgen 反应的基本原理及方法。

【实验原理】

弱酸(1mol/L 盐酸)水解细胞核中 DNA,打开嘌呤碱基和脱氧核糖连接的双键,释放出醛基,然后与 Schiff 试剂结合,形成紫红色反应产物。

【实验准备】

石蜡切片,恒温箱,染色缸,Schiff 试剂,亚硫酸溶液,1mol/L 盐酸等。

【实验方法】

(1) 石蜡切片脱蜡入水,蒸馏水洗。

(2) 室温下的 1mol/L 盐酸中 1~2 分钟。

(3) 预热 60℃ 的 1mol/L 盐酸中 6~8 分钟。

(4) 稍冷却后置于室温下的 1mol/L 盐酸中 1~2 分钟。

(5) 蒸馏水冲洗 2~3 次。

(6) Schiff 试剂中作用 30~60 分钟,在 37℃ 恒温箱中进行,盖紧染色缸的盖子。

(7) 亚硫酸溶液速洗 2~3 次,流水冲洗 5~10 分钟。

(8) 脱水,透明,中性树胶封片。

对照片以蒸馏水代替 1mol/L 盐酸,以相同的温度及时间处理。

【实验结果】

显微镜下观察,DNA 呈紫红色。

(庄文欣　付文玉)

第五节　组织与细胞培养技术

组织培养(tissue culture)是指取活体组织($0.5 \sim 1mm^3$)模拟体内生理环境,在无菌、适当温度和一定的营养条件下,使之在体外生存和生长并维持其结构和功能的方法。细胞培养(cell culture)采用类似的方法,从体内取出组织后,分离细胞;或使用细胞系(cell line),在体外模拟体内的生理环境,用培养液维持细胞生长与增殖,并维持其结构和功能特性。直接从体内取出的细胞和组织进行的第一次培养物,称为原代培养(primary culture);当细胞增殖长满瓶壁时,必须将其按照一定的比例分散到若干个瓶中继续培养,称为传代培养(subculture)。原代培养物经首次传代成功后即成细胞系;用细胞克隆(cell clone)或单细胞培养而建成的某种纯细胞群体称之为细胞株(cell strain)。组织培养及细胞培养其操作方法及使用的仪器设备大体一致。器官培养(organ culture)是指将活体中整个器官或一部分器官取出,置于体外生存、生长并同时保持其一定的结构和功能特征的方法。此法与一般的组织培养及细胞培养有所区别。

组织或细胞培养目前已广泛应用于各个领域,包括病毒学、免疫学、遗传学、组织学、肿瘤学、胚胎发育、细胞毒理实验、临床医学等诸多方面。用来研究细胞与细胞之间的相互作用、细胞内外之间的作用、细胞能量代谢以及蛋白质合成等。

【实验目的】

熟悉原代培养的步骤;了解细胞的传代、冻存及复苏的方法。

【实验准备】

1. 细胞培养室的设置及主要的仪器设备　二氧化碳培养箱、净化工作台、培养瓶、滴管、镊子、酒精灯、冻存管、培养基、胎牛血清、细胞冻存液、胰蛋白酶等。

由于体外培养的细胞没有抗感染能力,因此防污染是决定培养成功的首要条件。细胞培养室的设计应具备防止微生物污染及其他有害因素影响的功能。一般由更衣间、缓冲间、操作间三部分组成。操作间放置净化工作台及二氧化碳培养箱等,缓冲间放置倒置显微镜、冰箱、离心机等常用设备。无菌培养室每天都要用 0.2% 的苯扎溴铵液拖洗地面一次(拖布要专用),紫外线照射消毒 20 ~ 30 分钟。

(1) 超净工作台:是目前国内外应用最普遍的无菌操作装置,其工作原理是利用鼓风机驱动空气通过高效滤器除去空气中的尘埃颗粒,使空气得到净化。净化空气徐徐通过工作台面,使工作台内构成无菌环境。超净工作台面每次实验前要用 75% 乙醇溶液擦洗,然后紫外线消毒 30 分钟。预工作 10 分钟左右,以除去臭氧和使工作台面、空间呈净化状态。超净工作台内不应存放不必要的物品,以保持洁净气流流型不受干扰。

(2) 二氧化碳培养箱:体外培养的细胞需要在恒定的温度下才能生存,一般情况下,最适温度是 37℃,上下浮动不超过 5℃,因此需要有能控制温度的培养箱,如恒温培养箱或二氧化碳培养箱。二氧化碳培养箱应用较广泛,其优点是能恒定地提供一定的二氧化碳,一般为 5%,可使培养液维持稳定的 pH,减少调 pH 的麻烦,适用于开放或半开放培养。

(3) 倒置相差显微镜:用于观察培养的细胞。它的光源和聚光器位于载物台的上方,物镜位于载物台的下方,便于观察贴附于培养器皿底壁上的活细胞。其特点是将活细胞不同的厚度及细胞内各种结构对光产生不同的折射作用,转换为光密度差,使镜下结构反差明显,图像清晰。

2. 常用培养器皿的清洗及消毒　在组织或细胞的培养中,体外细胞对任何有害物质都非常敏感。微生物产品附带的杂物、上次细胞残留物及非营养成分的化学物质,均能影响细胞的生长。因此对于新的或是用过的培养器皿,都要严格彻底的清洗。根据器皿的组成材料的不同,选择不同的清洗方式。

(1) 玻璃器皿的清洗:一般经过浸泡(自来水)、刷洗(洗衣粉)、浸酸(24 小时)和清洗(流水冲洗和蒸馏水冲洗)四个步骤,然后 50℃烘干。清洗后的玻璃器皿要求干净透明、无油迹,且不能残留任何毒性物质。

(2) 新的橡胶及塑料制品洗涤方法:2% NaOH 溶液或洗衣液浸泡过夜,流水冲洗;0.5mol/L HCl 溶液浸泡 30 ~ 60 分钟,流水冲洗,蒸馏水冲洗 3 次,50℃烤干备用。

(3) 消毒:常用的消毒方式有三类:物理灭菌法(紫外线、湿热、干烤、过滤等),化学灭菌法(各种化学消毒剂)和抗生素。

1）紫外线消毒：是常用的消毒方法，主要用于空气、操作台表面和不能使用其他方法进行消毒的培养器皿的消毒。紫外线照射比较方便直接、效果好，经一定的时间照射后，可以消灭空气中大部分细菌。紫外线灯管应距地面不超过 2.5m，且消毒物品不宜相互遮挡，照射不到的地方起不到消毒作用。但紫外线可产生臭氧，污染空气，且对细胞和人体皮肤都有损伤，因此不宜在紫外线照射下进行操作。

2）湿热消毒：即高压蒸汽消毒，是目前使用最广泛、效果最好的消毒方法。主要使用高压蒸汽灭菌锅进行。金属器械、玻璃制品、橡胶制品及某些液体均可使用此法进行消毒。消毒时消毒物品不能装得过满，以保证消毒锅内的气体能够流动。一般消毒时间为 20 ~ 30 分钟。

3）干热消毒：一般用于玻璃器皿的消毒。温度 160℃并保持 90 ~ 120 分钟才能杀死细菌芽孢，达到消毒灭菌的目的。

4）化学消毒法：最常用的是 75% 乙醇溶液、0.1% 苯扎溴铵溶液。主要用于一些无法用其他方法消毒的物品。75% 乙醇溶液可用于皮肤消毒和器械的浸泡消毒，还可用于瓶（皿）开口的消毒。0.1% 苯扎溴铵溶液主要用于培养室地面、台面的擦拭消毒，也可用于皮肤及器械的消毒。

5）抗生素：主要用于消毒培养液。比较常用的是青霉素及链霉素。

【实验方法】

1. 取材　有组织块培养法和消化培养法两种。前者是将组织剪成小块后，接种于培养瓶，24 小时贴壁后，细胞就从组织周围长出；后者是将上述组织用胰蛋白酶消化、分散细胞，将妨碍细胞生长的细胞间质去除，使细胞呈分散状态，形成悬液，按不同浓度接种于培养瓶或板培养。一般采用后者。具体方法：先将所取得的组织用 D-Hanks 或 Hanks 液清洗，以去除表面血污，并用手术镊去除黏附的结缔组织等非培养所需组织；再次清洗后，用手术剪将组织剪成若干小块，移入青霉素小瓶或小烧杯中，加入适量缓冲液，用弯头眼科剪反复剪切组织，直到组织成糊状，约 1mm³ 大小；静置片刻后，用吸管吸去上层液体，加入适当的缓冲液再清洗一次。将上述洗过的组织放入离心管，加入 5 ~ 6 倍量的 0.25% 胰蛋白酶，置于 37℃水浴中 20 ~ 30 分钟，每隔 10 分钟摇动一次，直至组织块变得疏松、黏稠，且颜色变为白色为止；取出离心管，在净化工作台中吸去胰蛋白酶液体，加入 5ml 培养液，用吸管反复吹打组织块，使其分散成细胞悬液。此过程不宜过久，过久消化往往导致细胞损伤加重，细胞培养成活率降低。

2. 原代培养　细胞悬液用计数板进行细胞计数，用培养液将细胞数调整为 $(2 \sim 5) \times 10^5$ 细胞/ml，或实验所需密度。分装于培养瓶中，使细胞悬液的量以覆盖后略高于培养瓶底部为宜。置二氧化碳培养箱内，5% CO_2，37℃静置培养。一般 3 ~ 5 天，原代培养细胞可以黏附于瓶壁，并伸展开始生长，可补加原培养液量 1/2 的新培养液，继续培养 2 ~ 3 天后换液，一般 7 ~ 14 天可以长满瓶壁，进行传代。用螺旋口瓶培养细胞时，需将瓶盖微松，以保证通气。原代细胞在消化分离后，置于二氧化碳培养箱的头 24 ~ 48 小时（必要时 72 小时）内，应处于绝对静置状态，切忌不时地取出培养瓶观察生长状况，这将使原代分离细胞难以贴壁，更谈不上伸展和增殖。

注意：

（1）无菌操作：细菌或霉菌污染是培养失败的常见原因，必须加强各个环节的无菌操作观念，以预防为主，一旦污染，一般很难消除。

（2）培养液：所用的培养液是满足细胞生存和生长的必要条件。现在常用的有RPMI-1640 培养液、DMEM 培养液、MEM 培养液、F-12 培养液等。由于细胞来源的动物种类、组织类型不同，对培养液的要求有一定的差异，必要时可用预实验的方法选择适当的培养液。

（3）小牛血清：小牛血清对于维持培养细胞的生存和促进细胞增殖起着关键性作用。可选择多种不同批号的小牛血清进行小样分析。一旦确定某一厂家的某一批号小牛血清后，就保持应用至实验完成。

3. 换液　分为全量换液和半量换液。当细胞生长旺盛，代谢产生的酸性物质积累增多，pH 下降，培养基变黄时，就要进行换液，将旧培养液吸出后直接加入新的培养液即可，放入二氧化碳培养箱继续培养。

4. 传代　当原代培养成功以后，随着培养时间的延长和细胞不断分裂，一方面细胞之间相互接触而发生接触性抑制，生长速度减慢甚至停止；另一方面也会因营养物质不足和代谢物积累而不利于生长或发生中毒。此时就需要将培养物分割成小的部分，重新接种到另外的培养器皿（瓶）内，再进行培养。这个过程就称为传代（passage）或者再培养（subculture）。对单层培养而言，80% 汇合或刚汇合的细胞是较理想的传代阶段。

悬浮生长细胞的传代的具体操作：多采用离心法进行传代。将细胞悬液连同培养基一起转移到干净的离心管内，离心（1000 转/分）2～5 分钟，弃上清，沉淀物加入新的培养基后再混匀，用细胞计数板计数后，移入新的两个或三个培养瓶或皿内继续培养。

贴壁生长细胞传代的具体操作：

（1）吸掉或倒掉培养瓶内的旧培养液。

（2）向瓶内加入少量胰蛋白酶液和 EDTA 混合液，以能覆盖培养瓶底为宜。

（3）置 37℃ 孵箱或室温（25℃ 温度）下进行消化，2～5 分钟后把培养瓶放在倒置显微镜下进行观察，当发现胞质回缩、细胞间隙增大后，应立即中止消化。

（4）吸出消化液，向瓶内加入 Hanks 液少量，轻轻转动培养瓶，把残留消化液冲掉，然后再加培养液。

（5）使用吸管吸取瓶内培养液，按顺序反复轻轻吹打瓶壁细胞，使之从瓶壁脱离形成细胞悬液。吹打时动作要轻柔，以防用力过猛损伤细胞。

（6）用计数板计数后，分别接种于新的培养瓶中，置二氧化碳培养箱中进行培养。

注意：要灵活掌握消化时间，消化时间过短时，细胞不宜从瓶壁脱落，过长的消化会导致细胞脱落、损伤。

5. 冻存　细胞低温冻存是培养室常规工作和通用技术。细胞再次长到覆盖率 80%～90%，将其消化后，常规冻存（冻存液要现配）。细胞冻存在 -196℃ 液氮中，储存时间几乎是无限的，若细胞冻存在 -152℃，保存期为 1 年，1 年内须复苏重新冻存，冻存复苏的原则是慢冻快融。具体操作方法：

（1）选对数增生期细胞（确定无支原体污染），在冻存前 1 天换液。

（2）按常规方法把培养细胞制备成悬液，计数，使细胞密度达 5×10^6/ml 左右，离心，弃上清。

（3）加入配制好的冻存液（完全培养液加 10% DMSO），按与弃去的上清等同的量逐滴加入离心管中，然后用吸管轻轻吹打使细胞重悬。冻存细胞时培养液中加入保护剂 10% 二甲基亚砜（DMSO）或甘油，可使冰点降低，使细胞内水分在冻结前透出细胞外。

（4）分装于无菌冻存管中，每管加 1.5ml 悬液。

（5）旋好冻存管并仔细检查，一定要盖紧，作好标记。

（6）冻存：置 4℃数小时，−20℃过夜或−70℃放置 2～3 小时，后移入液氮中长期保存。要适当掌握下降冷冻速度，过快能影响细胞内水分透出，太慢则促进冰晶形成。

6. 复苏　从罐中取出冻存管，迅速放入 36～37℃水浴，不时摇动，使其急速融化，30～60 秒内完成。冻存管用 70% 酒精擦拭消毒后，打开盖子，用吸管将细胞悬液注入离心管中，再滴加 10ml 培养液。低速离心（500～1000 转/分）5 分钟，去上清后再用培养液洗一次。用培养液适当稀释后，装入培养瓶 37℃培养，次日更换一次培养液后，继续培养。以后仍按常规进行培养。

冻存细胞数量要充分，密度应达到 10^7/ml，在冻融后稀释 20 倍后，仍能保持 $5×10^5$ 个/ml 数量。

【实验结果】

倒置显微镜下观察细胞的形态和生长状况。

（付文玉）

第六节　免疫组织化学染色

免疫组织化学技术（immunohistochemistry）是根据抗原、抗体特异性结合原理，利用了荧光素、酶等标记抗体检测组织切片中的肽和蛋白质。

【实验目的】

掌握免疫组织化学染色原理及实验方法。

【实验原理】

免疫组织化学原理见图 1-1。

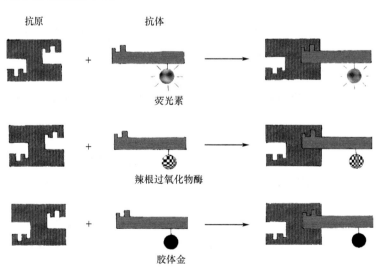

图 1-1　免疫组织化学原理模式图

用标记的抗体与组织中的抗原结合，标记物可于显微镜下观察。标记物有荧光素（荧光显微镜观察)、辣根过氧化物酶(光镜或电镜观察)、胶体金(多用于电镜观察)。一级抗体主要有多克隆抗体和单克隆抗体两种形式,它们的主要区别在于多克隆抗体可能包含识别许多不同的抗原决定基的抗体,而单克隆抗体仅识别单一的抗原决定基。对于一种未知的一级抗体的使用,首先应当进行一系列的稀释实验,以确定抗体的最佳稀释范围。通常,抗体稀释度的微小改变就可以引起标记的明显差别。例如,抗体的起始稀释系列可以选择1∶10、1∶100和1∶1 000,一旦找到合适的稀释范围,进一步选择稀释系列,如1∶100、1∶200、1∶400。虽然这看上去非常花费时间和精力,但是这样做将得到最合理的结果和更经济地使用抗体。

【实验准备】

恒温温箱,湿盒,防脱载玻片,PBS,抗原修复盒,免疫组织化学相关试剂等。

【实验方法】

以 SP(Streptavidin-Peroxidase)为例

(1) 组织经福尔马林固定、乙醇脱水、二甲苯透明及石蜡包埋后,切成4μm厚切片。65℃烤片2小时备用。

(2) 二甲苯Ⅰ、二甲苯Ⅱ各20分钟脱蜡。

(3) 无水乙醇Ⅰ、无水乙醇Ⅱ各6分钟去除二甲苯。

(4) 90%乙醇溶液→80%乙醇溶液→70%乙醇溶液各5分钟。

(5) 组织修复,根据抗原选择合适的修复方法。

(6) 3%过氧化氢15分钟灭活内源性过氧化物酶,0.01mol/L PBS洗5分钟×3次。

(7) 正常羊血清封闭液,37℃孵育20分钟,甩去多余液体,不洗。

(8) 一抗稀释液,37℃1小时后,取出室温恢复30分钟,4℃冰箱过夜。以PBS代替一抗作阴性对照。

(9) 生物素标记的二抗37℃孵育30分钟,0.01mol/L PBS洗5分钟×3次。

(10) 辣根过氧化物酶标记的链霉卵白素孵育,37℃30分钟,0.01mol/L PBS洗5分钟×3次。

(11) DAB显色1~15分钟,镜下控制时间,蒸馏水洗涤终止反应。

(12) 苏木精复染,梯度乙醇溶液脱水,二甲苯透明,中性树胶封片,显微镜观察。

【实验结果】

光学显微镜中良好的免疫组化图像应该是标记物在所研究的组织或细胞中具有清晰的界线,并且具有最小的背景。阳性部位为细胞膜、细胞质、细胞核或者多个部位都表达。

(郑　洁)

第七节　原位杂交技术

原位杂交技术(in situ hybridization,ISH)是分子生物学、组织化学及细胞学相结合而产生的一门新兴技术,始于20世纪60年代。1969年美国耶鲁大学的Gall等首先用爪蟾核糖体基因探针与其卵母细胞杂交,将该基因进行定位,与此同时Buongiorno-Nardelli和Amaldi等(1970)相继利用同位素标记核酸探针进行了细胞或组织的基因定位,从而创造了原位杂交技术。首先被用于染色体上特殊DNA序列的定位。这项技术通过修改后用于来自许多不同有机体组织的 RNA 的探测和定位。早期研究描述了培养细胞或组织切片中病毒或丰富的细胞信息的定位,后来为了研究调节果蝇胚胎和幼虫发育的基因表达和定位,又发展了这项技术,经过改善的技术能够用于中等乃至低丰度 mRNA 的检测。

【实验目的】

掌握原位杂交实验原理及实验方法。

【实验原理】

原位杂交技术的基本原理是利用核酸分子单链之间有互补的碱基序列,将有放射性或非放射性的外源核酸(探针)与组织、细胞或染色体上待测 DNA 或 RNA 互补配对,结合成专一的核酸杂交分子,经一定的检测手段将待测核酸在组织、细胞或染色体上的位置显示出来。为显示特定的核酸序列必须具备 3 个重要条件:组织、细胞或染色体的固定、具有能与特定片段互补的核苷酸序列(探针)、有与探针结合的标记物。

【实验准备】

恒温温箱,灭活 RNA 酶的玻璃容器数个,湿盒,蓝盖瓶,防脱载玻片,无菌注射器,原位杂交相关试剂等。

【实验方法】

(以小鼠肝脏组织 miRNA 杂交为例)

实验过程中均须注意灭活 RNA 酶,防止 RNA 降解。

(1) 0.9% RNase 灭活的生理盐水灌注,4% 多聚甲醛灌注固定,取肝脏,4% 多聚甲醛 4℃ 固定过夜。

(2) 25%~30% 蔗糖 4℃ 梯度沉糖脱水,进行冷冻切片,室温干燥约 30 分钟。

(3) 4% 多聚甲醛 4℃ 后固定,10 分钟。

(4) PBS 冲洗 3 次,每次 5 分钟。

(5) 蛋白酶 K 消化,37℃,10 分钟。

(6) PBS 冲洗 3 次,每次 5 分钟。

(7) 甲酰化 10 分钟,室温。

(8) PBS 冲洗 3 次,每次 5 分钟。

(9) 梯度酒精脱水并将切片晾干。

(10) 加预杂交液预杂交,加适当量的探针至切片上,在探针表面覆盖 parafilm 膜,在环境为 50% 甲酰胺,1×SSC 湿盒中过夜。

(11) 5×SSC 溶液中脱掉 parafilm 膜。

(12) 50% formamide 溶液中清洗切片。

(13) 封闭液孵育切片 1 小时。

(14) 1:800 滴加碱性磷酸酶标记的抗地高辛的二抗,后经 PBS 充分冲洗,NBT/BCIP 暗处保存,显微镜下进行观察显色。

【实验结果】

经 NBT/BCIP 显色,以显示紫色颗粒为阳性结果。

(周风华)

第八节　PCR 技术

聚合酶链式反应(polymerase chain reaction)即 PCR 技术,是美国 Cetus 公司人类遗传研究室的科学家 K. B. Mullis 于 1983 年发明的一种在体外快速扩增特定基因或 DNA 序列的方法,故又称为基因的体外扩增法。它可以在试管中建立反应,其原理并不复杂,与细胞内发生的 DNA 复制过程十分类似,经数小时之后,就能将极微量的目的基因或某一特定的 DNA 片段扩增数十万倍,乃至千百万倍,而无须通过繁琐费时的基因克隆程序,便可获得足够数量的精确的 DNA 拷贝,所以有人亦称之为无细胞分子克隆法。这种技术操作简单,容易掌握,结果也较为可靠,为基因的分析与研究提供了一种强有力的手段,是现代分子生物学研究中的一项富有革命性的创举,对整个生命科学的研究与发展,都有着深远的影响。现在,PCR 技术不仅可以用来扩增与分离目的基因,而且在临床医疗诊断、胎儿性别鉴定、疾病治疗的监控、基因突变与检测、分子进化研究,以及法医学等诸多领域都有着重要的用途。

【实验目的】

掌握 PCR 技术的原理及实验方法。

【实验原理】

PCR 技术快速敏感、简单易行,其原理与细胞内发生的 DNA 复制过程十分类似。首先是双链 DNA 分子在临近沸点的温度下加热时便会变性成两条单链的 DNA 分子,然后 DNA 聚合酶以单链 DNA 为模板并利用反应混合物中的四种脱氧核苷三磷酸(dNTPs)合成新生的 DNA 互补链。此外,DNA 聚合酶同样需要有一小段双链 DNA 来引导新链的合成。因此,新合成的 DNA 链的起点,事实上是由加入在反应混合物中的一对寡核苷酸引物在模板 DNA 链两端的退火位点决定的。这是 PCR 的第一个特点,即它能够指导特定 DNA 序列的合成。

在为每一条链均提供一段寡核苷酸引物的情况下,两条单链 DNA 都可作为合成新生互补链的模板。由于在 PCR 反应中所选用的一对引物,是按照与扩增区段两端序列彼此互补的原则设计的,因此每一条新生链的合成都是从引物的退火结合位点开始,并按 5′→3′的方向延伸。这样,在每一条新合成的 DNA 链上都具有新的引物结合位点。然后反应混合物经再次加热使新、旧两条链分开,并加入下轮的反应循环,即引物杂交、DNA 合成和链的分离。随着循环次数的递增,新合成的引物延伸链急剧增多而成为主要的模板,因此 PCR 扩增产物将受到所加引物 5′末端的限定,其终产物序列是介于两种引物 5′末端之间的区域。PCR 反应的最后结果是,经若干次循环之后,反应混合物中所含有的双链 DNA 分子数,即两条引物结合位点之间的 DNA 区段的拷贝数,理论上的最高值应是 2^n。这就是 PCR 技术的第二个特点,即使特定的 DNA 区段得到了迅速大量的扩增。

PCR 反应涉及多次重复进行的温度循环周期,而每一个温度循环周期均是由高温变性、低温退火及适温延伸三个步骤组成(图 1-2)。鉴于目前 PCR 技术已经获得了极其广泛的应用、测试的 DNA 样品来源多种多样、所用的寡核苷酸引物长短不一等诸多因素,因此要给出一个"标准"的温度循环参数其实是十分困难的。研究者要根据自己的实验材料和研究目的,通过具体操作才能得出符合要求的、比较理想的温度循环参数。

在一般的情况下,首先是将含有待扩增 DNA 样品的反应混合物放置在高温(>91℃)环境下加热 1 分钟,使双链 DNA 发生变性,分离出单链的模板 DNA;然后降低反应温度(约

50℃），制冷 1 分钟,使专门设计的一对寡核苷酸引物与两条单链模板 DNA 发生退火作用,结合在靶 DNA 区段两端的互补序列位置上;最后,将反应混合物的温度上升到 72℃左右保温 1.5 分钟,此时在 DNA 聚合酶的作用下,脱氧核苷三磷酸分子便从引物的 3′端开始掺入,并沿着模板分子按 5′→3′的方向延伸,合成出新生的 DNA 互补链。

【实验准备】

PCR 仪,0.2ml 的 PCR 薄壁管,PCR 试剂盒。

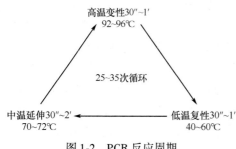

图 1-2　PCR 反应周期

【实验方法】

在 0.2ml 的小 PCR 薄壁管(比一般的离心管壁薄)中依次加入 PCR 反应缓冲液、四种 dNTP、引物、DNA 模板,充分混匀,95℃加热 10 分钟,以除去 DNA 样品中蛋白酶、氯仿等对 *Taq* DNA 聚合酶的影响,又可以使模板充分变性。然后每管加入 2U *Taq* DNA 聚合酶,混匀,离心 30 秒,置 PCR 管于 PCR 仪中开始 PCR 反应。

【实验结果】

根据研究对象和目的不同可采用琼脂糖凝胶电泳、聚丙烯酰胺凝胶电泳(PAGE)、分子杂交、限制性内切酶酶切分析、PCR 扩增产物的直接测序等不同的检测方法分析 PCR 产物。

（郑　洁）

第九节　常用电镜技术及标本制作

电镜观察和光镜观察遵循的原则基本相同,但也有一定的区别。电镜用电子束代替可见光,用电磁场代替玻璃透镜。电镜的分辨率约为 0.2nm,可放大几万倍到几十万倍。电镜中最常用的是透射电镜和扫描电镜。

一、透射电镜术

【实验目的】

掌握透射电镜生物样品的取材、固定、脱水及包埋等技术;了解超薄切片的制备过程。

【实验原理】

透射电子显微镜(transmission electron microscope,TEM):通常称作透射电镜,是使用最为广泛的一类电镜。它是一种高分辨率、高放大倍数的显微镜,适用范围较广,医学生物学上可用来观察研究组织、细胞内的亚显微结构、蛋白质、核酸等大分子的形态结构及病毒的形态结构等。由于电子易散射或被物体吸收,故穿透力低,必须制备成更薄的超薄切片(通常为 50～100nm)。其制备过程与石蜡切片相似,但要求极严格。切片需用重金属盐如柠檬酸铅和醋酸铀等染色,以提高某些结构的电子散射能力,从而提高反差。透射电镜术(transmission electron microscopy)是用电子束穿透标本,经过电磁场的汇聚、放大后,在荧光屏上显像或照相后观察。被重金属染色的结构,电子束散射得多,射落到荧光屏上的少,图像暗,称电子密度高;反之,称电子密度低。

【实验准备】

2.5% 戊二醛固定液,梯度乙醇,1% 四氧化锇固定液,环氧树脂,玻璃刀,铜网,醋酸铀等。

【实验方法】

1. 取材　标本取材要遵循"快、小、净、利、冷"的原则。取材要迅速,一般应在最短时间内(不超过 2 分钟)投入固定液中,使组织尽量保持或接近生活状态,从而避免细胞因缺血或缺氧所产生的异常变化;所取的组织块大小一般不超过 1mm³,取材时所用的刀要锋利,操作要轻,避免牵拉、挫伤或挤压;取材部位要准确,操作时最好在低温(0~4℃)下进行,以降低酶的活性,防止细胞自溶;同时避免血液对组织的污染。具体方法:将所取器官用锋利的刀片取小块组织,迅速放置于洁净的蜡版上,滴一滴预冷的固定液,用两片新的、锋利的刀片将组织切割成 1mm³ 的小块,然后用镊子将组织块迅速移至盛有预冷的固定液的小瓶中。如果组织带有较多的血液和组织液,应先用固定液洗几遍,然后再切成小块固定。

2. 固定　将新鲜组织浸入固定液中进行固定,设法使其保持接近细胞的生活状态,并尽可能地减少细胞死后变化,使细胞及其细胞器的精细结构得以完好无损地保存。多选用戊二醛、多聚甲醛、四氧化锇等固定液,前两者用于细胞蛋白质的保存,后者用于保留脂肪成分。具体方法:组织块固定常规采用戊二醛-四氧化锇双重固定法。分前固定和后固定,前固定用 2.5% 戊二醛固定 2 小时以上,用磷酸缓冲液反复冲洗,彻底清除戊二醛的残留,避免与四氧化锇发生不必要的反应,后固定用 1% 四氧化锇固定液固定 1~2 小时,pH 7.3~7.4。固定完毕,用缓冲液冲洗 20 分钟后进行脱水。

3. 脱水　由于电镜标本的包埋剂为非水溶性的树脂,因此固定好的组织须经充分脱水,包埋时树脂才能完全浸入细胞。常用的脱水剂是乙醇和丙酮。具体步骤:脱水应梯度进行,50% 乙醇溶液、70% 乙醇溶液、80% 乙醇溶液、90% 乙醇溶液、100% 乙醇溶液Ⅰ、100% 乙醇溶液Ⅱ各 10~15 分钟,以去除组织内的水分,并完全由脱水剂替代。游离细胞可适当缩短脱水时间。

4. 浸透与包埋　浸透是使包埋剂逐步渗入组织细胞,使细胞内外所有空隙都被包埋剂所填充。把渗透好的样品放在适当的模具中,灌上包埋剂,经高温聚合使其变得坚硬,便于制备超薄切片。目前常用的包埋剂是环氧树脂(epoxy resin) Epon812,其对组织的损伤小,耐受电子束的轰击且具有良好的切割性能。常用的包埋模具有药用胶囊、特制锥形薄塑料管或定向橡胶包埋板。具体操作:将脱水后的样品迅速移至丙酮、包埋剂等量混合液,0.5~1 小时后移入纯包埋剂数小时或过夜,然后用牙签或镊子将组织块准确地放入已干燥的包埋模板中,注满已充分混匀的包埋剂后置于恒温箱内加温聚合,在 45℃(12 小时)、60℃(36 小时)烤箱内加温,即可聚合硬化,形成包埋块。

5. 半薄切片　制作好的包埋块应先手工进行修整,将包埋块夹在特制的夹持器上,放在立体显微镜下,用锋利的刀片先削去表面的包埋剂,露出组织,然后在组织的四周以和水平面成 45°的角度削去包埋剂,修成锥体形。超薄切片使用的刀有两种:玻璃刀及钻石刀。超薄切片需捞在特制的载网上才能在电镜下观察。电镜中使用的载网有铜网、不锈钢网、镍网等,一般常用圆形,直径 3mm,200~300 目的铜网。挑选并清洗好载网之后,要在载网上覆盖一层薄膜(称支持膜),厚度为 10~20nm。支持膜透明无结构,能够承受电子束的轰击。常用的支持膜有火棉胶膜及聚乙烯醇缩甲醛膜(formvar 膜),一般采用后者。对于一些须限定方向或部位的结构,在进行超薄切片前需先进行半薄切片,片厚 0.5~2μm,将切下的片子用镊子或小毛刷转移到干净的事先滴有蒸馏水的载玻片上,加温,使切片展平,干燥后经甲苯胺蓝染色,光学显微镜观察定位。

6. 超薄切片　超薄切片需用超薄切片机进行。根据其推进原理的不同,可将超薄切片机分为两大类:机械推进式及热胀冷缩式。其基本步骤:将修好的包埋块夹在样品夹中,顶端露出约2mm,将带有水槽的玻璃刀放在刀夹中夹紧,依次调节刀与组织块的位置、水槽液面高度与灯光位置和切片速度及厚度后,进行切片。将切片捞在有支持膜的载网上,用滤纸吸去多余的水分,放入培养皿的滤纸上等待染色。

7. 染色　超薄切片的染色是利用重金属盐与细胞不同结构呈不同程度的结合或吸附,从而造成这些细胞结构对电子散射能力的差异而获得的,因此又称为"电子染色"。常用的染色方法是铀、铅双重电子染色。具体步骤:预先取一个清洁的培养皿,将石蜡溶解制作成蜡板,然后滴数滴醋酸铀于蜡板上,用镊子夹住载网的边缘,把贴有切片的一面朝下,使载网浮在液滴上,盖上培养皿,避光染色20~30分钟。将铜网从染液中取出,尽快用蒸馏水反复清洗,用滤纸吸去水分,自然晾干。将上述铜网置于另一制作好蜡板的培养皿中,用滴管吸取铅染液,逐滴加在每一个铜网上,盖上培养皿,染色15分钟,而后用蒸馏水反复冲洗,用滤纸吸干,自然晾干后,即可上镜观察。在染色过程中,铅染液容易与空气中的二氧化碳结合形成碳酸铅颗粒而污染切片。因此,在使用染液时,要尽量减少与空气的接触。为防止铅沉淀污染,可在培养皿内放置氢氧化钠丸,以吸收空气中的二氧化碳。

8. 观察,拍照。

【实验结果】

电子密度高的结构,图像呈现深暗色;电子密度低的结构,图像呈现明亮色。

二、扫描电镜术

【实验目的】

掌握扫描电镜生物样品的制备过程。

【实验原理】

扫描电子显微镜(scanning electron microscope,SEM):主要是利用二次电子信号成像来观察样品的表面形态,即用极狭窄的电子束去扫描样品,通过电子束与样品的相互作用产生各种效应,其中主要是样品的二次电子发射。二次电子能够产生样品表面放大的图像,且得到的图像富有立体感,样品制备过程简单,不须做超薄切片。由于观察样品能被大幅度地机械性升降和倾斜,因此可以从各种角度对样品进行观察。它的放大倍率取决于电子束在样品上的扫描面积,扫描面积越小,放大倍率则越高。在医学生物学领域,主要用于观察细胞、组织和器官表面的立体微细结构。扫描电镜术(scanning electron microscopy)是将小块组织经固定、脱水、干燥后,在其表面喷镀薄层碳膜和金属膜,扫描电镜发射的细电子束在样品表面按顺序逐点移动扫描,样品表面金属膜散射的电子(称二次电子)被探测器收集,形成电信号传送到显像管,在荧光屏上成像。

【实验准备】

2.5%戊二醛固定液,梯度乙醇,1%四氧化锇固定液,液态二氧化碳等。

【实验方法】

1. 取材　与透射电镜基本相同。以观察组织细胞表面结构为主的样品可大一些,直径不超过 5mm,高度在 3 ~ 5mm;以观察细胞内部结构为主的样品,其直径小于 2mm,高度可在 3mm 左右。取材时要做好样品观察面的标记。

2. 清洗 选用适当的清洗液将覆盖于样品表面的黏液、分泌物、组织液、血液及细胞碎片等清洗干净,以免掩盖样品表面的微细结构。不同材料采用不同方法,灵活应用。一般用生理盐水、与固定液相应的缓冲液或组织培养液清洗。在选择清洗液时要使其 pH、渗透压及温度尽可能符合组织细胞处于生活状态时的生理条件。清洗过程中,要使样品始终保持湿润。较干净的样品,固定后用 20 倍体积的清洗液轻摇,换液三次;表面覆盖大量黏液和杂质的样品,则应在固定前利用振荡器进行清洗或用注射器加压冲洗;游离细胞、微生物采用离心法清洗;表面结构复杂、凹陷、皱褶多的样品应采用超声法进行清洗,应严格控制其频率及功率,防止造成样品破碎、变形;观察管腔内壁结构的样品应采用先灌洗再固定取材的方法。

3. 固定 与透射电镜基本相同,一般先用 2.5% 戊二醛固定液固定 1 ~ 3 小时,1% 四氧化锇固定液后固定 30 ~ 60 分钟。

4. 脱水 同透射电镜的脱水方法。

5. 样品的干燥 此步骤是扫描电镜样品制备成败的关键。脱水后的样品含有的脱水溶剂甚至残留的少量水分所形成的表面张力,在高真空状态下会导致表面结构的严重破坏,所以在脱水后仍需进一步干燥处理。常用的干燥方法有以下三种。

(1) 自然干燥法:样品中的水分或脱水剂在大气中自然蒸发使样品干燥。此法会使样品发生变形收缩,故适用于比较坚硬或具有鳞片及含水分较少的生物样品。

(2) 真空干燥法:含水分或脱水剂的样品置于真空干燥器内,抽真空使液态物质挥发,样品干燥。本法简单易行,但易产生冰晶等人为损伤。

(3) 临界点干燥法:此法利用二氧化碳临界状态时相界消失而没有表面张力的特点,使样品得到干燥而又不造成样品的损伤,是目前认为既可靠又理想的干燥法。具体操作:脱水后的样品经中间液(醋酸异戊酯)置换脱水剂后,用液态二氧化碳置换中间液(要在密闭耐压的容器内进行),然后使二氧化碳气化(此时温度维持在 35 ~ 40℃,压强 73kg/cm^2,维持 3 ~ 5 分钟),待二氧化碳排出后,镀膜处理,样品即可在扫描电镜下观察。

6. 样品的导电处理 生物样品,特别是经过干燥的样品,其表面的电阻率很高,导电性很差,当接受电子束照射时,极易造成电子的堆积,对轰击到样品上的电子产生排斥作用,并能改变样品本身的二次电子运动方向,因而在荧光屏上出现忽明忽暗、图像模糊不清等现象,因此必须对样品进行增加导电性能的处理。常用的处理方式有真空喷镀法、离子镀膜法及组织导电技术法。

7. 观察,拍照。

【实验结果】

扫描电镜下可观察到样品表面的超微结构。

(庄文欣 付文玉)

第二篇　基本性实验

第一章　组织学与胚胎学

实验一　绪　　论

组织学(histology)是医学中重要的基础理论课程之一,它是以光学显微镜和电子显微镜为工具,着重阐明人体微细结构和其功能关系的一门课程。胚胎学(embryology)是研究个体发生和发展规律的科学。组织学与胚胎学实验是教学环节之一。理论课中讲授的内容,通过实验课中观察切片、标本、模型、电镜照片以及录像片等得以验证和巩固,使理论和实践紧密结合,以加深对所学的基础理论的理解,锻炼和掌握基本技能,提高学生们分析问题和解决问题的能力,同时培养严谨、求实的科学作风。

一、实验注意事项

(1) 进入实验室前,必须事先复习本实验的理论知识,预习实验指导,了解实验目的要求和内容等,以便充分利用实验时间,提高实验效率。

(2) 实验前应准备好绘图工具,如红蓝铅笔和黑铅笔、橡皮及绘图纸,连同实验指导一起带入实验室。

(3) 实验开始前检查所用的仪器设备是否完好,如显微镜、微机和观察的组织切片等,如有损坏或缺失,应立即报告实验指导教师。

(4) 学生应按时上、下课,不得迟到、早退,有事须向实验指导教师请假。

(5) 实验时要严格遵守实验操作规程,爱护仪器设备,仔细操作,不得擅自拆卸、调换。

(6) 实验结束后,应认真清理仪器和实验器具,并放回原处。

二、显微镜的结构和使用

(一) 普通光学显微镜的结构

普通光学显微镜是一种精密的光学仪器,是生物医学研究不可缺少的工具。显微镜由机械装置和光学系统两大部分组成(图2-1-1)。

1. 机械部分

(1) 镜筒:为安装在显微镜最上方或镜臂前方的圆筒状结构,其上端装有目镜,下端与物镜转换器相连。

(2) 物镜转换器:又称物镜转换盘,是安装在镜筒下方的一圆盘状构造,可以按顺时针或逆时针方向自由旋转,其上均匀分布有 3 ~ 4 个圆孔,用以装载不同放大倍数的物镜。转动物镜转换盘可使不同的物镜到达工作位置(与光路合轴)。

（3）镜臂：为支持镜筒和镜台的弯曲状构造，是取用显微镜时握拿的部位。镜筒直立式显微镜在镜臂与其下方的镜柱之间有一倾斜关节，可使镜筒向后倾斜一定角度以方便观察，但使用时倾斜角度不应超过 45°，否则显微镜则由于重心偏移容易翻倒。

（4）调焦器：也称调焦螺旋，为调节焦距的装置，分粗调螺旋（大螺旋）和细调螺旋（小螺旋）两种。粗调螺旋可使镜筒或载物台以较快速度或较大幅度的升降，能迅速调节好焦距使物像呈现在视野中，适于低倍镜观察时的调焦。而细调螺旋只能使镜筒或载物台缓慢或较小幅度的升降（升或降的距离不易被肉眼观察到），适用于高倍镜和油镜的聚焦或观察标本的不同层次，一般在粗调螺旋调焦的基础上再使用细调螺旋，精细调节焦距。

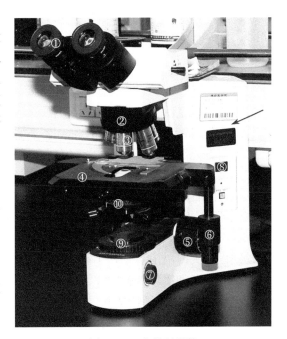

图 2-1-1　光学显微镜

①目镜；②物镜转换器；③物镜；④载物台；⑤粗调螺旋，外侧小的为细调螺旋；⑥推片器；⑦光源旋钮；⑧电源开关；⑨光源；⑩光阑和聚光器 →镜臂

（5）载物台：也称镜台，是位于物镜转换器下方的方形平台，是放置被观察的玻片标本的地方。平台的中央有一圆孔，称为通光孔，来自下方的光线经此孔照射到标本上。

（6）镜座：位于显微镜最底部的构造，为整个显微镜的基座，用于支持和稳定镜体。有的显微镜在镜座内装有照明光源等构造。

2. 光学系统部分

显微镜的光学系统主要包括物镜、目镜和照明装置（反光镜、聚光器和光圈等）。

（1）目镜：安装在镜筒的上端，起着将物镜所放大的物像进一步放大的作用。每台显微镜通常配置 2~3 个不同放大倍率的目镜，常见的有 5×、10×和 15×（×表示放大倍数）的目镜，可根据不同的需要选择使用，最常使用的是 10×目镜。

（2）物镜：安装在物镜转换器上。每台显微镜一般有 3~4 个不同放大倍率的物镜，每个物镜由数片凸透镜和凹透镜组合而成，是显微镜最主要的光学部件，决定着光镜分辨力的高低。常用物镜的放大倍数有 10×、40×和 100×等几种。一般将 8×或 10×的物镜称为低倍镜（而将 5×以下的称为放大镜）；将 40×或 45×的称为高倍镜；将 90×或 100×的称为油镜（这种镜头在使用时须浸在镜油中）。

（3）聚光器：位于载物台的通光孔的下方，由聚光镜和光圈构成，其主要功能是将光线集中到所要观察的标本上。聚光镜由 2~3 个透镜组合而成，其作用相当于一个凸透镜，可将光线汇集成束。光圈也称为彩虹阑或孔径光阑，位于聚光器的下端，是一种能控制进入聚光器的光束大小的可变光阑。它由十几张金属薄片组合排列而成，其外侧有一小柄，可使光圈的孔径开大或缩小，以调节光线的强弱。

（4）反光镜：位于聚光镜的下方，可向各方向转动，能将来自不同方向的光线反射到聚光器中。反光镜有两个面,一面为平面镜,另一面为凹面镜,凹面镜有聚光作用,适于较弱光和散射光下使用,光线较强时则选用平面镜(现在有些新型的光学显微镜都有自带光源,而没有反光镜)。

(二) 普通显微镜的使用方法

在使用显微镜时,特别强调以下几点。

(1) 取镜时镜座离实验台边 15cm(不要紧靠台边,以免不慎坠落地面)。

(2) 打开光源开关,调节光的强度到合适大小。

(3) 转动物镜转换器,使低倍镜头正对载物台上的通光孔。先把镜头调节至距载物台1～2cm 处,然后用左眼注视目镜内,接着调节聚光器的高度,把孔径光阑调至最大,使光线通过聚光器入射到镜筒内,这时视野内呈明亮的状态。

(4) 按照号码取出切片,肉眼观察标本的大体轮廓,然后将盖玻片向上,夹在载物台上的自动或固定夹内(注意:切片不能放反,否则,用高倍镜时看不清楚,且易损伤镜头)。

(5) 慢慢转动粗调螺旋,使低倍镜下降至距标本约 0.5cm,再缓慢降低或升高镜筒,直至物像出现时,再转动细调螺旋,直至物像完全清晰为止。

(6) 使用双目显微镜观察标本时,应用双眼自目镜中观察,同时用双手握住两个目镜管,左右移动,直至双眼看到一共同视野为止。

(7) 用低倍镜将标本全面观察后,将选定的目标移到视野中央,然后转换高倍镜观察。在转换接物镜时,需用眼睛在侧面观察,避免镜头与玻片相撞。然后自目镜观察,再仔细调节光的强度,使光线的明亮度适宜,同时再仔细轻轻转动细调螺旋,直至获得清晰的物像后为止,找到最适宜于观察的部位。如需进一步放大图像,则将要观察的部位移至视野中央,换油镜观察。

(8) 油镜的用法:使用油镜时,将光源旋至最大,把孔径光阑调至最大,然后在要观察的部位滴一滴香柏油,旋转物镜转换器,将油镜头对准镜台孔。自侧面观察,使油镜下端与切片上的油充分接触,调节细调螺旋,即可看到高度放大的清晰物像。油镜使用完毕后,必须用擦镜纸蘸取少许二甲苯将镜头和载玻片上的油迹擦拭干净。

(9) 实验完毕,转开镜头,将切片取下,将各部分还原,转动物镜转换器,使物镜镜头不与载物台通光孔相对,而是成八字形位置,再将载物台下降至最低,降下聚光器,反光镜与聚光器垂直,或将显微镜光源调至最小,关闭电源,然后将显微镜放回柜内或镜箱中。

注:显微镜的放大倍数=目镜放大倍数×物镜放大倍数

如:低倍镜观放大倍数　10×10＝100

　　高倍镜观放大倍数　10×40＝400

　　油镜观放大倍数　10×100＝1000

(10) 注意事项

1) 物镜或目镜有污染时,应用擦镜纸拭净,镜头污染严重可请维修人员拭净(注意节约,勿浪费擦镜纸)。

2) 切勿用口吹、用布手抹,禁止互换镜头或将镜头取下。

3) 禁止随便拆卸或玩弄镜上任何部分,如发现有损失或发生故障时,应立即报告实验指导老师。

三、切片观察

（1）在显微镜观察前，先肉眼观察标本的外形、颜色及某些特征，然后用显微镜按照先低倍镜、后高倍镜的顺序，依次观察。

（2）观察标本时，要注意理论联系实际，理解切面与整体的关系。

（3）观察完毕后，要把结构典型、具有代表意义的部位，按照实际情况用红蓝铅笔绘图。

四、绘　　图

形态学实验过程中，绘图是一项重要的基本训练。绘图采用镜下描绘实物图。绘图时要注意各部分之间的大小、比例及颜色，正确反映镜下所见。HE 染色的切片实物图，用红色绘细胞质和胶原纤维，用蓝色绘细胞核。要注意色调的深浅，笔迹均匀，绘图完毕后，图中注字应规整，标线平行整齐，并在图下注明标本名称、放大倍数及染色方法。

（付文玉）

实验二　上皮组织

【实验目的】

（1）明确什么是组织，理解上皮组织的重要性及一般形态结构特点。

（2）掌握各类上皮的主要分布部位及形态结构特点。了解腺上皮的形态结构及分类。

【实验内容】

1. 单层扁平上皮（simple sqmuamous epithelium）

（1）间皮（mesothelium）：小鼠腹膜铺片，银染法。

低倍镜：间皮的正面观，可见细胞呈多边形，边缘为锯齿状，核扁圆形，位于细胞中央，细胞之间有明显的棕褐色线条相隔，此系沉淀有硝酸银的细胞外基层，并非细胞膜。选一结构清楚的部位换高倍镜下仔细观察（图 2-1-2）。并进一步理解上皮组织的命名原则。

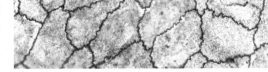

图 2-1-2　小鼠腹膜铺片（镀银染色，高倍）

（2）内皮（endothelium）：HE 染色。

1）肉眼：本片为大动脉管壁的横切面。

2）低倍镜：找出表面平滑的内表面，可见紧贴腔面的一细线即内皮。

3）高倍镜：可见内皮由一层细胞连接而成，胞质染成红色，甚薄，不易分辨，只见扁圆形的略凸向腔面的细胞核，染成蓝紫色（图 2-1-3）。

2. 单层柱状上皮（simple columnar epithelium）　HE 染色。

（1）肉眼：本片为胆囊一侧壁之横切，呈细条状。

（2）低倍镜：可见黏膜形成许多分支的皱襞，上皮附于其表面。选择切面比较规则、细胞排列比较整齐的部位,移到视野中央,换高倍镜观察。

（3）高倍镜:可见上皮细胞呈柱状,核呈椭圆形,位于细胞的基部,其长轴与细胞的长轴相平行（图2-1-4）。

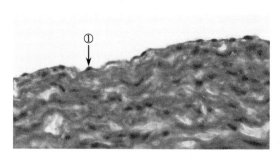

图 2-1-3　内皮（HE 染色,高倍）
①内皮细胞核

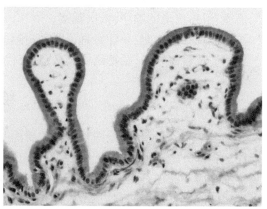

图 2-1-4　单层柱状上皮（HE 染色,高倍）

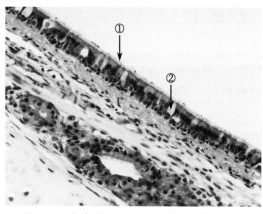

图 2-1-5　假复层纤毛柱状上皮（HE 染色,高倍）
①纤毛;②杯状细胞

3. 假复层纤毛柱状上皮（pseudostra-tified ciliated columnar epithelium）　HE 染色。

（1）肉眼:本片为气管横切,呈圆圈状。

（2）低倍镜:在腔面找到上皮组织,选择结构典型的部位,移到视野中央,换高倍镜观察。

（3）高倍镜:可见上皮较单层柱状上皮厚、细胞核排成 2～3 层,但所有细胞的基部都附在呈淡红色、均质的基膜上（图2-1-5）。上皮由四种细胞构成。

1）柱状细胞:呈柱状,数量多,顶端达上皮游离面,核排列在上皮浅层,游离面上有排列紧密呈细丝状的纤毛。

2）梭形细胞:胞体呈梭形,核椭圆、居中,排在上皮的中层。

3）基细胞:呈锥形的小细胞,核圆,且近基膜。

4）杯状细胞:在柱状细胞之间,呈小泡状,核为三角形或扁平形,位于细胞基部,染色深。

4. 复层扁平上皮（stratified squamous epithelium）　HE 染色。

（1）肉眼:本片为食管横切,可见管壁内表面凹凸不平,紧靠腔面的一层紫蓝色深染细胞即复层扁平上皮。

（2）低倍镜:于表面找到上皮组织,可见上皮细胞由多层细胞组成,基面呈波浪形,游离面较为平整。

（3）高倍镜:从上皮的基底层向表层观察（图2-1-6）。

1）基细胞:呈低柱状、排成一层,细胞小,核椭圆形,排列紧密且染色较深。

2）中层细胞:呈多边形,排成数层,细胞大,核亦大而圆位于细胞中央。

3）表层细胞:逐渐变为扁平形,染色浅,核也相应变扁,且与上皮表面平行。

5. 变移上皮(transitional epithelium) HE 染色。

（1）肉眼:本片为收缩状态下的膀胱壁切片,肉眼观呈长方形、染浅蓝色的一面为上皮。

（2）低倍镜:于一侧找到上皮,可见细胞排成 5～6 层。

（3）高倍镜:仔细观察各层细胞的形态,可见基部呈立方或低柱状;中间是倒置梨形或多边形;近表面的细胞体积较大,呈矩形或立方形,常有 1～2 个卵圆形的核,胞质浓缩而染色较深,细胞的基面内陷,与其下方的梨形细胞相嵌合(图 2-1-7)。

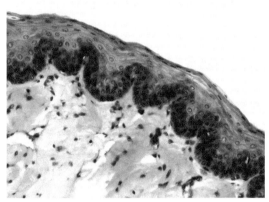

图 2-1-6 复层扁平上皮(HE 染色,高倍)

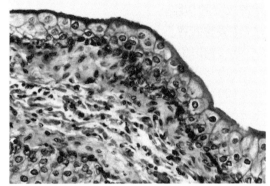

图 2-1-7 变移上皮(HE 染色,高倍)

6. 腺上皮（glandular epithelium） HE 染色。

在舌下腺切片中(图 2-1-8),腺上皮组成腺泡(分泌部)。

（1）浆液性腺泡:由浆液性腺细胞(蛋白质分泌细胞)组成,上皮细胞大多呈锥形或柱状,顶部胞质内含有许多嗜酸性的分泌颗粒,染成红色;基部胞质染成蓝色。核圆形,位于细胞中央或近基部。

（2）黏液性腺泡:由黏液性腺细胞(糖蛋白分泌细胞)组成。上皮细胞呈锥形或柱状,胞质染成淡蓝色,呈泡沫状或空泡状;基部胞质染成淡蓝色。核扁圆形,位于细胞基部。

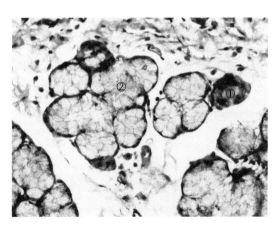

图 2-1-8 腺上皮(HE 染色,高倍)
①浆液性腺泡;②黏液性腺泡

【复习思考题】

（1）假复层纤毛柱状上皮为什么被称为"假复层"上皮,组成细胞有几种? 各种细胞有什么结构特点?

（2）光镜下如何区分未角化的复层扁平上皮和变移上皮?

【作业】

（1）选一部分结构典型的单层柱状上皮绘图。

（2）选一部分结构典型的复层扁平上皮绘图。

（高海玲）

实验三　结缔组织

【实验目的】

（1）明确结缔组织的一般结构特点，并与上皮组织进行比较。

（2）掌握疏松结缔组织四种主要细胞的形态结构和功能，三种纤维的光镜结构以及基质的成分和功能。

【实验内容】

1. 疏松结缔组织铺片　活体注射台盼蓝，乙醛复红染色。

（1）肉眼：本片为肠系膜铺片，呈紫蓝色小块状。

（2）低倍镜：选择染色较浅、结构最清楚处观察。可见两种纤维相互交织成松网状，纤维之间散在着许多结缔组织细胞，纤维和细胞之间的空白处，即为基质所在。

（3）高倍镜：进一步观察两种纤维和三种主要细胞的形态结构（图2-1-9，图2-1-10）。

1）胶原纤维（collagenous fiber）：数量多，染淡红色，粗细不等，可有分支。

2）弹性纤维（elastic fiber）：数量少，染紫蓝色，细而有分支，断端常卷曲。

3）成纤维细胞（fibroblast）：数量较多，由于细胞质染色浅而致细胞轮廓不清。核大，呈椭圆形，染色较浅，核内可见明显的核仁。

4）巨噬细胞（mcrophage）：形态不规则，核小而染色深，胞质内含有吞噬的粗细不等、分布不均的蓝色颗粒（台盼蓝颗粒）。

5）肥大细胞（mast cell）：细胞呈圆或椭圆形，核小而圆，居中，胞质内含有大小不等、分布不均的深紫色异染性颗粒。

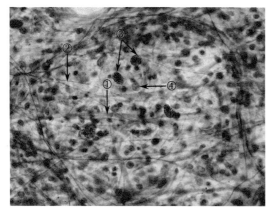 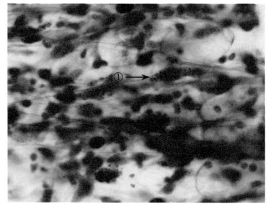

图 2-1-9　疏松结缔组织铺片（活体注射台盼蓝，乙醛复红染色，高倍）

①胶原纤维；②弹性纤维；③肥大细胞；④成纤维细胞核

图 2-1-10　疏松结缔组织铺片（活体注射台盼蓝，乙醛复红染色，高倍）

①巨噬细胞

6）脂肪细胞（adipocyte，fat cell）：多数成群分布，胞质呈空泡状，胞核偏于一侧。

2. 疏松结缔组织切片　HE 染色。

低倍镜：在上皮的下方和平滑肌之间，找到染淡红色、结构松散的地方即为疏松结缔组织。可见许多长短不一，方向不同的纤维断面，染淡红色者即胶原纤维的断面。弹性纤维HE 染色切片中不易着色。纤维之间有许多染成紫蓝色的细胞核，细胞轮廓不清，故难区分各种细胞。切面上所见的空隙即为基质所在。换高倍镜进一步观察，明确切片与铺片的不同（图 2-1-11）。

3. 脂肪组织　苏丹黑染色。

低倍镜：可见一团团呈黑色的细胞，一侧常有凹陷，呈空白区，此即为细胞核所在处，换高倍镜进一步观察（图 2-1-12）。

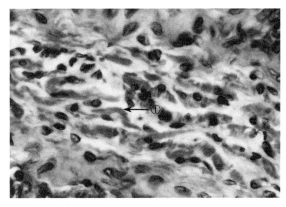
图 2-1-11　疏松结缔组织切片（HE 染色，高倍）
①胶原纤维

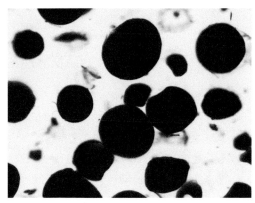
图 2-1-12　脂肪组织（苏丹黑染色，高倍）

示教 1　弹性软骨：弹性纤维染色（图 2-1-13）。

示教 2　纤维软骨：HE 染色（图 2-1-14）。

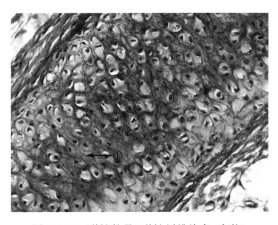
图 2-1-13　弹性软骨（弹性纤维染色，高倍）
①弹性纤维

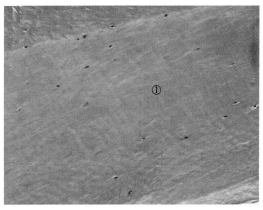
图 2-1-14　纤维软骨（HE 染色，高倍）
①胶原纤维

示教 3　致密结缔组织（肌腱）

1）纵切面：可见胶原纤维成束排列，细胞在纤维间成串排列，核呈长椭圆形。

2）横切面：可见胶原纤维束的横切面呈圆块状，每束的周围可见到几个细胞核，呈圆形或梭形。

示教 4 网状组织(reticular tissue):银染法。

在镀银的淋巴结切片中,可见网状纤维被染成棕褐色,粗细不等,弯曲并分支形成网状。

【复习思考题】

(1)试述疏松结缔组织的组成及四种主要细胞的光、电镜结构和功能。

(2)试述疏松结缔组织基质的主要化学成分是什么?其功能意义如何?

(3)试述疏松结缔组织的三种纤维在光镜结构、电镜结构、化学成分、物理性状等方面有何异同。

【作业】

绘疏松结缔组织铺片中的主要细胞和两种纤维的结构图。

(高海玲)

实验四 血 液

【实验目的】

(1)掌握正常血细胞的形态、数量和功能。

(2)熟悉血涂片的染色方法。

【实验内容】

血涂片 Wright 染色。

本标本主要是观察各种血细胞的形态、特征,需要使用油镜,用油镜前,必须先用低倍镜找到要观察的血细胞,然后换高倍镜,继而再换油镜。注意:油镜镜头上一般标有 100×,在玻片上加一滴香柏油,调节粗螺旋,注意眼睛要从显微镜一侧进行观察,直至油镜与油接触,然后双眼看目镜,转动细螺旋,至物像清楚为止。

(1)肉眼:血涂片为染成红色薄膜,选较薄而均匀的部位镜下观察。

(2)低倍镜:可见视野内布满细胞,其中数量最多的是染成淡红色,没有细胞核的红细胞。其余染紫蓝色细胞核的细胞是白细胞,它们在血膜的两侧边缘数量最多,选择白细胞数量多的部位,换油镜仔细观察。

(3)油镜

1)红细胞(erythrocyte, red blood cell):呈圆形,无核,胞质呈淡红色,周围染色深,中央染色浅(图 2-1-15)。

2)白细胞(leukocyte, white blood cell):凡是有细胞核的血细胞,均为白细胞,可根据细胞质有无特殊颗粒,以及颗粒的大小、分布,来区分各种类型的白细胞。

a. 中性粒细胞(neutrophilic granulocyte, neutrophil):数量多,呈圆球形,核呈分叶状,一般分为 2~5 叶,其中以 3 叶者较多,也可见杆状核,是较幼稚的细胞,胞

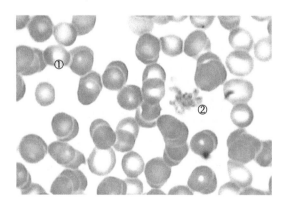

图 2-1-15 红细胞和血小板(Wright 染色,油镜)
①红细胞;②血小板

质内含有细而均匀的淡紫红色颗粒(图2-1-16)。

b. 嗜酸粒细胞(eosinophilic granulocyte，eosinophil)：亦呈圆形，体积较中性粒细胞略大，细胞核常分为2叶，胞质内充满粗大的嗜酸性颗粒，颗粒染橘红色，分布均匀(图2-1-17)。

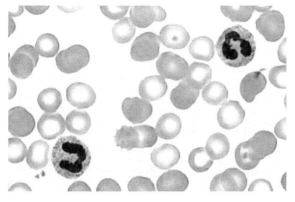

图2-1-16 中性粒细胞(Wright染色，油镜)　　图2-1-17 嗜酸粒细胞(Wright染色，油镜)

c. 嗜碱粒细胞(basophilic granulocyte，basophil)：数量较少，不易找到。细胞呈圆形，较中性粒细胞略小，核不规则，染色浅，胞质内含有染成深紫蓝色的嗜碱性颗粒，颗粒大小不等，分布不均(图2-1-18)。

d. 淋巴细胞(lymphocyte)：体积大小不等，以小淋巴细胞最多。细胞核圆形或者椭圆形，一侧常有浅凹，核染色质浓密，呈块状，着色深。胞质少，染天蓝色(图2-1-19)。

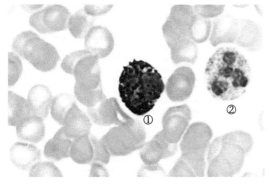

图2-1-18 嗜碱粒细胞和中性粒细胞
(Wright染色，油镜)
①嗜碱粒细胞；②中性粒细胞

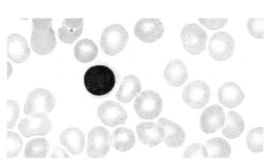

图2-1-19 淋巴细胞(Wright染色，油镜)

e. 单核细胞(monocyte)：体积最大，呈圆形或椭圆形，核为肾形或马蹄形，染色质呈细网状，着色较浅，胞质较多，染灰蓝色(图2-1-20)。

3) 血小板(blood platelet)：为形状不规则，染成深紫色的细小颗粒。血小板常三五成群，位于血细胞之间(图2-1-15)。

【复习思考题】

1. 名词解释

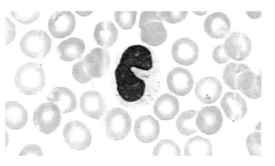

图2-1-20 单核细胞(Wright染色，油镜)

中性粒细胞

2. 问答题

（1）试述各类血细胞的形态特点。

（2）比较不同类型白细胞的数量、结构及功能。

【作业】

油镜下绘各种血细胞的形态结构图。

（张雪莉）

实验五　软骨和骨

【实验目的】

（1）明确软骨的结构及其分类原则,掌握透明软骨的光镜结构。

（2）明确骨板的概念,掌握骨的光镜结构。

（3）理解膜性骨发生和软骨性骨发生的基本过程。

【实验内容】

1. 透明软骨（hyaline cartilage）　HE 染色。

（1）肉眼:气管的横断面为圆环形,管壁中染色较深的结构即为透明软骨。

（2）低倍镜:于假复层纤毛柱状上皮的外侧,可见一条宽阔的呈淡蓝色的透明软骨环。透明软骨周边有淡红色的软骨膜,它由致密结缔组织组成。软骨组织内可见大量均质、灰蓝色的软骨基质,基质内有单个或成群的软骨细胞（图 2-1-21）。

（3）高倍镜:可见靠近软骨膜的软骨细胞体积小,呈椭圆形或梭形,单个分布;在软骨组织中央,细胞逐渐增大,呈圆形、椭圆形或半圆形,中央的细胞常三五成群,为同源细胞群。在软骨细胞的周围,有嗜碱性强的染成深蓝色的软骨囊,细胞间质呈淡蓝色均质状,因纤维与基质的折光率一致,故显示不出（图 2-1-22）。在制片时,软骨细胞常因收缩而不规则形,与软骨囊之间出现的空隙,即软骨陷窝。

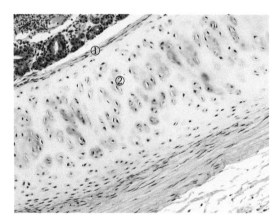

图 2-1-21　透明软骨（HE 染色,低倍）

①软骨膜;②同源细胞群

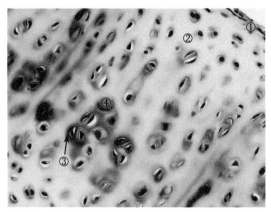

图 2-1-22　透明软骨（HE 染色,高倍）

①软骨膜;②软骨基质;③软骨囊;④软骨细胞和同源细胞群

2. 弹性软骨（elastic cartilage）　HE 染色。

（1）肉眼:本片为动物耳郭,外周为皮肤,中央为弹性软骨。

（2）低倍镜：软骨细胞较密集，细胞间的软骨基质中有紫蓝色的弹性纤维，交织成网。

（3）高倍镜：弹性软骨的结构与透明软骨结构相似，差别是能看出基质中的纤维（图2-1-23）。

3. 纤维软骨（fibrous cartilage） HE染色。

（1）肉眼：周边为粉红色的由纤维软骨构成的纤维环，中央为髓核。

（2）低倍镜：胶原纤维束平行排列，呈浅红色，软骨细胞位于胶原纤维束之间。

（3）高倍镜：纤维软骨中有大量染成红色的平行或交错排列的胶原纤维束，软骨细胞小而少，成行排列于胶原纤维束之间，软骨基质不明显（图2-1-24）。

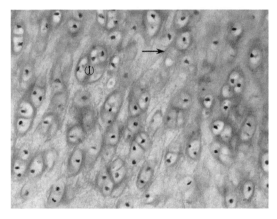

图2-1-23 弹性软骨（HE染色，高倍）
①软骨细胞及陷窝；↑：弹性纤维

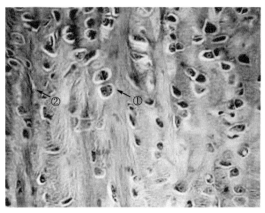

图2-1-24 纤维软骨（HE染色，高倍）
①软骨细胞；②胶原纤维

4. 长骨（bone） 硫瑾-苦味酸染色。

（1）肉眼：本片为人的长骨骨干横切，肉眼观察染成绿色。

（2）低倍镜：观察整个切面，区分各种不同的骨板。间骨板：位于骨单位之间，是一些形状不规则的骨片。骨单位：中央有一中央管，周围是呈同心圆排列的哈弗斯骨板（图2-1-25）。

（3）高倍镜：可见骨陷窝及骨陷窝周围呈放射状发出的骨小管，它们均染成棕色（图2-1-26）。

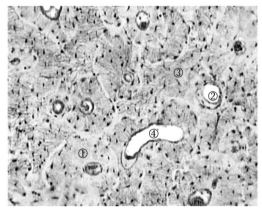

图2-1-25 长骨（横切，特殊染色，低倍）
①骨单位；②中央管；③间骨板；④穿通管

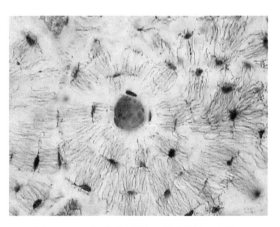

图2-1-26 骨单位（横切，特殊染色，高倍）

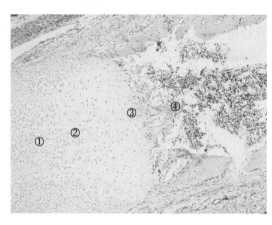

图 2-1-27　长骨的发生
①软骨储备区;②增殖区;③钙化区;④成骨区

5. 骨发生　人指骨,HE 染色。

(1) 肉眼:胎儿指骨的两端为紫蓝色的透明软骨,指骨中间的骨干较红,长骨和关节外有红色结缔组织包裹。

(2) 低倍镜:从软骨一端开始,依次向对侧观察,分别以下各区:①软骨储备区,软骨细胞较小,呈圆形或椭圆形,胞质弱嗜碱性;②软骨增殖区,软骨细胞变大,扁椭圆形,构成纵向排列的同源细胞群;③软骨钙化区,软骨细胞肥大,呈圆形,骨基质钙化,呈强嗜碱性;④成骨区,在软骨基质表面,被覆薄层新生骨组织,形成条形过度型骨小梁(图 2-1-27)。骨髓腔:小梁间的空隙为骨髓腔,与骨干的骨髓腔相连。

(3) 高倍镜:成骨细胞单行排列于成骨区骨小梁周围,立方形或不规则形,胞质嗜碱性。

【复习思考题】

(1) 描述三种软骨的结构特征。

(2) 透明软骨基质含有哪种纤维,为什么不见纤维?

(3) 软骨囊和软骨陷窝的区别。

(4) 描述骨组织中骨细胞的结构特点。

【作业】

(1) 绘一部分透明软骨的高倍镜结构图。

(2) 绘一部分长骨横切的结构图。

(张雪莉)

实验六　肌　组　织

【实验目的】

掌握骨骼肌、心肌和平滑肌的光镜结构,区别它们在纵切面及横切面上形态的不同。

【实验内容】

1. 骨骼肌(skeletal muscle)　HE 染色。

(1) 肉眼:切片上有两块标本,长条形的是纵切面,另一块为横切面。

(2) 低倍镜

1) 纵切面:可分辨出一条条的肌纤维,相互平行排列。

2) 横切面:可见致密结缔组织包裹在整块肌肉外面形成肌外膜。肌外膜的结缔组织深入肌肉内,将其分隔形成肌束,包裹肌束的结缔组织为肌束膜。肌束大小不等,形态不规则。每条肌纤维外面有少量结缔组织,形成肌内膜(低倍镜下不易分辨)。

(3) 高倍镜

1) 纵切面(图 2-1-28):每条肌纤维有许多扁椭圆形的细胞核,纵形排列,紧贴在肌膜内面。注意与周围结缔组织的细胞核相区别。肌浆中有沿肌纤维长轴平行排列的肌原纤维,可见明暗相间的横纹(注意:将视野适当调暗)。

2)横切面(图 2-1-29):骨骼肌纤维呈圆形或多边形,大小不一。核圆形或椭圆形,紧贴于肌膜内侧。肌纤维之间的少量结缔组织即为肌内膜。

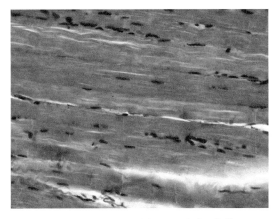 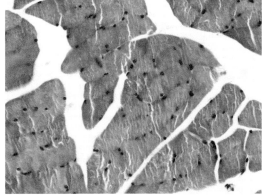

图 2-1-28　骨骼肌(纵切,HE 染色,高倍)　　　图 2-1-29　骨骼肌(横切,HE 染色,高倍)

2. 心肌(cardiac muscle)　HE 染色。

(1)肉眼:本片为心壁切片,呈长方形。

(2)低倍镜:全面观察切片的各部分,于心壁的中部找到心肌,区分心肌纤维的纵切面、横切面和斜切面。

(3)高倍镜

1)纵切面(图 2-1-30):可见心肌纤维比骨骼肌纤维细,有分支,互联成网。细胞核呈卵圆形,位于肌纤维中心。肌纤维连接处染色较深,呈线条状,即闰盘。心肌也有横纹,但不如骨骼肌明显。

2)横切面(图 2-1-31):心肌纤维呈圆形或不规则形,大小不等。有的可见细胞核呈圆形,位于中央,有的没有切到细胞核。心肌纤维之间有少量结缔组织,其中含有丰富的毛细血管。

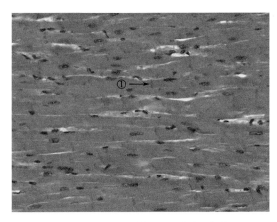 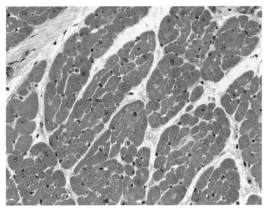

图 2-1-30　心肌(纵切,HE 染色,高倍)　　　图 2-1-31　心肌(横切,HE 染色,高倍)
① 闰盘

3. 平滑肌(smooth muscle)　HE 染色。

(1)肉眼:呈长方形(为膀胱切片)。

（2）低倍镜:在上皮及结缔组织下方呈暗红色的为肌层,可见平滑肌纵切、横切及斜切三个切面。纵切面平滑肌纤维呈长梭形,横切面呈大小不一圆点状。选纵切面及横切面用高倍镜仔细观察。

（3）高倍镜

1）纵切面（图 2-1-32）:可见平滑肌肌纤维呈长梭形,核呈长椭圆形,位于中央。

2）横切面（图 2-1-33）:可见肌纤维大小不一,有的切到核,核位于中央,有的未切到核。纤维之间为结缔组织。

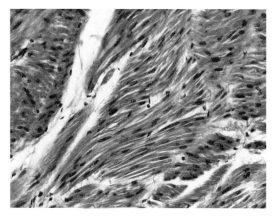

图 2-1-32　平滑肌（纵切,HE 染色,高倍）　　　图 2-1-33　平滑肌（横切,HE 染色,高倍）

【复习思考题】

1. 名词解释

（1）肌节

（2）闰盘

2. 问答题

（1）试述骨骼肌的结构。

（2）试述心肌的结构。

（3）试述平滑肌的光镜结构。

（4）比较骨骼肌和心肌的结构。

【作业】

（1）绘高倍镜下骨骼肌纤维的纵、横切面图。

（2）绘高倍镜下心肌纤维的纵、横切面图。

（杜红梅）

实验七　神经组织

【实验目的】

（1）掌握脊髓前角运动神经元、有髓神经纤维的形态结构。

（2）能在显微镜下辨认运动终板、触觉小体、环层小体。

【实验内容】

1. 神经元（neuron）　HE 染色。

（1）肉眼：本片为脊髓横切面，呈椭圆形。周围浅红色的为白质，中央红色略深呈蝴蝶形的为灰质，灰质中央有一小孔为中央管。

（2）低倍镜：从外向内观察，可见脊髓表面有薄层结缔组织，为软脊膜。标本的中心可见中央管，有一层室管膜细胞覆盖。中央管的前后方分别有前正中裂、后正中沟将脊髓分为左右两半，在中央管周围为蝴蝶形的灰质，灰质周围色浅的为白质，白质内主要含有髓神经纤维，其髓鞘已被溶解。灰质向前方突出的角为前角，向后方突出的角为后角，前角较粗大，后角较细长。在前角内可见许多较大的多极神经元，着紫蓝色，后角的神经元较小（图2-1-34）。

（3）高倍镜：脊髓前角的多级神经元为运动神经元（图2-1-35）。

1）胞体：较大，伸出数个突起（突起因切面关系不一定都切到）。细胞核大、圆形、染色浅、核膜清楚，可见明显的核仁。细胞质内可见蓝紫色的斑块或颗粒，为尼氏体。

2）树突：可观察到一个或数个树突的根部。树突内含尼氏体。

3）轴突：只有一个。胞体发出轴突的部位常呈圆锥形，为轴丘（不易切到），轴丘内无尼氏体，可与树突区别。

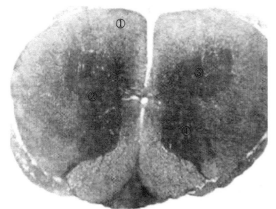

图 2-1-34　脊髓（横切，HE 染色，低倍）
①白质；②灰质；③前角；④后角

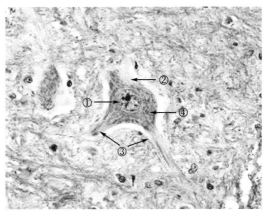

图 2-1-35　神经元（HE 染色　高倍）
①神经元细胞核；②轴丘；③树突；④尼氏体

2. 有髓神经纤维和神经（myelinated nerve fiber and nerve）　HE 染色。

（1）肉眼：切片上有两块标本，长条形的是纵切面，圆形的为横切面。

（2）低倍镜

1）纵切面：神经纤维为染色浅红的线条，平行排列。由于排列较紧密，每条神经纤维界限不易分辨。

2）横切面：神经是许多神经纤维及其周围的结缔组织、血管和淋巴管等一起形成的器官。包裹在神经表面的致密结缔组织为神经外膜，神经外膜的结缔组织延伸到神经纤维束间。神经纤维束表面有几层扁平细胞，形成神经束膜。神经束内，每条神经纤维表面有薄层结缔组织，为神经内膜（低倍镜下不易辨认）。

（3）高倍镜

1）纵切面（图2-1-36）：神经纤维中央有一紫红色线条，为轴突；轴突两侧为髓鞘，呈粉红色网状结构（因为髓鞘在制片过程中其内的类脂被溶解）；髓鞘两侧较细的红线条为神经膜（由髓鞘外的细胞膜及其基膜组成）。某些部位含施万细胞核，长椭圆形，染色浅。相邻施万细胞不完全连接,形成神经纤维缩窄的部位为郎飞结。

2）横切面（图2-1-37）：神经纤维呈圆形,大小不一。神经纤维中央有一紫红色圆点,为轴突；轴突周围染色较浅,为髓鞘。

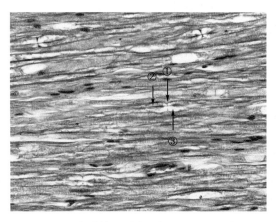

图2-1-36　有髓神经纤维（纵切,HE染色,高倍）
①郎飞结；②轴突；③髓鞘

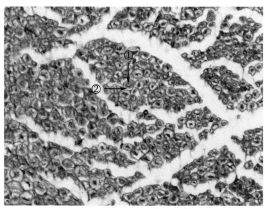

图2-1-37　有髓神经纤维（横切,HE染色,高倍）
①轴突；②髓鞘

3. 运动终板（motor end plate）　氯化金法。

肌纤维染紫红色,神经纤维染黑色。可见神经纤维终末分支并膨大成鸟爪样附着在骨骼肌纤维上形成运动终板（图2-1-38）。

4. 触觉小体（tactile corpuscle）　HE染色。

在真皮的乳头处。卵圆形,长轴与皮肤表面垂直,小体内有许多扁平横列的细胞（图2-1-39）。

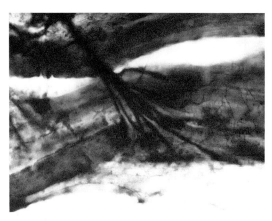

图2-1-38　运动终板（氯化金染色,高倍）

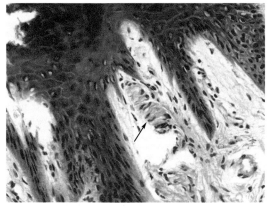

图2-1-39　触觉小体（HE染色,高倍）

5. 环层小体（lamellar corpuscle）　HE染色。

在皮下组织内。圆形或卵圆形,中央有一条均质状的圆柱体,周围有许多同心圆形排列的扁平细胞（图2-1-40）。

【复习思考题】

1. 名词解释

尼氏体

2. 问答题

（1）试述神经元的光镜结构。

（2）试述有髓神经纤维的光镜结构。

【作业】

（1）选一典型的脊髓前角运动神经元,在高倍镜下绘图并注明细胞核、树突、轴突和尼氏体等。

（2）绘有髓神经纤维的纵、横切面图,并注明以下结构。

1）横切面:①轴突;②髓鞘。

2）纵切面:①郎飞结;②轴突;③髓鞘。

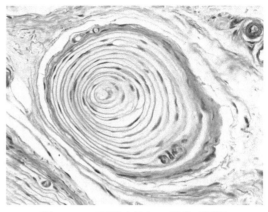

图 2-1-40   环层小体(HE 染色,高倍)

（杜红梅）

实验八   神 经 系 统

【实验目的】

（1）掌握脊髓、大脑、小脑的基本结构。

（2）掌握节细胞、卫星细胞和神经纤维等结构。

【实验内容】

1. 脊髓(spinal cord)   HE 染色。

（1）肉眼:脊髓横切面为椭圆形,中央有蝴蝶形的灰质,染色较深,前角短而宽,后角长而窄。灰质周围染色浅的为白质。

（2）低倍镜（图 2-1-34）

1）白质,为神经纤维集中处(传导束),可见大量有髓神经纤维和少量无髓神经纤维的横切面。

2）灰质,含神经元胞体,神经胶质细胞和无髓神经纤维。灰质前角中多极运动神经元体积较大,灰质后角中的神经元较小且数量较少。灰质中央有脊髓中央管的切面。

3）脊髓膜,位于脊髓的表面,由结缔组织构成。

（3）高倍镜

1）灰质中可见到许多体积较小、着色较深、形态各异的细胞核,即各种胶质细胞的细胞核。灰质内呈粉红色的网络样结构多为无髓神经纤维和胶质细胞的突起。

2）白质染成粉红色,呈细网状。是神经纤维集中的部位,可见大量有髓神经纤维的横切面和着色较深、形态不一的神经胶质细胞的细胞核。

3）脊髓中央管,管壁由 1 层柱状的室管膜细胞构成。

4）脊髓膜,由外向内分硬膜、蛛网膜和软膜三层。硬膜为较厚的致密结缔组织。蛛网膜为薄层的结缔组织。硬膜与蛛网膜之间有狭小的间隙,此为硬膜下隙。软膜为薄层结缔组织,紧贴脊髓的表面,富含血管。蛛网膜与软膜之间有蛛网膜下隙。

2. 大脑(cerebrum)   HE 染色。

（1）肉眼:大脑的沟回不如小脑的规则,凹凸不平的一侧为大脑皮质,凸起部分为脑回,凹陷部分为脑沟。表面紫红色的为皮质,中央浅红色的为髓质。

（2）低倍镜：分清皮质和髓质以及皮质的分层，注意大脑皮质诸层之间的界限不如小脑皮质明显，因此在寻找时应注意由表面到深层依次为分子层、外颗粒层、外锥体细胞层、内颗粒层、内锥体细胞层和多形细胞层（图2-1-41）。

1）软脑膜：紧贴大脑皮质表面，是一薄层结缔组织，富含血管。

2）皮质（灰质）：由许多大小、形状不一的神经元，神经胶质细胞及细胞间少量染成红色的无髓神经纤维构成。神经元分为锥体细胞、颗粒细胞和梭形细胞三种。其中锥体细胞更易辨认，其胞体呈锥体形，锥体尖朝向皮质表面。皮质的神经元分层排列，由外向内分为6层，但各层界限不清。①分子层位于最表层，染色较浅，主要由散在的颗粒细胞构成，神经元小且少，排列稀疏。②外颗粒层较薄，细胞密集，主要由颗粒细胞和少量小型锥体细胞构成，后者形态较清楚，胞体呈锥形。③外锥体细胞层较厚，细胞排列较稀疏，主要是中、小型锥体细胞和少量颗粒细胞，以中型占多数。④内颗粒层比较明显，主要由密集的颗粒细胞和少量小型锥体细胞构成，呈颗粒状，多数是星形细胞。⑤内锥体细胞层主要由中型和大型锥体细胞构成。⑥多形细胞层较厚，靠近髓质，细胞体散在，主要由梭形细胞、颗粒细胞和锥体细胞构成，其中梭形细胞居多。

3）髓质：少量大脑髓质位于皮质深层，主要由染成红色的无髓神经纤维和神经胶质细胞构成。

（3）高倍镜（图2-1-42）：锥体细胞胞体呈锥体形，锥顶朝向表面，其主干树突自锥顶伸出。胞质含尼氏体，核大而圆。大脑髓质中神经胶质细胞核着色较深、形态不一。

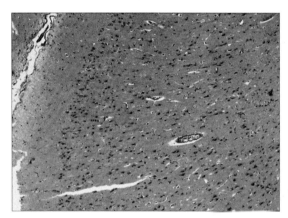
图2-1-41 大脑皮质（HE染色,低倍）

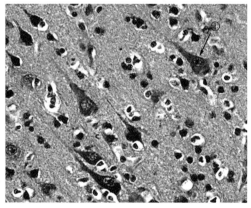
图2-1-42 大脑皮质（HE染色,高倍）
①锥体细胞

3. 小脑（cerebellum） HE染色。

（1）肉眼：小脑表面有许多平行的沟把小脑分隔成许多小脑叶，其浅层可见一紫蓝色曲折线，由此线向表面为小脑皮质，深部浅红的为髓质。

（2）低倍镜：小脑表面凹凸不平，凸起部分为小脑叶片，凹陷部分为小脑沟，其表面均有一层由疏松结缔组织构成的软脑膜。每个小脑叶片均由表层的皮质和深层的髓质构成。小脑皮质分子层位于最外层，呈浅红色；其深面着色较深，细胞排列密集呈颗粒状，为小脑皮质颗粒层（图2-1-43）。在颗粒层深面为小脑髓质，也呈浅红色。

（3）高倍镜。

1）皮质：由表面向深层依次分为三层（图2-1-44）。

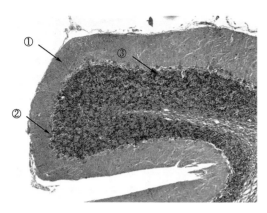

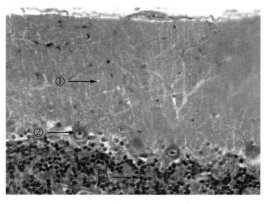

图 2-1-43　小脑皮质(HE 染色,低倍)　　　　图 2-1-44　小脑皮质(HE 染色,高倍)
①分子层;②浦肯野细胞层;③颗粒层　　　　　①分子层;②浦肯野细胞层;③颗粒层

a. 分子层:较厚,在皮质的最表面,浅红色,主要由神经纤维组成,神经元则少而分散,主要有小而多突的星形细胞和胞体较大、分布较深的蓝状细胞。

b. 浦肯野细胞层:排列在分子层下方的一排大细胞,由浦肯野细胞胞体构成,是小脑皮质中最大的神经元。胞体呈梨形,核大而圆,染色浅,核膜清楚。其树突、轴突均被切断而不易找见。

c. 颗粒层:靠近髓质的神经元,主要由大量的球形粒细胞和胶质细胞组成,颗粒细胞胞体较小、核圆、排列紧密。不易区分各种细胞的形态。

2)髓质:主要是神经纤维和神经胶质细胞,在颗粒层深面,染色最浅,与皮质界限清楚,主要由无髓神经纤维构成。

4. 脊神经节(cerebrospinal ganglia)HE 染色。

(1)肉眼:脊神经节呈椭圆形,与脊神经节相连的、较细的是脊神经背根。

(2)低倍镜:表面有薄层致密结缔组织被膜,节内可见聚集成群的神经节细胞,成群分布,细胞群之间为平行排列的有髓神经纤维束。

(3)高倍镜(图 2-1-45):神经节细胞呈圆形或椭圆形,大小不一。细胞核大,圆形,居中,核仁明显。胞质内可见细颗粒状的尼氏体,神经元的突起很难看到。卫星细胞位于每个假单极神经元的胞体周围,是一层扁

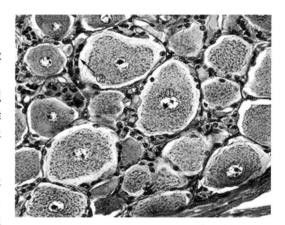

图 2-1-45　脊神经节(HE 染色,高倍)
①神经元;②卫星细胞

平或立方形的神经胶质细胞,核圆或卵圆形,着色较浅,胞质不明显。

【复习思考题】
(1)观察切片,大脑皮质的分层及其结构特点是什么?
(2)观察切片,小脑皮质的分层及其结构特点是什么?
(3)观察切片,脊神经节和交感神经节在结构上分别有何特点,两者如何鉴别?

【作业】

（1）选典型的脊髓灰质结构,在高倍镜下绘图并注明前角运动神经元胞质和胞核结构。

（2）选典型的大脑皮质结构,在高倍镜下绘图并注明锥形细胞胞质和胞核结构。

（于　丽）

实验九　眼　和　耳

【实验目的】

（1）掌握眼球壁各部分组织结构,重点掌握角膜与视网膜的结构。

（2）掌握壶腹嵴、位觉斑及螺旋器的结构。

【实验内容】

1. 眼球（eye ball）　HE 染色。

（1）肉眼:此片为眼球的矢状切面。标本呈一环行结构,周围是眼球壁,前方为角膜,角膜后方染成红色的椭圆形结构为晶状体,在其前方两侧,两片膜状结构为虹膜,虹膜之间为瞳孔。

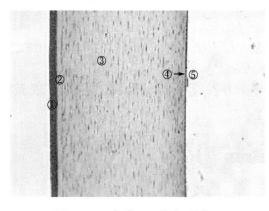

图 2-1-46　角膜（HE 染色,低倍）
①角膜上皮;②前界层;③角膜基质;④后界层;⑤角膜内皮

（2）低倍镜:分清眼球壁的各层结构。

1）纤维膜:前方凸度较大染色较浅的是角膜,由前向后分五层（图 2-1-46）,后方结构致密染色较深的为巩膜。

2）血管膜:角膜后方为虹膜,由富含血管和色素细胞的结缔组织构成。自虹膜根部向后延续成三角形的结构为睫状体,主要由睫状肌和结缔组织构成。睫状体后方富含血管和色素细胞的疏松结缔组织为脉络膜。

3）视网膜:衬于脉络膜内面,由多层细胞构成。

（3）高倍镜

1）角膜（cornea）

a. 角膜上皮:为未角化的复层扁平上皮。由 5～6 层细胞构成,基部平坦,无乳头。

b. 前界层:为一层染成浅红色的均质薄膜。

c. 角膜基质:较厚,胶原纤维与表面平行。纤维之间可见少量扁平的成纤维细胞。

d. 后界层:为一层较薄的均质膜。

e. 角膜内皮:由单层扁平细胞组成。

2）角膜缘（corneal limbus）:为巩膜前方和角膜移行处。

a. 小梁网:前方与角膜后界层相连续,后方附着于巩膜距。小梁网切面呈网状,由小梁和小梁间隙构成。

b. 巩膜静脉窦:为小梁网外侧的环行管道,切面上呈圆形或椭圆形小腔,腔壁衬有扁平的内皮细胞。

3）视网膜（retina）:由外向内分清视网膜的 10 层结构（图 2-1-47）。

a. 色素上皮层:为一层色素细胞。核圆形,染色浅,胞质内含棕黄色的色素颗粒。

b. 视锥视杆层:由视锥视杆排列而成,染成粉红色。

c. 外界膜:为一粉红色线状结构。

d. 外核层:较厚,细胞核密集,由视锥、视杆细胞的胞体组成。

e. 外网层:由视细胞的轴突和双极细胞的树突构成,呈淡红色。

f. 内核层:由双极细胞、水平细胞、无长突细胞和放射状胶质细胞的胞体组成。

g. 内网层:由双极细胞的轴突和节细胞的树突构成,呈淡红色。

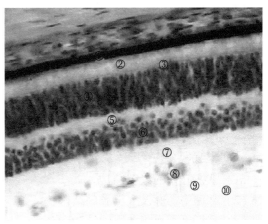

图 2-1-47 视网膜(HE 染色,高倍)
①色素上皮层;②视锥视杆层;③外界膜;④外核层;⑤外网层;
⑥内核层;⑦内网层;⑧节细胞层;⑨神经纤维层;⑩内界膜

h. 节细胞层:细胞排列稀疏,胞体大而圆,核圆形,核仁清楚。

i. 神经纤维层:为平行排列的神经纤维。

j. 内界膜:视网膜最内面的一层薄膜。

2. 眼睑(eyelid) HE 染色。

低倍镜:自外向内依次如下。

1)皮肤:薄,有 2~3 列睫毛,睫毛根部有小的皮脂腺,称睑缘腺或 Zeis 腺。睫毛附近有螺旋状的汗腺,腺腔大,开口于毛囊或睑缘,称睫湘(又称 Moll 腺)。

2)皮下组织:薄层疏松结缔组织。

3)肌层:可见粗大的骨骼肌束横断面,为眼轮匝肌。

4)睑板:由致密结缔组织构成。睑板内有皮脂腺,称睑板腺。

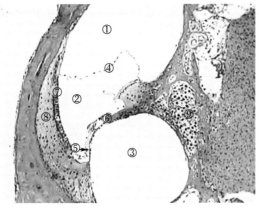

图 2-1-48 耳蜗(HE 染色,高倍)
①前庭阶;②膜蜗管;③鼓室阶;④前庭膜;⑤基膜;⑥螺旋器;
⑦血管纹;⑧螺旋韧带;⑨耳蜗神经节

5)睑结膜:上皮为复层柱状,上皮下方有薄层结缔组织。

3. 内耳(internal ear) HE 染色。

此片是经蜗轴的垂直断面。

(1)低倍镜:找到耳蜗断面,可见中央有一锥状结构为蜗轴,在其周围为蜗管的断面。每个蜗管切片上可见三个腔隙,其中间呈三角形的膜性结构为膜蜗管,其余两个为骨蜗管。

(2)高倍镜:重点观察膜蜗管的结构,其上壁为前庭膜,下壁为基膜,其上面有螺旋器,外侧壁上找到螺旋韧带及血管纹,观察其结构(图 2-1-48)。

【复习思考题】

(1)试述角膜的组织结构。

(2)试述视网膜的组织结构及光线的传导途径。

（3）简述内耳膜迷路的组织结构及功能。

【作业】

选一部分结构清晰的角膜及视网膜绘图,并详细注明。

（吕　娥）

实验十　循环系统

【实验目的】

（1）掌握心壁的组织结构。

（2）掌握中动脉及大动脉的结构特征。

（3）掌握毛细血管的微细结构和分类。

（4）了解小动脉和小静脉的结构特征。

【实验内容】

1. 心脏（heart）　HE 染色。

（1）肉眼:本片取自动物的心脏。标本凹凸不平、着浅粉色的一面是心内膜;中间很厚、着红色的是心肌膜;其外是心外膜。

（2）低倍镜:心壁由内向外依次分为三层。

1）心内膜:较薄,表面为内皮,内皮深层的薄层结缔组织为内皮下层,内皮下层深面的疏松结缔组织为心内膜下层,含浅染的浦肯野纤维（图 2-1-49）。

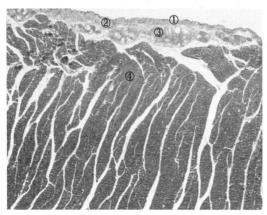

图 2-1-49　心壁（HE 染色,低倍）
①内皮;②内皮下层;③浦肯野纤维;④心肌膜

2）心肌膜:较厚,可见纵、横、斜三种切面的心肌纤维束,其间有少量结缔组织、丰富的各种小血管和浦肯野纤维。

3）心外膜:较心内膜厚,由疏松结缔组织及间皮构成,可见小血管、脂肪组织和神经纤维束。

（3）高倍镜:重点观察心内膜的组织结构。心内膜又分三层:内皮为单层扁平上皮;内皮下层由较为细密的结缔组织组成,其中含有少量平滑肌纤维;心内膜下层紧贴心肌膜,为结缔组织,与内皮下层分界不清,由较为疏松的结缔组织组成。在心室的心内膜下层内还含有浦肯野纤维。浦肯野纤维与心肌纤维相比,短而粗,形状不规则,呈现不同的切面;核大,1～2 个,位于中央;肌质丰富,染色较浅,肌原纤维较少,分布于细胞周边（图 2-1-50）。

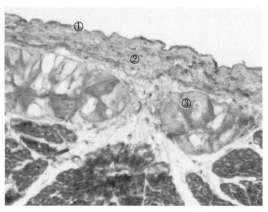

图 2-1-50　心壁（HE 染色,高倍）
①内皮;②内皮下层;③浦肯野纤维

2. 中动脉与中静脉(medium-sized artery and vein) HE 染色。

肉眼:可见两个中空性器官,其中壁厚、腔小而圆者为中动脉,壁薄、腔大而不规则者为中静脉。

(1) 中动脉

1) 低倍镜:先观察中动脉整个管壁的厚度,然后找到内、外弹性膜,区分三层膜的界线,注意三层膜的厚度比例(图 2-1-51)。

2) 高倍镜(图 2-1-52)

a. 内膜:薄,腔面为内皮,其为单层扁平上皮,核凸向管腔;内皮下层薄,不明显,为薄层疏松结缔组织;内弹性膜明显,在断面上呈 1~2 层波浪状、亮粉红色染带,这是由于管壁收缩所致。内弹性膜是内膜与中膜的分界标志,在中动脉特别明显。

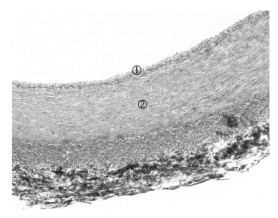

图 2-1-51 中动脉(HE 染色,低倍)
①内膜;②中膜;③外膜

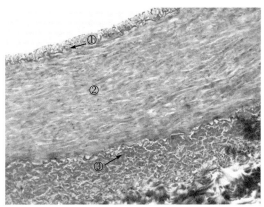

图 2-1-52 中动脉(HE 染色,高倍)
①内弹性膜;②中膜;③外弹性膜

b. 中膜:较厚,由 10~40 层环行平滑肌纤维组成,胞核常因肌纤维收缩而呈扭曲状,肌纤维之间有少量胶原纤维和弹性纤维。

c. 外膜:与中膜厚度相近,由疏松结缔组织、营养血管及神经纤维束组成。在与中膜相连处有一些断续、较薄的弹性膜(多呈粉红色的点、线状),它们构成了外弹性膜。

(2) 中静脉:与中动脉对比观察,其特点是(图 2-1-53):

1) 内膜薄,内弹性膜不明显。

2) 中膜薄,仅有数层环形平滑肌纤维。

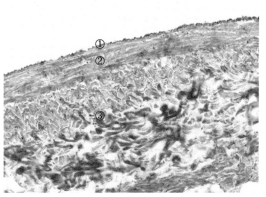

图 2-1-53 中静脉(HE 染色,高倍)
①内膜;②中膜;③外膜

3) 外膜比中膜厚,有的切片上可见纵形平滑肌束。

3. 大动脉(large artery) HE 染色。

(1) 肉眼:切片呈弓状,凹面为腔面,凸面为外膜面。

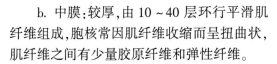

Got

（2）低倍镜：区分三层结构，注意与中动脉比较（图2-1-54）。其特点是：

1）内皮下层较厚。

2）内弹性膜不明显，与中膜弹性膜相连。

3）中膜很厚，由大量弹性膜构成，其间有环行平滑肌和少量弹性纤维、胶原纤维。

（3）高倍镜：中膜内可见数十层平行排列、呈波浪状、淡粉红色的弹性膜，弹性膜间有呈梭形的平滑肌纤维（图2-1-55）。

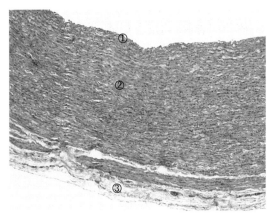
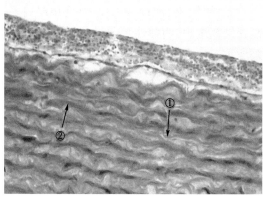

图2-1-54 大动脉（HE染色，低倍）
①内膜；②中膜；③外膜

图2-1-55 大动脉（HE染色，高倍）
①弹性膜；②平滑肌纤维

4. 小动脉和小静脉（small artery and small vein） HE染色。

可在大动脉的外膜中找到。

（1）小动脉：管腔小而规则，管壁较厚，中膜有几层环行平滑肌纤维，较大的小动脉可见内弹性膜（图2-1-56）。

（2）小静脉：腔大而不规则，管壁很薄。

5. 大动脉 弹性染色，显示弹性膜（图2-1-57）。

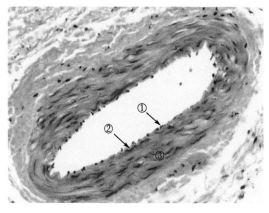
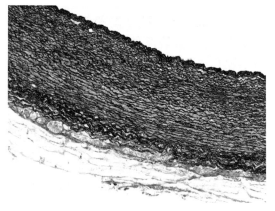

图2-1-56 小动脉（HE染色，高倍）
①内皮；②内弹性膜；③中膜

图2-1-57 大动脉（弹性染色，低倍）

【复习思考题】

（1）描述心壁的组织结构及心脏传导系统的细胞结构特征。

（2）比较大动脉和中动脉的组织结构和功能。

（3）描述毛细血管的微细结构、功能及电镜下分类。

【作业】

（1）描绘心内膜组织结构，并注明名称。

（2）描绘中动脉管壁组织结构，并注明名称。

（周生伟）

实验十一 皮 肤

【实验目的】

（1）掌握表皮和真皮的基本结构。

（2）了解皮肤附属器的结构。

【实验内容】

1. 手指皮（skin of the finger） HE 染色。

（1）肉眼：表面深红、下接紫蓝色的为表皮；中间浅红色部分为真皮；深层为染色浅淡的皮下组织。

（2）低倍镜：可区分出染色较深的表皮（epidermis）、粉红色的真皮（dermis）和疏松的皮下组织（图 2-1-58）。真皮又分两层，即乳头层和网织层，两层间无明显的界限。在其深层可找到环层小体、汗腺的分泌部和排泄部的断面（图 2-1-59）。

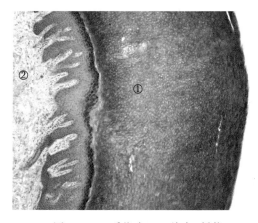

图 2-1-58 手指皮（HE 染色，低倍）
①表皮；②真皮

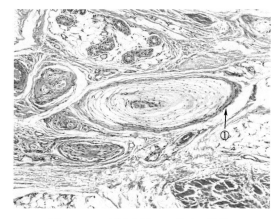

图 2-1-59 环层小体（HE 染色，低倍）
①环层小体

（3）高倍镜

1）表皮：为角化的复层扁平上皮，由基底面至表面可分为 5 层（图 2-1-60）。

a. 基底层：位于基膜上，由一层低柱状的基底细胞组成。细胞排列整齐，胞核椭圆形，胞质呈强嗜碱性。它沿真皮乳头表面排列成波纹状。

b. 棘层：位于基底层上方，由 4～10 层多边形的棘细胞组成。棘细胞体积较大，胞核呈圆形，胞质弱嗜碱性。细胞界限比较清楚，细胞间可见有棘状突起相连。

c. 颗粒层：位于棘层上方，由 3～5 层较扁的梭形细胞组成。胞质内充满染成深蓝色的透明角质颗粒。

d. 透明层:位于颗粒层上方,由 2~3 层更扁平的梭形细胞组成。细胞胞质强嗜酸性,细胞界限难以分辨,胞核消失。

e. 角质层:为表皮的表层,由多层扁平的角质细胞组成。细胞已完全角质化,细胞界限不清,胞质嗜酸性,呈均质状,胞核消失。角质层中有连续成串的螺旋状腔隙为汗腺导管的横切面。

2)真皮:位于表皮深面,分为乳头层和网织层。

a. 乳头层(图 2-1-61):紧邻表皮层,由薄层疏松结缔组织构成。胶原纤维较细,排列密集,向表皮内呈乳头状隆起,称真皮乳头。有的乳头含毛细血管,有的含触觉小体。

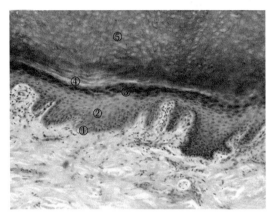

图 2-1-60　手指皮(HE 染色,高倍)
①基底层;②棘层;③颗粒层;④透明层;⑤角质层

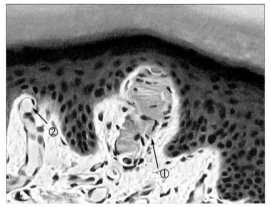

图 2-1-61　真皮乳头(HE 染色,高倍)
①触觉小体;②毛细血管

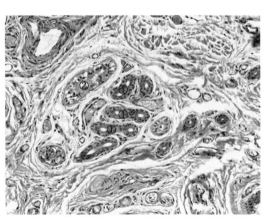

图 2-1-62　汗腺(HE 染色,高倍)
①导管;②分泌部

b. 网织层:位于乳头层下方,较厚,由致密结缔组织构成。胶原纤维粗大成束,交错行走,含血管、神经、汗腺的分泌部及导管部。汗腺分泌部位于真皮深层和皮下组织内,腺上皮由 1~2 层锥形或立方形细胞构成,其周围包裹一层淡红色的肌上皮细胞。导管部由二层小立方形细胞构成,管径较细,管腔较小,细胞染色较深(图 2-1-62)。皮下组织疏松,富含脂肪细胞。

2. 头皮(skin of the head)　HE 染色。

(1)肉眼:紫蓝色细线为表皮,可见露在表皮外的毛干;表皮下染成红色者为真皮;在真皮和皮下组织中有紫蓝条纹,即毛根和毛囊。

(2)低倍镜:首先分辨出表皮、真皮和皮下组织(图 2-1-63)。表皮较薄。真皮内有毛发、立毛肌、皮脂腺及汗腺等。毛根和汗腺往往可延及皮下组织。

(3)高倍镜:可见毛根(hair root)下端膨大成球状的为毛球(hair bulb)。结缔组织从毛球底突入形成毛乳头(hair papilla)(图 2-1-64)。毛根周围有毛囊(hair follicle),它包括内层的数层上皮细胞和外层的结缔组织。在毛根和表皮所形成的钝角侧,有平滑肌束,即立毛肌(arrector pilimuscle)。皮脂腺(sebaceous gland)位于毛囊和立毛肌之间,腺体的基细胞在腺的周边,成多边形或圆形,染色较深,体积较小,胞质内含大量的脂滴,呈空泡状。腺体中央细胞较大,胞质中空泡较多染色较浅。核也渐趋退化萎缩。腺体导管甚短,开口于毛囊。

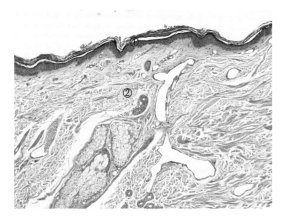

图 2-1-63　头皮(HE 染色,低倍)
①表皮;②真皮

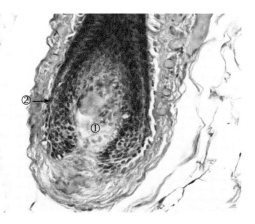

图 2-1-64　头皮(HE 染色,高倍)
①毛乳头;②毛球

【复习思考题】

(1) 描述表皮的组织结构。

(2) 比较三种非角质形成细胞的结构和功能。

(3) 描述真皮的组织结构。

【作业】

描绘部分表皮及真皮的组织结构,并注明名称。

(周生伟)

实验十二　免疫系统

【实验目的】

(1) 掌握淋巴组织的结构。

(2) 掌握胸腺、淋巴结和脾的结构。

(3) 了解 T、B 淋巴细胞在淋巴结和脾内的分布。

【实验内容】

1. 胸腺(thymus)　HE 染色。

(1) 肉眼:本片取自动物胸腺。标本呈椭圆形,表面为染成红色的结缔组织被膜,可见不完全分隔的小叶,周围染成深蓝色者为皮质,中央色浅者为髓质。

(2) 低倍镜:表面有薄层结缔组织构成的被膜,被膜伸入实质形成小叶间隔,将胸腺分成许多不完整的小叶。每个小叶分为皮质和髓质两部分,周围为皮质,胸腺上皮细胞较少,胸腺细胞密集,故着色较深;小叶中央为髓质,相邻小叶的髓质相互连接,胸腺细胞较少,胸腺上皮细胞较多,染色浅(图 2-1-65);髓质中可见染成红色的胸腺小体(thymic corpuscle)。

(3) 高倍镜:胸腺小体是胸腺的特征性结构,散在分布于髓质,大小不等,有数层及十几层扁平的上皮性网状细胞呈同心圆排列而成,外周的上皮细胞较幼稚,呈新月形,细胞核明显;近小体中心的上皮细胞较成熟,核渐退化;小体中心的上皮细胞已完全角质化,细胞呈均质嗜酸性染色,中心还常见巨噬细胞或嗜酸粒细胞(图2-1-66)。

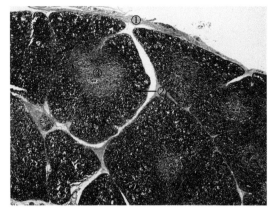
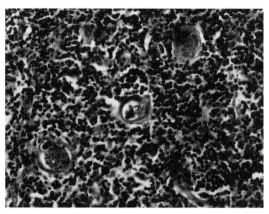

图2-1-65　胸腺(HE染色,低倍)
①被膜;②皮质;③髓质

图2-1-66　胸腺髓质(HE染色,高倍)
①②③均为胸腺小体

2. 淋巴结(lymph node)　HE染色。

(1)肉眼:本片取自狗的颌部淋巴结。标本呈长椭圆形,表面为染成红色的结缔组织被膜,淋巴结实质分为皮质和髓质两部分。外周呈紫蓝色者为皮质,中央色浅者为髓质,一侧凹陷称为淋巴结门部。

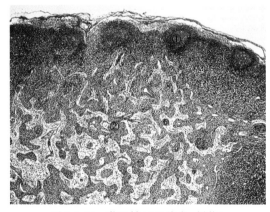

图2-1-67　淋巴结(HE染色,低倍)
①皮质;②髓质

(2)低倍镜

1)被膜:由致密结缔组织构成,有的标本可见腔大而不规则、壁薄,带有瓣膜的输入淋巴管。被膜伸入实质形成小梁网,被膜表面可见脂肪和结缔组织,可能是取材时未剥离净。

2)皮质:位于被膜下方,由浅层皮质、副皮质区和皮质淋巴窦三部分构成(图2-1-67)。浅层皮质由薄层弥散淋巴组织及淋巴小结(lymphoid nodule)组成,淋巴小结为深紫色、排列整齐的圆形结构,顶部及周围有一层密集的小淋巴细胞,着色较深,称为小结帽,中央着色较浅称为生发中心,可分为暗区和明区两部分,暗区位于生发中心的基部,由许多着色较深的大淋巴细胞组成,明区位于生发中心的外侧,由中淋巴细胞组成;皮质深层的弥散淋巴组织为副皮质区(胸腺依赖区);被膜与淋巴小结之间以及淋巴小结与小梁之间的腔隙为皮质淋巴窦,窦内由星状的内皮细胞和淋巴细胞等充填(图2-1-68)。

3)髓质:由髓索及其间的髓窦构成。髓索是相互连接的索状淋巴组织,中央可见毛细血管后微静脉,髓窦与皮质淋巴窦结构相同,但较宽大(图2-1-69)。

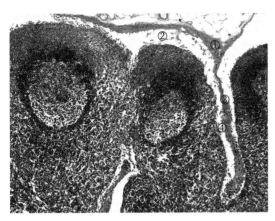

图 2-1-68　淋巴结皮质(HE 染色,低倍)
①被膜;②被膜下窦;③小梁;④小梁周窦;⑤淋巴小结;
⑥副皮质区

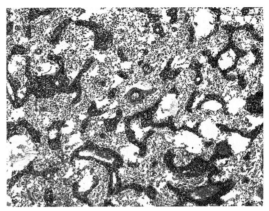

图 2-1-69　淋巴结髓质(HE 染色,低倍)
①髓索;②髓窦

4)门部:在疏松结缔组织内可见血管以及形态不规则的输出淋巴管。

(3)高倍镜:进一步观察皮质和髓质的微细结构,副皮质区内可见高内皮的毛细血管后微静脉;淋巴窦壁由扁平内皮围成,内皮外为一层扁平的网状细胞;窦腔中有染色浅红的网状细胞构成支架,网眼中有大、中、小淋巴细胞和巨噬细胞;髓质中还可见腔内充满红细胞的血管断面(图 2-1-70)。

3. 脾(spleen)　HE 染色。

(1)肉眼:本片取自动物脾。标本呈椭圆形,染色不均匀,散在呈深紫蓝色小点者为白髓,红色部分为红髓。

(2)低倍镜

1)被膜:较厚,由致密结缔组织构成,表面覆以间皮,内含散在平滑肌,被膜伸入实质形成小梁,小梁中可见平滑肌的纵、横切面以及血管的断面(图 2-1-71)。

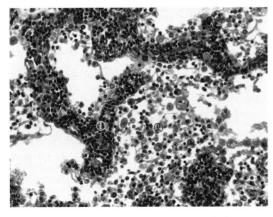

图 2-1-70　淋巴结髓质(HE 染色,高倍)
①髓索;②髓窦

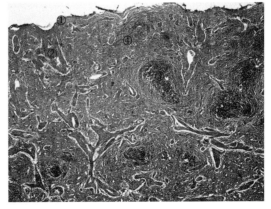

图 2-1-71　脾(HE 染色,低倍)
①被膜;②小梁;③白髓;④红髓

2)白髓:白髓为紫蓝色,主要由淋巴细胞密集的淋巴组织构成,分为动脉周围淋巴鞘和淋巴小结两部分。其中的小动脉为中央动脉,紧紧包绕中央动脉的较密集的淋巴组织为动脉周围淋巴鞘,此区相当于淋巴结内的副皮质区。在鞘的一侧常常有淋巴小结,称脾小体

（splenic corpuscle），其结构与淋巴结的淋巴小结相同，发育较大的淋巴小结也可见生发中心，帽部朝向红髓（图 2-1-72）。

3）边缘区：位于白髓和红髓交界处，该区的淋巴细胞较白髓稀疏，但较脾索密集，并混有少量红细胞。

4）红髓：位于被膜下、小梁周围、边缘区外侧及白髓之间，由脾索和脾血窦构成。

（3）高倍镜：

1）被膜：表面有一层间皮覆盖，被膜及小梁内的平滑肌断面更为清楚。

2）中央动脉：是脾的结构特征，围绕在动脉周围的厚层弥散淋巴组织称动脉周围淋巴鞘（图 2-1-73）。

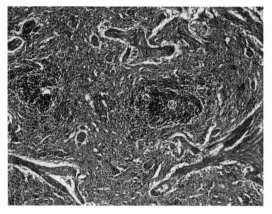

图 2-1-72　脾（HE 染色，低倍）
①小梁；②白髓；③红髓

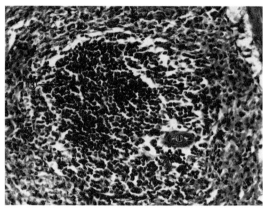

图 2-1-73　脾白髓（HE 染色，高倍）
①中央动脉；②动脉周围淋巴鞘；③脾小体

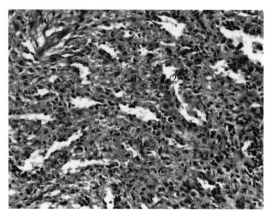

图 2-1-74　脾红髓（HE 染色，高倍）
①脾索；②脾血窦

3）红髓：脾索为富含血细胞的索状淋巴组织，在血窦之间相互连接成网，以网状组织为支架，内含淋巴细胞、浆细胞、巨噬细胞及各种血细胞，但红细胞较少。脾索间的腔隙为脾血窦，形态不规则，在血窦的横切面上，可见杆状内皮细胞沿血窦壁呈点状排列，胞核突向窦腔，腔内含有各种血细胞（图 2-1-74）。

【复习思考题】

（1）比较淋巴结和脾结构的异同点。

（2）名词解释：胸腺小体、动脉周围淋巴鞘。

【作业】

选一部分结构典型的淋巴结皮质和髓质绘图，并详细注明。

（陈燕春）

实验十三 内分泌系统

【实验目的】

（1）掌握甲状腺的结构，了解甲状旁腺的结构。

（2）掌握肾上腺皮质和髓质的结构。

（3）掌握脑垂体的结构，并熟练识别远侧部各细胞成分。

【实验内容】

1. 甲状腺（thyroid gland） HE 染色。

（1）低倍镜：可见许多形状不一的滤泡（follicle），滤泡壁由单层立方上皮构成，滤泡腔内填充有均质状红色胶状物。

（2）高倍镜：滤泡上皮细胞（follicular epithelial cell）的形态随功能状态的不同而发生变化。当功能状态增强时，细胞变高；反之变矮。滤泡旁细胞（parafollicular cell）体积大，胞质明亮或呈现红色，分布在滤泡或滤泡上皮细胞之间。分布在滤泡上皮细胞之间的滤泡旁细胞，其顶部不能到达滤泡上皮的游离面。注意在滤泡间有大量的细胞团，其大多为滤泡壁的切面（滤泡上皮细胞）（图 2-1-75）。

2. 肾上腺（adrenal gland） HE 染色。

（1）肉眼：切片中染色深浅不一，周围染色较浅的为皮质，中央染色较深的为髓质。

（2）低倍镜：表面有结缔组织被膜，被膜下即为皮质，皮质从外向内分三条带：①球状带（zona glomerulosa），紧靠被膜，细胞排列成球团状；②束状带（zona fasciculate），在球状带的深部，细胞呈多边形，排列成束，束间有少量结缔组织；③网状带（zona reticularis），在皮质的最深部，细胞索交织成网状，它与髓质的界限参差不齐（图 2-1-76，图 2-1-77）。髓质中各种细胞不易分辨，可见管腔较大、形状不规则的中央静脉，其管壁内可见纵行平滑肌束（图 2-1-78）。在皮质和髓质中可见大量的窦状毛细血管。

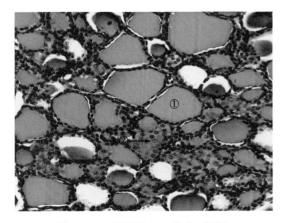

图 2-1-75 甲状腺（HE 染色，高倍）
①甲状腺滤泡；②滤泡旁细胞

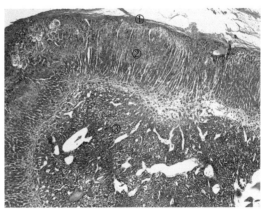

图 2-1-76 肾上腺（HE 染色，低倍）
①被膜；②皮质；③髓质

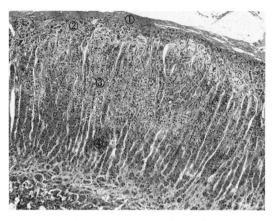

图 2-1-77 肾上腺皮质(HE 染色,低倍)
①被膜;②球状带;③束状带;④网状带

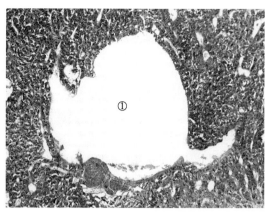

图 2-1-78 肾上腺髓质(HE 染色,低倍)
①中央静脉

(3)高倍镜:进一步观察皮质各带和髓质细胞的形态(图 2-1-79 ~ 图 2-1-82)。

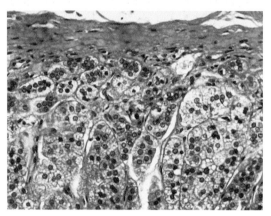

图 2-1-79 肾上腺球状带(HE 染色,高倍)

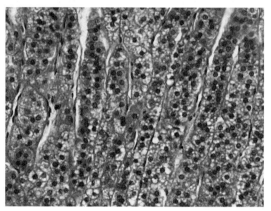

图 2-1-80 肾上腺束状带(HE 染色,高倍)

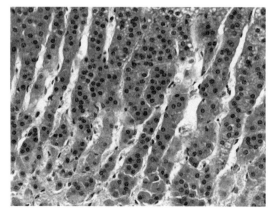

图 2-1-81 肾上腺网状带(HE 染色,高倍)

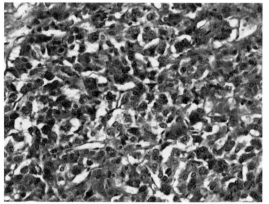

图 2-1-82 肾上腺髓质(HE 染色,高倍)

3. 脑垂体(hypophysis) HE 染色。

(1)肉眼:标本上呈紫红色的为远侧部,粉红色的为神经部,两者之间为紫蓝色细长条的中间部。

（2）低倍镜：首先在镜下分清肉眼所见的 3 个部分（图 2-1-83）。

1）远侧部（pars distalis）：可见染色深浅不同的各种细胞，纵览全片，分出嗜酸性细胞（acidophil）、嗜碱性细胞（basophil）和嫌色细胞。嗜酸性细胞为红色，嗜碱性细胞为紫蓝色，嫌色细胞染色最浅，体积最小，轮廓不清，但细胞核清晰可见。

2）中间部：镜下可见由立方形或矮柱状细胞围成的滤泡，泡腔内可见红色胶状物，在滤泡周围有较多的体积较小的嗜碱性细胞。

3）神经部（pars nervosa）：可见大量的无髓神经纤维，呈粉红色。所见细胞核多为垂体细胞核，偶见红染均匀的小团块-赫令体（herring body）。

（3）高倍镜：进一步辨认远侧部的各种细胞、神经部的赫令体（图 2-1-84，图 2-1-85）。正确区分赫令体和充满红细胞的血窦：旋转微调时若见有红细胞的影子闪动即为血窦；若呈均匀的红色为赫令体。

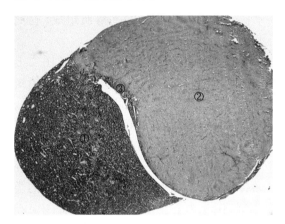

图 2-1-83 脑垂体（HE 染色，低倍）
①远侧部；②神经部；③中间部

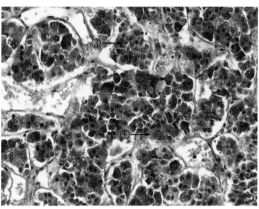

图 2-1-84 腺垂体远侧部（HE 染色，高倍）
①嗜酸性细胞；②嗜碱性细胞；③嫌色细胞

【复习思考题】

1. 名词解释

（1）垂体门脉系统

（2）赫令体

2. 问答题

（1）试述甲状腺滤泡的结构和功能。

（2）试述肾上腺的结构和功能。

【作业】

选一部分结构清晰的肾上腺皮质绘图，并详细注明。

（陈燕春）

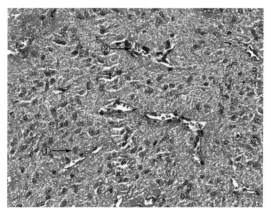

图 2-1-85 神经垂体神经部（HE 染色，高倍）
①赫令体；②血窦

实验十四　消　化　管

【实验目的】

（1）掌握消化管壁的一般结构和胃、小肠、大肠的一般结构特征。

（2）比较消化管各段结构的异同点。

【实验内容】

1. 食管（esophagus）　HE 染色。

（1）肉眼：本片为食管的横断面。近腔的波纹状蓝色线即上皮面。

（2）低倍镜：分出食管的 4 层结构。

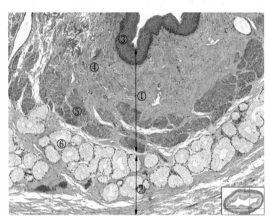

图 2-1-86　食管（HE 染色，低倍）
①黏膜层；②黏膜下层；③上皮；④固有层；⑤黏膜肌层；
⑥食管腺

1）黏膜（mucosa）（图 2-1-86）：上皮为未角化复层扁平上皮，固有层（lamina propria）为疏松结缔组织，内有食管腺的导管，黏膜肌层由纵行的平滑肌组成（在此为成束的平滑肌断面）。

2）黏膜下层（submucosa）（图 2-1-86）：在黏膜肌层的外面，为较致密结缔组织，内含食管腺的分泌部及导管、血管等，腺的分泌部即腺泡，由黏液性腺细胞组成，染成蓝色，核扁平，位于基部。

3）肌层（muscularis）：分为内环和外纵两层。在食管不同的分段，其肌层的类型亦不同，食管上 1/3 段为骨骼肌，中 1/3 段为骨骼肌和平滑肌，下 1/3 段为平滑肌。

4）外膜（adventitia）：为纤维膜。

（3）高倍镜：食管下段为内外两层平滑肌；可见肌间神经丛，神经元胞体大，胞质着紫红色，核大而圆，染色浅，核仁明显。

2. 胃（stomach）　HE 染色。

（1）肉眼：可见参差不齐的粗大皱襞。

（2）低倍镜：本片显示高低不等的一面为胃壁的腔面，另一面为外膜。先分清胃壁的四层结构，重点观察黏膜层。

1）黏膜（mucosa）：较厚，表面有许多皱襞，故腔面高低不平。上皮为单层柱状上皮，顶部胞质内染色呈透明区，核居于细胞基部；上皮向固有层陷入形成胃小凹。固有层内有密集的胃底腺；黏膜肌层为内环、外纵平滑肌（图 2-1-87）。

2）黏膜下层（submucosa）：由较致密的结缔组织构成。

3）肌层（muscularis）：较厚，排列不整齐，肌组织由内向外依次为内斜、中环和外纵三层平滑肌，可见肌间神经层。

4）外膜（adventitia）：为浆膜（外表间皮多在制片时脱落）。

（3）高倍镜：主要观察胃底腺的各种细胞（图 2-1-88）。壁细胞（parietal cell）又称泌酸细胞（oxyntic cell），体积较大，圆形或多角形，胞质红色，核圆形，多位于胃底腺的颈部和体部。主细胞（chief cell）又称胃酶细胞（zymogenic cell），胞体成柱状或锥状，体积较小，细胞质染成紫蓝色,但细胞基部染成深蓝色。颈黏液细胞(mucous neck cell)位于胃底腺的颈部,数量少,呈柱状或烧瓶状,胞质透明,核扁平,位于细胞基部。

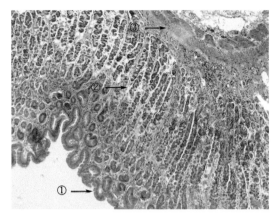
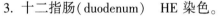

图 2-1-87　胃(HE 染色,低倍)
①上皮;②固有层;③黏膜肌层

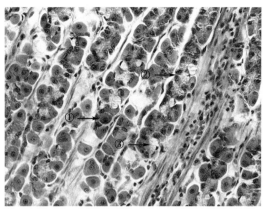

图 2-1-88　胃(HE 染色,高倍)
①壁细胞;②主细胞;③颈黏液细胞

3. 十二指肠(duodenum)　HE 染色。

(1)肉眼:本片为十二指肠的横断面,可见腔内的皱襞及表面的肠绒毛(intestinal villus)。

(2)低倍镜:分出肠壁的 4 层结构。

1)黏膜(mucosa):肠绒毛成叶片状向肠腔内突出,可见肠绒毛的纵、横断面。上皮为单层柱状上皮,主要由柱状的吸收细胞(adsorptive cell)和杯状细胞(goblet cell)组成(图 2-1-89)。上皮游离面可见一层透亮的淡红色结构即纹状缘(striated border)。在绒毛里面的固有层(lamina propria)中有分散的平滑肌细胞、毛细血管和中央乳糜管(central

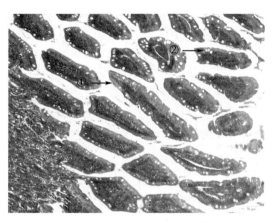

图 2-1-89　十二指肠(HE 染色,低倍)
①叶片状的肠绒毛;②杯状细胞

lacteal)。绒毛基部的上皮细胞向固有层内凹陷形成小肠腺,开口于绒毛之间,小肠腺内含吸收细胞、杯状细胞、潘氏细胞(Paneth cell)、干细胞及内分泌细胞。潘氏细胞为小肠腺的特征性细胞。黏膜肌层为内环、外纵的平滑肌。

2)黏膜下层(submucosa):为较致密的结缔组织,内含十二指肠腺(duodenal gland)(图 2-1-90),腺细胞成立方形,胞质染色浅,核靠基部,导管开口于肠腺底部。也可见黏膜下神经丛(submucous nerve)。

3)肌层(muscularis):为内环和外纵的平滑肌。

4)外膜(adventitia):大部分为纤维膜。

5)高倍镜:重点观察绒毛及十二指肠腺的结构。

4. 空肠(jejunum)　HE 染色。在镜下与十二指肠(duodenum)和回肠(ileum)进行区别性观察。

5. 回肠(ileum)　HE 染色。

（1）肉眼：肠腔内可见皱襞及绒毛，近腔面的管壁上可见集合淋巴小结。

（2）低倍镜：在肉眼观察颜色较深处，可见淋巴小结聚集在一起，即集合淋巴小结（aggregated lymphoid nodule），此处黏膜肌层不完整。

（3）高倍镜：杯状细胞在上皮和肠腺内较其他两段小肠为多。

6. 结肠（colon）　HE 染色。

（1）低倍镜：分清管壁的 4 层结构，注意结肠只有皱襞，无绒毛，结肠带及肠脂垂虽为其结构特点，但在本切片并不明显（图 2-1-91）。

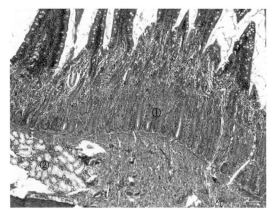

图 2-1-90　十二指肠（HE 染色，低倍）
①小肠腺；②十二指肠腺

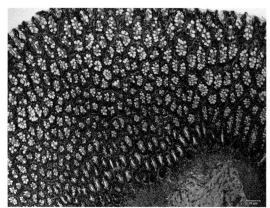

图 2-1-91　结肠（HE 染色，低倍）
①杯状细胞

（2）高倍镜：上皮无纹状缘。固有层内结肠腺又多又长，为单管状腺。上皮及结肠腺中杯状细胞特别多。在固有层或黏膜下层有孤立的淋巴小结（图 2-1-92）。肌层中内环肌较厚，外纵肌集中形成 3 条结肠带。

7. 阑尾（appendix）　HE 染色。

与结肠比较有以下特点（图 2-1-93）：

（1）黏膜上皮为单层柱状，但不完整。

（2）固有层与黏膜下层中淋巴组织较发达，有淋巴小结和弥散淋巴组织分布。

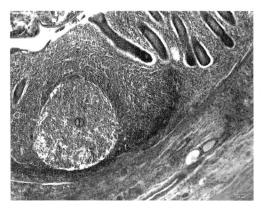

图 2-1-92　结肠（HE 染色，高倍）
①孤立淋巴小结

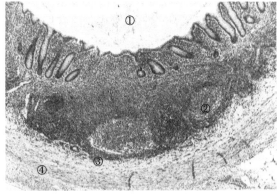

图 2-1-93　阑尾（HE 染色，低倍）
①黏膜；②淋巴小结；③黏膜下层；④肌层

（3）固有层内的肠腺少,且长短不一,排列不齐。

（4）黏膜肌层被淋巴组织所分隔而不完整。

【复习思考题】

（1）试比较食管、胃、十二指肠、结肠和阑尾的结构特点。

（2）简述扩大小肠吸收功能的结构。

（3）试述壁细胞和主细胞的光、电镜结构及功能。

【作业】

在高倍镜下找到胃底腺,然后绘出胃底腺中的几种主要细胞(主要绘出主细胞和壁细胞),并注明细胞名称。

（岳炳德）

实验十五 消 化 腺

【实验目的】

（1）掌握肝的基本结构。

（2）掌握胰腺外分泌部与内分泌部的结构特点。

（3）了解唾液腺的基本结构。

【实验内容】

1. 腮腺(parotid gland) HE 染色。

（1）低倍镜:腺实质被结缔组织分隔成许多小叶,小叶由纯浆液性腺泡和导管构成,腺泡大小不等,形状不规则;腺细胞染色深,呈紫红色;腺泡间染色较红,管腔较大的为纹状管的断面。

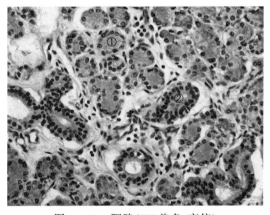

图 2-1-94 腮腺(HE 染色,高倍)
①浆液性腺泡;②纹状管

（2）高倍镜(图 2-1-94):腺细胞呈锥体状或立方形、核圆,位于基部,基部胞质嗜碱性,顶部胞质含较多的嗜伊红分泌颗粒。腺泡之间可见闰管,纹状管由高柱状上皮组成,核圆,位于细胞中央。

2. 舌下腺(sublingual gland) HE 染色。

（1）低倍镜:腺体实质被结缔组织分隔成若干小叶,在小叶内可见染色不一的腺泡和导管,腺泡为黏液性和混合性腺泡构成;无闰管。纹状管较短。

（2）高倍镜:黏液性腺泡由黏液性腺细胞构成,黏液腺细胞胞质着色浅,呈紫蓝色,核多为扁平形,位于细胞基部。由浆液性腺细胞和黏液腺细胞共同组成的腺泡为混合性腺泡,可见到有数个浆液性腺细胞位于腺泡的一侧,呈半月形排列,称半月(demilune)(图 2-1-95)。在小叶内可见分泌管,它由单层柱状上皮组成。在小叶间结缔组织内的导管为小叶间导管。

3. 猪肝(pig liver) HE 染色。

（1）低倍镜:肝实质被结缔组织分成多边形的小叶,称肝小叶。猪肝小叶间的结缔组织较多,故肝小叶的界限比较清楚。在肝小叶中央可见管壁不完整的中央静脉(central vein）。以中央静脉为中心呈放射状排列成索状结构的为肝索（hepatic cord），其间为肝血窦（hepatic sinusoid）（图 2-1-96）。肝小叶之间的门管区（portal area）内可见三种管道（图 2-1-97）：

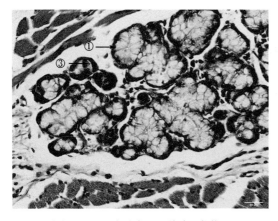

图 2-1-95　舌下腺（HE 染色,高倍）
①黏液性腺泡;②浆液性腺泡;③半月

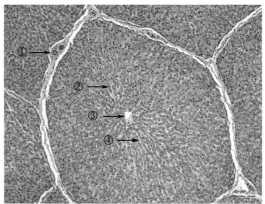

图 2-1-96　猪肝（HE 染色,低倍）
①门管区;②肝索;③中央静脉;④肝血窦

1）小叶间动脉（interlobular artery）:等同于其他动脉的结构特点。

2）小叶间静脉（interlobular vein）:管腔较大而不规则,壁很薄。

3）小叶间胆管（interlobular bile duct）:管壁出单层立方或低柱状上皮细胞构成。

（2）高倍镜（图 2-1-98）:肝索由肝细胞组成,从小叶中央向四周成放射状排列,它们互相连接成网,肝细胞较大,呈多边形,核圆形,居中,可见有双核细胞。肝血窦在肝索之间,形状不规则,以放射状集中于中央静脉,肝血窦壁由内皮细胞组成。肝巨噬细胞（Kupffer cell）在 HE 染色的切片中不易辨认。

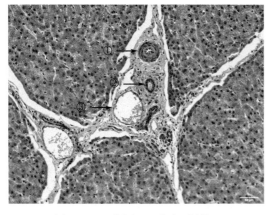

图 2-1-97　猪肝（HE 染色,低倍）
①小叶间动脉;②小叶间胆管;③小叶间静脉

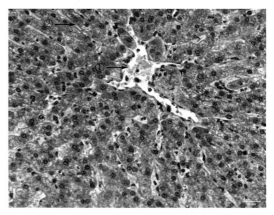

图 2-1-98　猪肝（HE 染色,高倍）
①中央静脉;②肝索

4. 人肝（human liver）　HE 染色。

与猪肝对照,然后观察其特点:肝小叶间结缔组织少,因此肝小叶间的界限不如猪肝清楚,但小叶内的结构和门管区内的结构仍清楚可见（图 2-1-99）。

5. 胰腺（pancreas）　HE 染色。

（1）肉眼：为红色分叶状结构。

（2）低倍镜：腺实质被结缔组织分隔成许多不规则小叶。小叶内有许多浆液性腺泡，即外分泌部（exocrine portion）。在腺泡之间可见散在的大小不等，染色较浅的细胞团，外有少量结缔组织包绕而与腺泡分开的是胰岛（pancreas islet），即内分泌部（endocrine portion）（图2-1-100）。

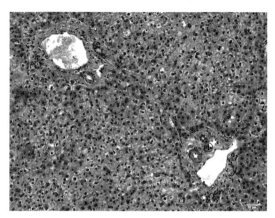

图 2-1-99 人肝（HE 染色，低倍）
①门管区

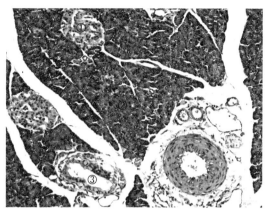

图 2-1-100 胰腺（HE 染色，低倍）
①胰岛；②外分泌部；③导管

（3）高倍镜：①外分泌部：腺泡为纯浆液性腺泡；在腺泡腔内可见卵圆形的细胞核，细胞轮廓不清，为泡心细胞（centroacinar cell）。在小叶内和小叶间均可见到排泄导管，其管壁因部位不同，上皮的高矮不一。②内分泌部（胰岛）：大小不等，形态不一，染色较浅，细胞类型在 HE 染色切片中难以辨认（图 2-1-101）。

【复习思考题】

（1）试述胰岛内分泌细胞的结构特点及功能。

（2）试述肝细胞的结构特点及功能。

（3）肝细胞与肝血窦的关系。

（4）试述肝细胞与胆小管的关系。

【作业】

（1）选取一典型的肝小叶及门管区，然后绘出其高倍镜下的结构，并详细注明结构名称。

（2）绘出胰腺的结构（包括外分泌部及胰岛），并注明结构名称。

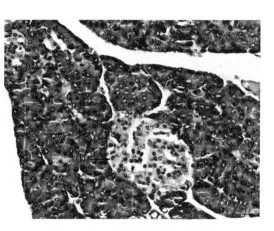

图 2-1-101 胰腺（HE 染色，高倍）
①胰岛；②泡心细胞；③闰管

（岳炳德）

实验十六　呼　吸　系　统

【实验目的】

(1) 掌握气管及肺内各级支气管的形态结构特点及其变化规律。

(2) 掌握肺泡及肺泡壁的光、电镜结构,理解气体交换过程。

【实验内容】

1. 气管(trachea)　HE 染色。

(1) 管壁分三层,由内向外依次是:黏膜、黏膜下层、外膜。

(2) 低倍镜:从腔面依次观察管壁的三层结构(图 2-1-102)。

(3) 高倍镜(图 2-1-103)

1) 黏膜:上皮为假复层纤毛柱状上皮,可见杯状细胞和游离面的大量纤毛。基膜厚、均质状、嗜酸性。固有层由细密结缔组织构成。

2) 黏膜下层:为疏松结缔组织,内含较多混合腺,其导管穿过固有层开口于上皮表面。

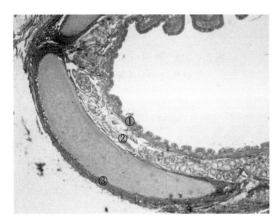

图 2-1-102　气管(横切,HE 染色,低倍)
①黏膜;②黏膜下层;③外膜

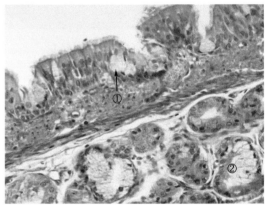

图 2-1-103　气管(横切,HE 染色,高倍)
①杯状细胞;②混合腺

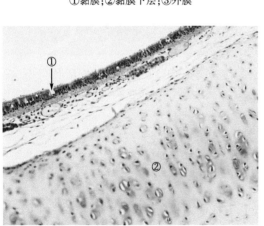

图 2-1-104　气管(横切,HE 染色,高倍)
①杯状细胞;②透明软骨

3) 外膜:较厚,主要由 C 形透明软骨和结缔组织构成,软骨环的缺口处靠少量平滑肌和结缔组织相连(图 2-1-104)。

2. 肺(lung)　HE 染色。

肉眼:肺断面呈海绵状,其中较大的空腔为支气管和小血管的断面。

先低倍镜下区分肺内各级支气管及呼吸部各段,然后换高倍镜进一步观察。

(1) 肺导气部(conductive portion of lung)

1) 叶支气管、段支气管、小支气管(lobar bronchi and smaller bronchi)(图 2-1-105):管腔大、管壁厚。上皮为假复层纤毛柱状,含有杯状细胞。固有层薄,其外有分散的环行平滑肌。黏膜下层含腺体。外膜结缔组织中有透明软骨片,并可见小血管,为支气管动、静脉的分支。

2）细支气管（bronchiole）（图 2-1-106）：管腔变小，管壁变薄。单层纤毛柱状上皮，杯状细胞减少；混合腺、软骨片均减少或消失；平滑肌相对增多，出现皱襞。

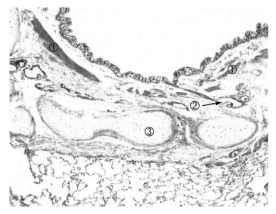

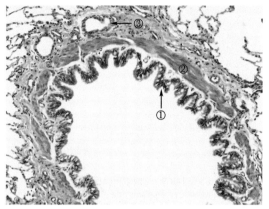

图 2-1-105　肺（HE 染色，低倍）　　　　　图 2-1-106　细支气管（HE 染色，高倍）
①平滑肌；②腺体；③透明软骨　　　　　　　　①杯状细胞；②平滑肌；③腺体

3）终末细支气管（terminal bronchiole）（图 2-1-107）：管腔小，上皮为单层柱状；杯状细胞、腺体、软骨片均消失；有完整的环行平滑肌，皱襞明显。

（2）肺呼吸部（respiratory portion of lung）

1）呼吸性细支气管（respiratory bronchiole）（图 2-1-108）：管壁不完整，其上有少量肺泡开口，上皮为单层立方上皮，近肺泡开口处移行为单层扁平上皮。上皮深部有少量平滑肌束和结缔组织。

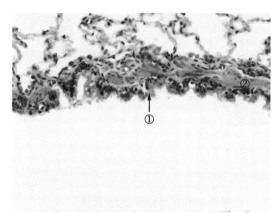

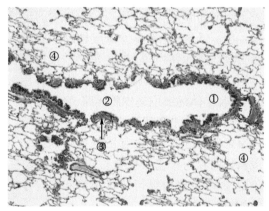

图 2-1-107　终末细支气管（HE 染色，高倍）　　　　图 2-1-108　肺（HE 染色，低倍）
①单层柱状上皮；②平滑肌　　　　　　　　①终末细支气管；②呼吸性细支气管；③平滑肌；④肺泡囊

2）肺泡管（alveolar duct）（图 2-1-109）：管壁极不完整，其上有大量肺泡开口，相邻肺泡开口之间即肺泡隔末端呈结节状膨大，上皮为单层立方上皮或扁平上皮，上皮深部可见少量残留的平滑肌。

3）肺泡囊（alveolar sac）（图 2-1-108）：为几个肺泡共同开口处，无自身的管壁结构。肺泡隔末端无结节状膨大。

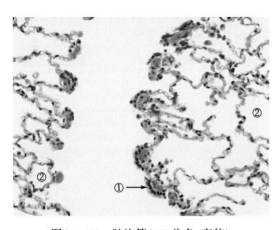

图 2-1-109　肺泡管(HE 染色,高倍)
①结节状膨大;②肺泡

4）肺泡(pulmonary alveolus)(图 2-1-109)：切片中所见的半球形薄壁囊泡即肺泡,相邻肺泡之间的结构为肺泡隔。

【复习思考题】

（1）简述气管壁的主要结构,并说明气管腺的功能。

（2）肺导气部和呼吸部的主要区别是什么?

（3）试述肺泡壁的构成。

【作业】

绘肺导气部和呼吸部的典型结构。

（赵春艳）

实验十七　泌尿系统

【实验目的】

（1）掌握肾的组织结构特点及肾小体近端小管和远端小管的超微结构。

（2）掌握球旁复合体的组成、结构与功能。

（3）了解输尿管与膀胱的结构。

【实验内容】

1. 肾(kidney)　HE 染色。

（1）肉眼：此标本为一个肾叶的切片。

（2）低倍镜：表面为薄层结缔组织被膜,染色较深的部分为皮质,染色较浅的部分为髓质。皮质内圆球形的结构为肾小体,含肾小体的部位是皮质迷路,肾小体周围分布着近曲小管和远曲小管。相邻皮质迷路之间为髓放线,含有平行排列的纵切或斜切的直行小管。髓质位于皮质深层,染色较浅,主要由纵行的肾小管和集合小管构成(图 2-1-110)。

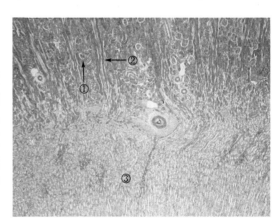

图 2-1-110　肾(HE 染色,低倍)
①肾小体;②髓放线;③髓质

（3）高倍镜

1）皮质(cortex)：重点观察肾小体、近曲小管和远曲小管(图 2-1-111 ~ 图 2-1-113)。

a. 肾小体(renal corpuscle)：由血管球和肾小囊构成,血管球是位于中央的一团毛细血管。肾小囊包绕着血管球,分脏、壁两层：外周的单层扁平上皮构成壁层,脏层与毛细血管紧密相贴不易分清,两层之间的空隙为肾小囊腔。肾小体的一端有微动脉出入,为肾小体的血管极。与血管极相对的一端为尿极,与近曲小管相通。由于切面关系,尿极在切片中不易看到。

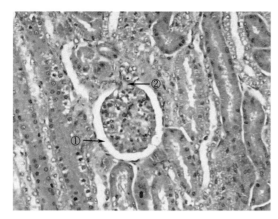

图 2-1-111　肾皮质(HE 染色,高倍)
①肾小囊腔;②血管极

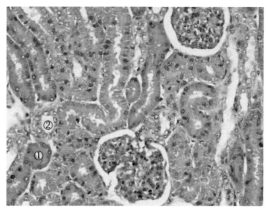

图 2-1-112　肾皮质(HE 染色,高倍)
①近曲小管;②远曲小管

　　b. 近曲小管(proximal convoluted tubule):位于肾小体附近,管壁厚、管腔小而不规则。管壁上皮由单层立方或锥体形细胞构成,细胞体积较大、胞质强嗜酸性、染成深红色;游离面有刷状缘;侧面分界不清;核圆形,位于细胞基部,分布稀疏。

　　c. 远曲小管(distal convoluted tubule):与近端小管比较,管壁薄、管腔大而规则。管壁由单层立方上皮构成,细胞体积小、胞质嗜酸性较弱、呈浅红色;游离面没有刷状缘;侧面分界较清楚;核圆形,位于细胞中央或近腔面,排列较密集。

　　d. 球旁复合体(juxtaglomerular complex)(图 2-1-113):位于肾小体血管极,包括球旁细胞、致密斑和球外系膜细胞。三种结构中较为常见的是致密斑。致密斑是远端小管靠近血管极一侧的上皮细胞增高、细胞核紧密排列而成的结构。可先在低倍镜下找到比较典型的,再换高倍镜观察。其余两者难以分辨。

　　2)髓质(medulla)(图 2-1-114)

　　a. 细段(thin segment):管径细,由单层扁平细胞组成,胞质呈浅红色,核卵圆,略向腔内突出(注意应与毛细血管相区别)。

　　b. 集合小管(collecting tubule):管腔较大,管壁由单层立方或柱状上皮构成。细胞界限清楚,胞质染色较浅。

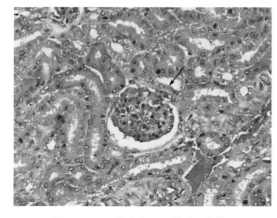

图 2-1-113　致密斑(HE 染色,高倍)

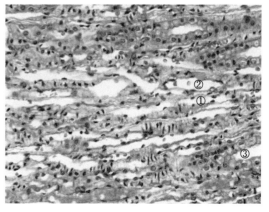

图 2-1-114　肾髓质(HE 染色,高倍)
①细段;②毛细血管;③集合小管

2. 输尿管(ureter) HE 染色。

管壁分三层,由内向外依次是:黏膜、肌层、外膜。

(1)黏膜:上皮为变移上皮,较厚,有 4 ~ 5 层细胞组成,扩张时可变为 2 ~ 3 层。固有层由细密结缔组织构成(图 2-1-115)。

(2)肌层:本片为输尿管中段切片,肌层为内纵、外环两层平滑肌(图 2-1-116)。

(3)外膜:为纤维膜,由疏松结缔组织构成。

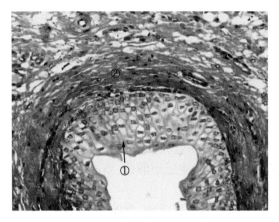
图 2-1-115 输尿管(横切,HE 染色,高倍)
①变移上皮;②固有层

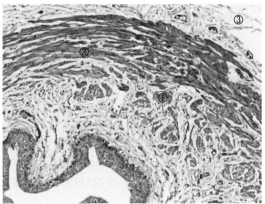
图 2-1-116 输尿管(横切,HE 染色,高倍)
①纵行肌;②环形肌;③外膜

3. 膀胱(urinary bladder) HE 染色。

膀胱壁分三层,由内向外依次是:黏膜、肌层、外膜。

(1)黏膜:空虚状态时可见较多皱襞,由变移上皮和固有层组成。变移上皮较厚,由 8 ~ 10 层细胞构成,表层细胞体积较大,可覆盖深部的多个细胞故称盖细胞(图 2-1-117)。固有层内弹性纤维较多。

(2)肌层:较厚,分为内纵、中环、外纵三层平滑肌(图 2-1-118)。

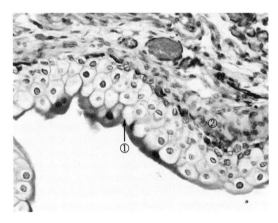
图 2-1-117 膀胱(HE 染色,高倍)
①变移上皮;②固有层

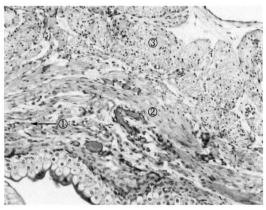
图 2-1-118 膀胱(横切,HE 染色,高倍)
①纵行肌;②环形肌;③纵行肌

（3）外膜:膀胱顶部为浆膜,表面有间皮细胞;其余部位外膜为纤维膜(图2-1-119)。

【复习思考题】

（1）试述肾单位各部分的结构与功能。

（2）试述球旁复合体的组成与功能。

（3）试述尿液产生的主要过程。

【作业】

绘肾皮质的结构。

（赵春艳）

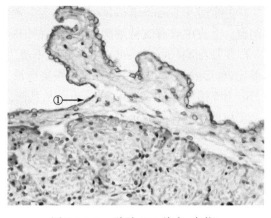

图 2-1-119　膀胱(HE 染色,高倍)
①间皮细胞

实验十八　男性生殖系统

【实验目的】

（1）掌握睾丸的光镜结构。

（2）了解支持细胞、间质细胞及精子的电镜结构特点。

（3）掌握附睾、输精管和前列腺的光镜结构特点。

【实验内容】

1. 睾丸与附睾　HE 染色。

肉眼:较大、致密的一侧为睾丸,较小、疏松的一侧为附睾,两者粉红色间隔为睾丸纵隔。

（1）睾丸(testis)

1）低倍镜:睾丸的表面为鞘膜脏层,外覆间皮,下方为致密结缔组织构成的白膜。实质富含不同断面的生精小管,生精小管壁厚,由多层细胞组成;小管之间的结缔组织为间质,内有成群的睾丸间质细胞和血管(图2-1-120)。近睾丸纵隔处,可见少量直精小管的断面。

2）高倍镜(图 2-1-121,图 2-1-122):

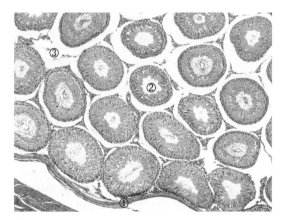

图 2-1-120　睾丸(HE 染色,低倍)
①白膜;②生精小管;③间质

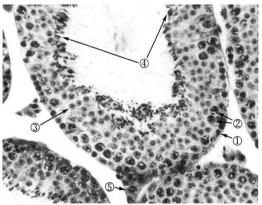

图 2-1-121　睾丸(HE 染色,高倍)
①精原细胞;②初级精母细胞;③精子细胞;④精子;⑤间质细胞

a. 生精小管(seminiferous tubule):为一种特殊的复层上皮管道,外有一薄层基膜和肌样细胞。上皮中含有支持细胞和各级生精细胞。

i. 支持细胞(Sertoli cell):细胞轮廓不清,靠近上皮基部可找到支持细胞的细胞核,呈椭圆形、三角形或不规则形,核膜清楚,核染色浅,核仁明显;核周常有较多浅红色胞质。

ii. 生精细胞(spermatogenic cell):从基部向管腔依次观察各级生精细胞。

①精原细胞(spermatogonium):位于基膜上,细胞呈圆形,胞体较小,核卵圆或圆形,染色深浅不一。②初级精母细胞(primary spermatocyte):在精原细胞内侧,胞体较大,核也较大,常处于不同的减数分裂阶段,染色质常变成丝状的染色体。③次级精母细胞(secondary spermatocyte):在初级精母细胞内侧,胞体大小似精原细胞,核圆,染色较深。因存在时间很短,切片中不易见到。④精子细胞(spermatid):多存在于近腔面,成群存在,胞体小,呈圆形,核染色较深。⑤精子(spermatozoon):位于腔面,头部常嵌于支持细胞顶部,呈卵圆形、深蓝色小点状;尾部淡粉红色,游离于腔内,多被切断。

b. 睾丸间质:生精小管之间的结缔组织即为睾丸间质。内有许多成群存在、体积较大的细胞,为睾丸间质细胞(testicular interstitial cell),呈圆形或多边形,核圆,胞质嗜酸性。

(2) 附睾(epididymis)

1) 低倍镜(图 2-1-123):可见两种不同的管道切面,管壁较厚、腔面整齐的是附睾管,管壁较薄、腔面不齐的是输出小管。

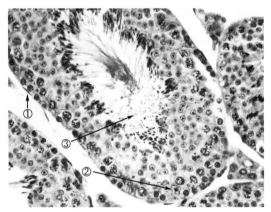 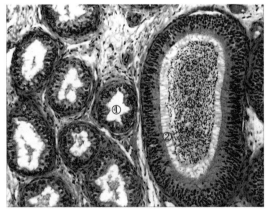

图 2-1-122　睾丸(HE 染色,高倍)
①肌样细胞;②支持细胞;③切断的精子尾部

图 2-1-123　附睾(HE 染色,低倍)
①输出小管;②附睾管;③精子

2) 高倍镜

a. 输出小管:上皮由高柱状纤毛细胞群和低柱状无纤毛细胞群相间排列,故腔面不平整。基膜外为结缔组织,内含少量环形平滑肌。

b. 附睾管:上皮为假复层纤毛柱状上皮,游离面有细长的微绒毛,排列整齐,附睾管壁有较多的平滑肌。腔内常有许多精子。

2. 输精管(deferent duct)　HE 染色。

(1) 低倍镜:分清管壁三层结构。黏膜上皮为假复层柱状上皮,表面有静纤毛,固有层为结缔组织;黏膜局部突向管腔形成皱襞。肌层由内纵、中环、外纵三层平滑肌构成。外膜为疏松结缔组织(图 2-1-124)。

(2) 高倍镜:进一步观察管壁的三层结构。

3. 前列腺(prostate)　HE 染色。

(1) 肉眼:中央紫蓝色管腔不规则的为尿道切面;周围色浅,含大小不等、形状不一的许多小腔隙,为腺泡和导管。

(2) 低倍镜:前列腺表面为结缔组织和平滑肌组成的被膜,结缔组织和平滑肌伸入腺实质形成间质。实质由许多腺泡构成,腺泡形状不一,大小不等。腺腔内有粉红色分泌物,分泌物浓缩成同心圆排列的圆形或椭圆形结构,称前列腺小体,如发生钙化,称前列腺结石。

(3) 高倍镜:腺泡上皮形态不一,呈扁平、立方、柱状或假复层柱状,腺泡上皮向腔内突出形成许多皱襞,故腺泡腔面起伏不平。腺泡间可见许多平滑肌(图 2-1-125)。

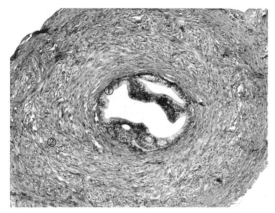

图 2-1-124　输精管(HE 染色,低倍)
①假复层柱状上皮;②肌层

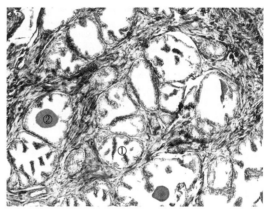

图 2-1-125　前列腺(HE 染色,高倍)
①腺泡;②前列腺小体;③平滑肌

【复习思考题】

(1) 试述生精小管的光镜结构。

(2) 试述生精小管支持细胞的结构和功能。

(3) 试述睾丸间质细胞的结构和功能。

(4) 简述前列腺的光镜结构特点。

(5) 简述血-睾屏障的结构和功能。

【作业】

选部分结构清晰的生精小管和睾丸间质绘图,并注明其结构。

(李如江)

实验十九　女性生殖系统

【实验目的】

(1) 掌握卵巢的组织结构。

(2) 掌握子宫的组织结构及内膜周期性变化。

(3) 了解输卵管及乳腺的组织结构。

【实验内容】

1. 卵巢(ovary)　HE 染色。

（1）肉眼：周围部分较厚，可见大小不等的卵泡，为皮质；中央为较疏松的窄小部分为髓质。

（2）低倍镜：在卵巢表面有单层扁平或立方上皮。上皮下为致密结缔组织构成白膜，白膜不明显。卵巢的实质分周围的皮质和中央的髓质，髓质主要由结缔组织构成，含有丰富的血管。皮质厚，含不同发育阶段的卵泡，卵泡之间的结缔组织中富有梭形细胞。

（3）高倍镜：区分各级卵泡、黄体与间质腺等。

1）原始卵泡（primordial follicle）：位于皮质浅层，数量多，体积小，中央有一较大的初级卵母细胞，核大而圆，染色浅，核仁明显。周围是一层扁平的卵泡细胞（图2-1-126）。

2）生长卵泡（growing follicle）：卵泡一旦发育即称生长卵泡，生长卵泡体积增大，按其发展及结构可分为两种。

a. 初级卵泡（primary follicle）：中央是一个大的初级卵母细胞，周围的卵泡细胞可为单层立方、柱状或多层。在卵母细胞与卵泡细胞之间出现一层均质状、嗜酸性的透明带（zona pellucida）（图2-1-126，图2-1-127）。

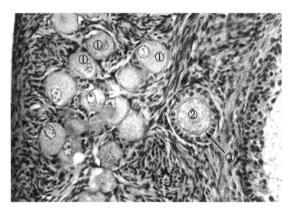

图 2-1-126　原始卵泡和初级卵泡（HE 染色，低倍）
①原始卵泡；②初级卵泡；③透明带

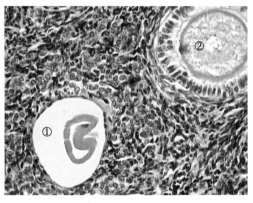

图 2-1-127　初级卵泡和闭锁卵泡（HE 染色，低倍）
①闭锁卵泡；②初级卵泡

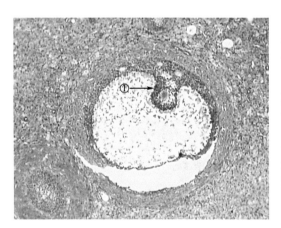

图 2-1-128　次级卵泡（HE 染色，低倍）
①卵丘

b. 次级卵泡（secondary follicle）：卵泡细胞增多，其间出现腔隙，称卵泡腔。卵泡腔进一步扩大，将初级卵母细胞推向一侧，称卵丘（cumulus oophorus）。此种卵泡可由于切面不同出现不同的情况。卵泡周围的结缔组织可分化形成卵泡膜（theca folliculi），并可分为两层，内层含有较多的细胞和丰富的血管，外层为结缔组织，纤维多，血管和细胞少（图2-1-128）。

3）成熟卵泡（mature follicle）：切片中一般不易见到，卵泡突向卵泡表面，卵泡腔很大，颗粒层相应变薄，卵丘根部的卵泡细胞间出现裂隙（图2-1-129）。

4）黄体（corpus luteum）：为体积较大而富有血管的内分泌细胞团，黄体周围有薄层结缔组织包绕,黄体细胞分为两种:颗粒黄体细胞和膜黄体细胞。颗粒黄体细胞:体积较大,呈多边形,胞质呈空泡状,染色较浅,数量较多。膜黄体细胞:体积较小,染色较深,位于周边,数量较少(图2-1-130)。

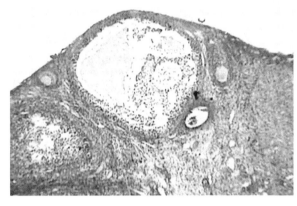
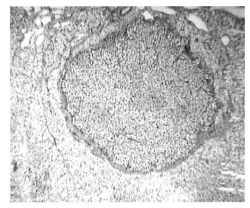

图2-1-129 成熟卵泡(HE染色,低倍)　　　　图2-1-130 黄体(HE染色,低倍)

5)闭锁卵泡(atretic follicle):卵母细胞和卵泡细胞溶解消失,透明带皱缩,最后消失(图2-1-127)。

6)间质腺(interstitial gland):由次级卵泡闭锁后形成,呈散在分布、形态不规则的内分泌细胞团,细胞形态类似黄体细胞(图2-1-131)。

2. 输卵管(ouiduct)　HE染色。

低倍镜:区分管壁三层结构,注意腔面极不规则,皱襞多而复杂,黏膜上皮为单层柱状,多数细胞有纤毛,少数为无纤毛的内分泌细胞,固有层为薄层结缔组织。肌层分为内环、外纵两层,外膜为浆膜。

3. 子宫(uterus)

(1)增生期(proliferative phase):HE染色。

1)低倍镜:找到子宫内膜,内膜外为纵横交错的平滑肌,外膜为浆膜(图2-1-132)。

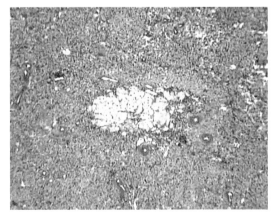
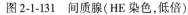
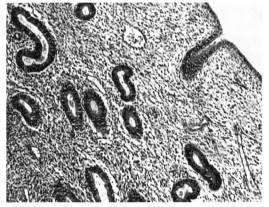

图2-1-131 间质腺(HE染色,低倍)　　　图2-1-132 子宫内膜增生期(HE染色,低倍)

2)高倍镜:重点观察子宫内膜,内膜上皮为单层柱状上皮,分泌细胞多,纤毛细胞少。固有层内有少量的子宫腺断面,腺腔较小,腺上皮为单层柱状,并可见少量螺旋动脉断面。

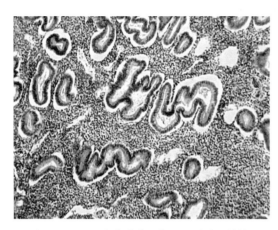

图 2-1-133　子宫内膜分泌期（HE 染色，低倍）

肌层较厚，肌纤维纵横交错，肌纤维间有许多较大的血管。

（2）分泌期（secretory phase）：HE 染色。

重点观察子宫内膜，比较增生期与分泌期子宫内膜的结构特点（图 2-1-133）。

4. 乳腺（mammary gland）

（1）静止期乳腺（resting mammary gland）：HE 染色。

低倍镜：主要为结缔组织，含大量脂肪细胞，腺泡和导管较少，常呈小团，分散于结缔组织中，腺泡上皮为单层立方或低柱状，腺腔较小。

（2）授乳期乳腺（lactating mammary gland）：HE 染色。

低倍镜：可见少量结缔组织将腺分成许多小叶，腺泡多，常呈不同分泌时期，上皮为单层柱状或立方上皮，胞质中有脂滴，腺腔较大，腔中含乳汁，染成粉红色；小叶间导管位于结缔组织中，上皮为单层柱状或假复层柱状上皮。

【复习思考题】

（1）描述卵泡的发育过程及各种卵泡的结构特征。

（2）试述黄体的定义、形成、细胞组成及功能。

（3）试述子宫内膜的变化与卵巢结构变化的关系。

【作业】

（1）选结构典型的原始卵泡、生长卵泡及黄体绘图，并详细注明。

（2）选一部分结构典型的子宫内膜绘图，并详细注明。

（张雪莉）

实验二十　胚胎学发生总论

人体胚胎发育是一个复杂而又连续的演变过程，通常将胚胎发育分为胚期和胎期：胚期指从受精卵形成到第 8 周末；胎期指从第 9 周至出生。胚胎学实验以观察模型为主，辅以录像片、电影等帮助同学理解胚胎的正常发育；胎期可以直接观察不同时期的胎儿标本的外形特征，同时观察各系统、器官发生的模型以理解正常胚胎发育。通过观察胚胎畸形标本进一步理解胎儿畸形的发生。

【实验目的】

（1）掌握卵裂及胚泡形成过程。

（2）掌握二胚层胚盘的形成。

（3）掌握三胚层胚盘的形成及分化。

（4）掌握胎膜、胎盘的形成，胎儿与母体的关系。

【实验内容】

1. 受精和卵裂（fertilization and cleavage）

（1）受精（fertilization）（图 2-1-134）：受精是精子与卵子相互融合形成受精卵的过程，始于精子细胞膜与卵子细胞膜的接触，终于两者细胞核的融合。

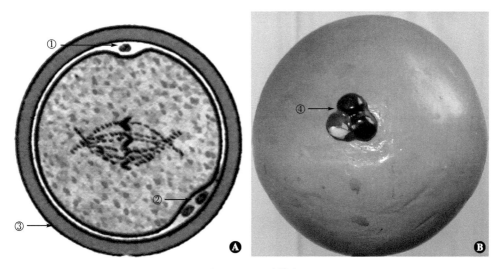

图 2-1-134 受精卵
①第二极体 ②第一极体分裂成的 2 个极体 ③透明带 ④3 个极体

（2）卵裂（cleavage）和桑葚胚（morula）的形成（图 2-1-135）：受精卵不断分裂，分裂产生的细胞称卵裂球（blastomere）。随着卵裂球数目的增加，细胞体积逐渐减小，第 3 天，形成一个由 12～16 个细胞组成的实心胚称桑葚胚（morula）。

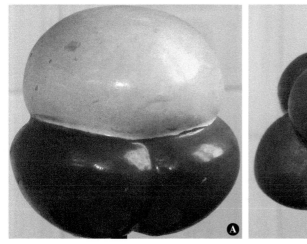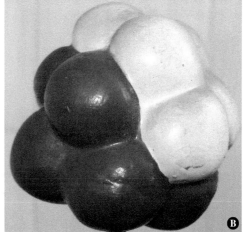

图 2-1-135 卵裂和桑葚胚
A 图：为已去除透明带的 3 个卵裂球模型，白色卵裂球代表将分化为内细胞群的细胞，绿色卵裂球代表将分化为滋养层的细胞；B 图：示已去除透明带的桑葚胚

2. 胚泡（blastocyst）和二胚层胚盘（bilaminar germ disc）的形成（图 2-1-136）

（1）桑葚胚继续分裂，细胞间逐渐出现的小腔隙，融合成一个大腔而形成胚泡。胚泡外

表为一层扁平细胞称滋养层(trophoblast),中央的腔称胚泡腔(blastocyst cavity),附于一侧的细胞团称内细胞群(inner cell mass)。

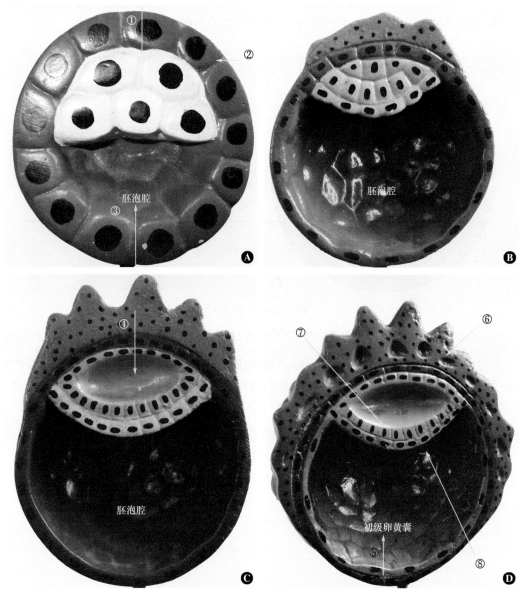

图 2-1-136　胚泡和二胚层胚盘的形成
①内细胞群;②滋养层;③胚泡腔;④羊膜腔;⑤初级卵黄囊;⑥合体滋养层;⑦上胚层;⑧下胚层

(2)胚泡形成后,内细胞群的细胞分裂增殖分化为上下两层细胞:上层细胞呈高柱状,称上胚层(epiblast);下层细胞呈低立方形,称下胚层(hypoblast)。两层细胞紧密相贴,中间有一层基膜相隔,形成椭圆形盘状结构,称二胚层胚盘(bilaminar germ disc)。

(3)羊膜囊和卵黄囊的形成(formation of amnion and yolk sac):

1)羊膜囊的形成(formation of amnion):受精后第 8 天,随着上胚层细胞的增生,细胞间出现了小的腔隙并逐渐扩大,上胚层被分隔成了两层细胞。贴近细胞滋养层内面的一层细胞为成羊膜细胞（amnioblast），后形成羊膜（amniotic membrane or amnion）。与下胚层相贴的一层细胞仍为上胚层。这两层细胞的边缘相延续，环绕中央的羊膜腔，共同构成了羊膜囊（amnion sac）。

2）卵黄囊的形成（formation of yolk sac）：受精后第9天，下胚层边缘的细胞增生并沿细胞滋养层内面向下迁移，形成一层扁平细胞，称外体腔膜（exocelomic membrane）。这层细胞在腹侧融合时，与下胚层共同构成初级卵黄囊（primary yolk sac）。绒毛膜与羊膜腔、卵黄囊之间分化形成胚外中胚层（extramesoderm），胚外中胚层形成的腔即胚外体腔（extraembryonic coelom），连接胚体与绒毛膜的胚外中胚层称连接蒂（connecting stalk）或体蒂（body stalk）。在初级卵黄囊内形成一个较小的囊称次级卵黄囊（secondary yolk sac），简称卵黄囊（yolk sac）。

3. 植入（implantation）（图2-1-137） 胚泡埋入子宫内膜的过程称为植入。图2-1-137 A模型显示：受精后第6~7天，胚泡开始侵入子宫内膜，由滋养层细胞（灰蓝色）分泌蛋白水解酶溶解子宫内膜（淡粉红色），胚泡腔内的蓝色细胞团为内细胞群。图2-1-137 B模型显示：胚泡已经全部植入子宫内膜，子宫上皮正在修复缺口；胎盘处的合体滋养层内开始出现腔隙，称滋养层陷窝，后来滋养层陷窝改称绒毛间窝；内细胞群开始分化形成下胚层（黄色）和上胚层（蓝色），羊膜腔开始出现。图2-1-137 C模型显示：胚泡全部埋入子宫内膜，子宫上皮已完全愈合，羊膜腔扩大，滋养层陷窝增多，后改称为绒毛间隙，此时为受精后的第11~12天。图2-1-137 D模型显示：植入后的胚胎生长迅速，羊膜腔和卵黄囊明显，此时为受精后的第14~15天。

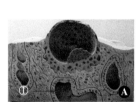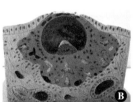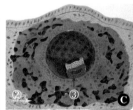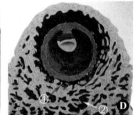

图2-1-137 植入过程
①子宫腺；②绒毛间隙；③羊膜腔；④绒毛

4. 两胚层胚盘的形成及滋养层的分化（图2-1-138） 胚胎第2周，植入的同时，内细胞群发育形成两胚层胚盘，滋养层发育形成胚外中胚层。图2-1-138 A模型显示：细胞滋养层产生的胚外中胚层已充填于卵黄囊和羊膜腔与滋养层之间的空隙，而且胚外中胚层内开始出现间隙；羊膜腔的底和卵黄囊的顶共同形成两胚层胚盘。图2-1-138 B模型显示：胚外中胚层内间隙进一步增大，同时由下胚层周边的细胞增生形成次级卵黄囊。图2-1-138 C模型显示：胚外中胚层的细胞贴到细胞滋养层、卵黄囊和羊膜腔表面，形成胚外体腔，仅在绒毛膜与羊膜腔之间留下胚外中胚层，即体蒂；初级卵黄囊开始退化。图2-1-138 D模型显示：胚外体腔进一步扩大，包在卵黄囊表面的为胚外中胚层脏层，包在羊膜囊表面以及衬贴在滋养层内表面的为胚外中胚层的壁层；体蒂随着羊膜腔的扩大而转向胚盘尾端，初级卵黄囊与次级卵黄囊脱离，退化形成外体腔泡。

5. 三胚层胚盘形成（formation of trilaminar germ disc） 上胚层的细胞增生并向尾端中线迁移，在胚盘尾端中轴线上形成一条增厚的细胞索即原条（primitive streak），原条头端细

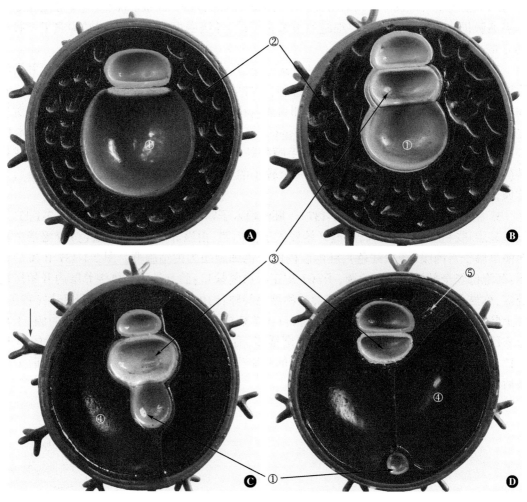

图 2-1-138　胚外中胚层的发育
①初级卵黄囊;②胚外中胚层;③次级卵黄囊;④胚外体腔;⑤体蒂

胞增生形成原结(primitive node),原结中央凹陷形成原窝或原凹(primitive pit)。上胚层的细胞沿原条下陷并置换了下胚层细胞,形成内胚层(endoderm)。另一部分上胚层细胞在上胚层与新形成的内胚层之间形成了一层新细胞,称胚内中胚层(intraembryonic mesoderm),即中胚层(mesoderm)。形成内胚层和中胚层之后的上胚层,改称外胚层(ectoderm)。由三个胚层构成的头端较宽、尾端较窄的椭圆形盘状结构称三胚层胚盘(trilaminar germ disc)。在胚盘的头端和尾端各有一无中胚层区域,分别称为口咽膜(buccopharyngeal membrane)和泄殖腔膜(cloacal membrane)。

　　经原窝迁移的上胚层细胞,在上胚层与形成中的内胚层之间向头端生长形成一细胞索即脊索突(notochordal process)。随着原窝向脊索突中延伸,脊索突由实心的细胞索变成了空心的细胞管,称脊索管(notochordal tube)。脊索管的腹侧壁与其下方的内胚层融合,向背侧与未来的神经管相通,向腹侧与未来的肠管相通,称神经肠管(neurenteric canal)。原始肠管的背侧壁融合,形成一条细胞索,称脊索(notochord)。

6. 三胚层的分化(differentiation of trilaminar germ disc)

(1) 外胚层的分化(differentiation of ectoderm)在脊索的诱导下,外胚层细胞增厚形成神经板(neural plate),神经板中央沿长轴凹陷形成神经沟(neural groove),沟两端隆起称神经褶(neural fold),两侧神经褶在中线愈合形成神经管(neural tube)。由神经管发育成中枢神经系统,神经嵴发育成周围神经系统、肾上腺髓质中的嗜铬细胞等。

(2) 中胚层的分化(differentiation of mesoderm)在脊索两侧,由内向外依次分化为三部分。

1) 轴旁中胚层(paraxial mesoderm):主要分化为背侧的骨骼、肌肉、结缔组织及皮肤的真皮等。

2) 间介中胚层(intermediate mesoderm):主要分化为泌尿生殖系统。

3) 侧中胚层(lateral mesoderm):以后出现的胚内体腔,将侧中胚层分为脏壁中胚层和体壁中胚层,脏壁中胚层主要分化为消化系统和呼吸系统的肌组织、结缔组织和血管等,体壁中胚层主要分化为胸腹部和四肢的肌肉、结缔组织和皮肤的真皮等。

(3) 内胚层的分化(differentiation of endoderm)随胚体的卷曲形成原肠,未来主要分化为消化管上皮和呼吸系统上皮。

7. 4~5周内人胚发育模型

(1) 第18天人胚模型(图2-1-139):图2-1-139 A 模型显示移去羊膜,可见胚盘尾端的体蒂连有绒毛。由于三个胚层开始分化,胚盘稍突向羊膜腔,胚盘表面为外胚层,尾端中线上有原条和原结。图2-1-139 B 模型显示胚盘纵切面,可见卵黄囊顶即内胚层,卵黄囊尾端向体蒂内突入的盲管为尿囊。内胚层上方为脊索和中胚层,胚盘前端无中胚层区域为口咽膜。

(2) 第20天人胚模型(图2-1-140):此模型为去除卵黄囊和羊膜囊的人胚,显示三个胚层开始分化。图2-1-140 A 模型显示外胚层,可见背侧中央的神经板,中央凹陷形成神经沟与神经褶,尾端有原条。2-1-140 B 模型显示中胚层,可见正中线上深红色条状结构为脊索,脊索两侧的中胚层已分化出块状的体节,头尾端无中胚层区域是口咽膜和泄殖腔膜。2-1-140 C 模型显示内胚层,头侧部位向背方的隆起将构成前肠。

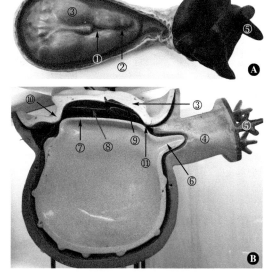

图2-1-139　第18天人胚模型

A. 背面观;B. 胚盘纵切面

①原结;②原条;③外胚层;④体蒂;⑤绒毛;⑥尿囊;⑦内胚层;⑧脊索;⑨中胚层;⑩口咽膜;⑪泄殖腔膜

(3) 第22天人胚模型(图2-1-141):图2-1-141 A 模型显示,胚体由圆盘状演变为圆柱状。神经沟从中段开始闭合形成神经管。2-1-141 B 模型显示横切面的胚体,可见脊索背侧的神经管与外胚层脱离,神经管两侧为体节,体节外侧为间介中胚层,最外侧是已分化成两层的侧中胚层,两层之间为胚内体腔。

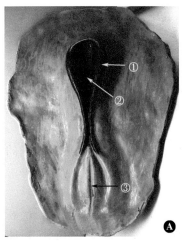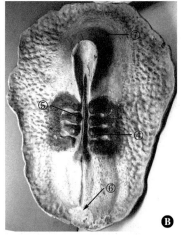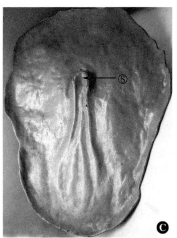

图 2-1-140　第 20 天人胚模型

A. 外胚层背面观；B. 中胚层背面观；C. 内胚层背面观

①神经褶；②神经沟；③原条；④体节；⑤脊索；⑥泄殖腔膜部位；⑦口咽膜部位；⑧前肠

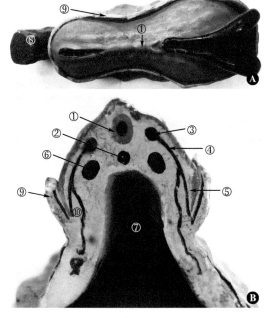

图 2-1-141　第 22 天人胚模型

A. 背面观；B. 横断面观

①神经管；②脊索；③体节；④间介中胚层；⑤侧中胚层；⑥背
主动脉；⑦原始消化管与卵黄囊相通；⑧体蒂；⑨剪去羊膜的
边缘；⑩胚内体腔

（4）第 4～5 周人胚模型（图 2-1-142）：图 2-1-142 A 模型显示第 4～5 周的人胚外形，在这时期，鳃弓出现；耳泡、神经管和脑泡形成，体节明显，卵黄囊缩小，脐带开始形成。图 2-1-142 B 模型显示背面有神经管，眼泡和耳泡明显；神经管腹侧为发育中的脊椎，其腹侧可见内胚层包卷形成的原始消化管。与卵黄囊相通的部分为中肠，前、后端分别为前肠和后肠。前肠头端向两侧突出的盲囊为咽囊，后肠腹侧有尿囊深入到体蒂中。前、后肠腹侧的凹陷处是内外中胚层紧贴形成的口咽膜和泄殖腔膜；前肠的腹侧有心脏。

8. 胎膜（fetal membrane）

（1）胎儿与胎膜的关系（relationship between fetus and fetal membrane）（图 2-1-143）：本模型为子宫的矢状切面，人胚悬浮于羊膜腔内，胎儿腹侧有脐带（umbilical cord）连胎盘，脐带内有脐动脉、脐静脉、卵黄囊、尿囊和胚外中胚层组织。脐带相连处为丛密绒毛膜（chorion frondosum），丛密绒毛膜深面的蜕膜（decidua）为底蜕膜（decidua basalis），包在胚体表面的蜕膜为包蜕膜（decidua capsularis），其余部分为壁蜕膜（decidua parietalis）。包蜕膜与壁蜕膜之间的腔为子宫腔，紧贴包蜕膜侧的绒毛膜为平滑绒毛膜（chorion laeve），平滑绒毛膜内侧为羊膜，两者之间为胚外体腔。

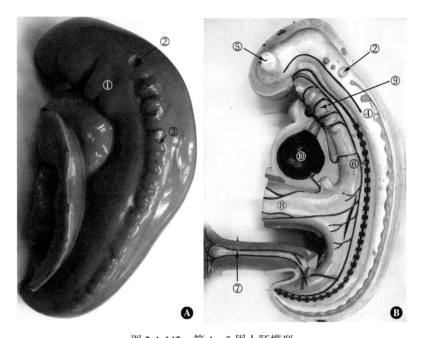

图 2-1-142　第 4 ~5 周人胚模型

A. 人胚外形侧面观；B. 人胚纵剖面观

①鳃弓；②耳泡；③体节；④神经管；⑤眼泡；⑥原始消化管；⑦尿囊；⑧卵黄肠管；⑨咽囊；⑩心包腔

（2）胎盘、胞衣和脐带（placenta，afterbirth and umbilical cord）：观察新鲜胎盘，可分为三部分。

1）胎盘（placenta）：为盘状物，由丛密绒毛膜和基蜕膜组成，胎儿面有羊膜覆盖，较光滑，可见密布的血管，母体面可见 20 个左右的胎盘小叶，胎盘小叶之间可分离出形似海绵状的蜕膜。

2）胞衣（afterbirth）：包括胎膜和胎盘（包蜕膜、壁蜕膜贴在一起，不易分开）。

3）脐带（umbilical cord）：脐带外覆羊膜，内有结缔组织和两条脐动脉，一条脐静脉。

（3）胎盘镜下观察（placenta structure under microscope）：从胎儿面开始依次可见：

1）羊膜（amniotic membrane）：为一层由扁平或立方上皮构成的膜。

2）绒毛膜（chorion）：为羊膜下一层较厚的胚胎性结缔组织，内含较大血管。

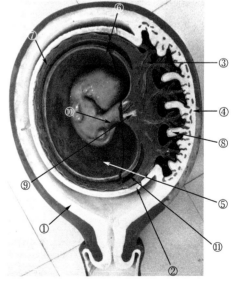

图 2-1-143　胎儿、胎盘在子宫内的关系

①壁蜕膜；②包蜕膜；③丛密绒毛膜；④底蜕膜；⑤羊膜腔；⑥羊膜；⑦平滑绒毛膜；⑧胎盘隔；⑨卵黄囊；⑩脐带；⑪胚外体腔

3）绒毛（villus）：周边为滋养层细胞（早期可见内层的细胞滋养层和外层的合体滋养层），其中轴为胚外中胚层组织，可见血管断面。

4）绒毛间隙（intervillous space）：为绒毛间的腔隙，含有从母体来的血细胞。

5）底蜕膜或基蜕膜（decidua basalis）：母体面，含有较多的嗜酸性多边形蜕膜细胞。

【复习思考题】

1. 名词解释

（1）精子获能

（2）原条

（3）脊索

（4）胎盘屏障

2. 问答题

（1）简述一下受精的定义以及受精发生的时间、地点、条件和意义。

（2）试述二胚层胚盘的形成。

（3）试述三胚层胚盘的形成。

（4）试述三胚层的分化。

（岳炳德）

实验二十一　颜面和四肢的发生

【实验目的】

（1）了解颜面、腭发生的始基。

（2）掌握鳃器的组成，颜面发生。

（3）熟悉颜面部常见先天畸形。

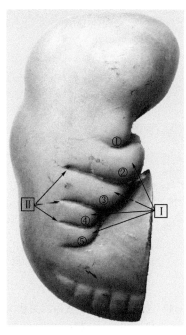

图 2-1-144　颜面发生模型Ⅰ侧面观
（胚胎第 4 周）

Ⅰ鳃弓；Ⅱ鳃沟；①上颌突；②下颌突；③第二
对腮弓；④第三对腮弓；⑤第四对腮弓

【实验内容】

1. 模型观察

（1）颜面发生（formation of the face）：该套模型共 6 个，显示颜面部的早期发育过程。

1）模型Ⅰ侧面观（图 2-1-144）：胚胎第 4 周头部标本模型，在头部两侧可见四对柱状弓形隆起，称鳃弓。鳃弓之间的凹陷为鳃沟。第一对鳃弓腹端分支形成上颌突及下颌突。在上颌突的下方，依次为第二、第三及第四对鳃弓。

2）模型Ⅰ正面观（图 2-1-145）：此时胚的颜面原基由五个突起组成：上方较大的为额鼻突，两侧有一对上颌突和一对下颌突。正中被五个突起所包围的凹陷为口凹，它的底为口咽膜。在额鼻突下缘两侧的外胚层已增厚，形成一对嗅板，此时已凹陷为嗅窝。

3）模型Ⅱ~Ⅳ（图 2-1-146）：胚胎第 5 周、5 周半、6 周的头部标本模型，由于嗅窝已凹陷较深，额鼻突的下缘出现 4 个小突起，即 2 个外侧鼻突和 2 个内侧鼻突。此时口咽膜已破裂，可见上颌突与外侧鼻突间的鼻泪沟。左右下颌突在中线愈合，形成下颌与上唇。上颌突逐渐向中轴部延伸，内侧鼻突向下延伸。左右鼻窝深陷且渐向中线靠近，眼泡位于头部两侧，逐渐移向前方。在第一鳃沟两侧，即第一对鳃弓及第二对鳃弓的组织发生隆起，成为耳郭的始基，逐渐明显。第二鳃弓发达,而第三对鳃弓和第四对鳃弓逐渐退化。

4）模型V～VI（图2-1-147）:胚胎第7周、8周头部标本模型,此时颜面部已基本形成。左右上颌突分别与同侧的内侧鼻突融合,形成上颌及下唇的外侧部分。两内侧鼻突下缘形成人中及上唇的内侧部分。上颌突与外侧鼻突间的鼻泪沟已下陷消失,外侧鼻突参与形成鼻翼。鼻梁和鼻尖开始形成,鼻孔由向前转为向下。眼泡已移向面部的两侧。此期鳃沟多已消失,仅第一鳃沟发育形成外耳道。外耳道周围间充质增生,逐渐形成外耳郭。

（2）腭的发生（development of the palate）:胚胎第6～7周,左右两侧鼻突融合后,向原始口腔内长出一个短小的正中腭突,演化为腭前部的一小部分,左右上颌突向原始口腔内长出的一对扁平的外侧腭突。外侧腭突前缘与正中颌突愈合,两者正中交会处残留一个小孔即切齿孔。以后,腭前部间充质骨化为硬腭,后部则为软腭,软腭后缘左右融合形成腭垂。

2. 畸形标本

（1）唇裂（cleft lip）:多发生于上唇,因上颌突与同侧的内侧鼻突未愈合所致,故沟裂位于人中外侧。

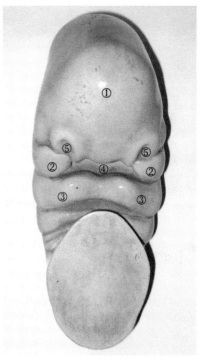

图2-1-145　颜面发生模型 I 腹面观
（胚胎第4周）
①额鼻突;②上颌突;③下颌突;④口凹;⑤嗅窝

唇裂多为单侧,也可见双侧者。如内侧鼻突发育不良导致人中缺损,则出现正中宽大唇裂。

（2）腭裂（cleft palate）:比较常见,多因正中腭突与外侧腭突未愈合或左、右外侧腭突未愈合所致。腭裂有时伴有上唇裂。

（3）面斜裂（oblique facial cleft）:位于眼内眦与口角之间,是因上颌突与同侧外侧鼻突未愈合所致。

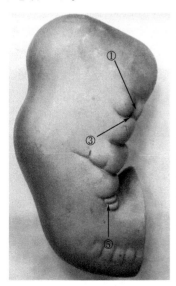
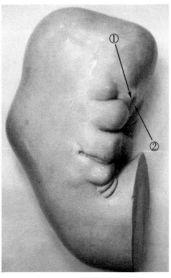
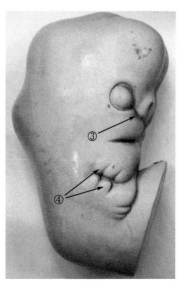

图2-1-146　颜面发生模型 II～IV 侧面观（胚胎第5周、5周半、6周）
①外侧鼻突;②内侧鼻突;③鼻泪沟;④耳郭始基;⑤渐退化的鳃弓

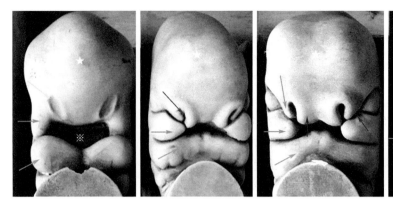
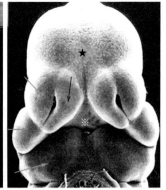

图 2-1-147　颜面发生模型 V ～ Ⅵ腹面观（胚胎第 7 周、8 周）

★额鼻突，※口凹；→上颌突；→鼻板；→鼻窝；→外侧鼻突；→内侧鼻突；鼻泪沟

【复习思考题】

（1）试述咽囊的发生和演变。

（2）试述腭的发生过程及相关畸形的发生原因。

（于　丽）

实验二十二　消化系统和呼吸系统的发生

【实验目的】

（1）掌握消化管各段的发生。

（2）了解肝、胆、胰的发生。

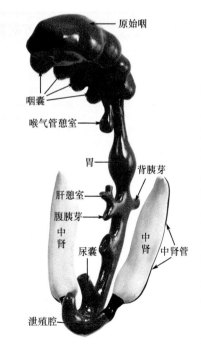

图 2-1-148　第 4 周人胚原始消化管

（3）了解呼吸系统的发生。

【实验内容】

1. 模型观察

（1）原始消化管（primitive gut，图 2-1-148）：此模型已将人胚的外胚层和中胚层组织剥去，仅显示第 4 周胚内原始消化管的演变：前肠头端背腹变扁、两侧变宽，形成漏斗形原始咽。咽的头端较宽，并口与口凹外胚层相连；尾端较窄，与食管相接；其两侧向外膨出，形成 5 对囊状突起，称咽囊。咽尾端向腹侧突起的盲管，即为喉气管憩室。食管以下的梭形膨大部为胃，下端为十二指肠，已有肝憩室、背胰芽、腹胰芽形成。从十二指肠到卵黄蒂以上的原始消化管将形成空肠及回肠的一部分；从卵黄蒂以下的原始消化管将形成回肠的另一部分及大肠。后肠尾端的膨大处为泄殖腔，其腹侧与尿囊相连，背外侧有中肾管通入。

（2）胃的发生（development of stomach，图 2-1-149）：此模型中肝被去除，胃沿纵轴已旋转 90°。由于胃壁生长速度不同形成胃大弯、胃小弯，胃小弯已转向右侧,胃大弯已转向左侧。胃小弯侧的腹系膜被去除,胃大弯侧背系膜向左侧膨出,开始形成网膜囊。网膜囊壁上已有脾形成。

（3）肠的发生

1）十二指肠的发生（development of duodenum,图 2-1-150）:前肠末段和中肠头端生长形成"C"形肠袢,演变形成十二指肠。最初"C"形肠袢凸向腹侧,随胃的旋转,逐渐凸向右侧。

2）中肠的演变（development of midgut,图 2-1-151,图 2-1-152）:图 2-1-151 显示,由于肠生长迅速,形成向腹侧弯曲的"U"形中肠袢。肠系膜上动脉行于肠袢系膜的中轴部位。中肠袢顶部与卵黄蒂相连,头侧段为肠袢头支,尾侧段为肠袢尾支,尾支上发生一个囊状的盲肠突,是盲肠和阑尾的原基。第 6 周,肠袢生长迅速而腹腔容积相对较小,使中肠袢突入脐腔,形成生理性脐疝。

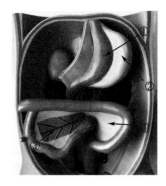

图 2-1-149 胃的发生
①胃;②网膜囊;③肠系膜上动脉;④肠袢系膜

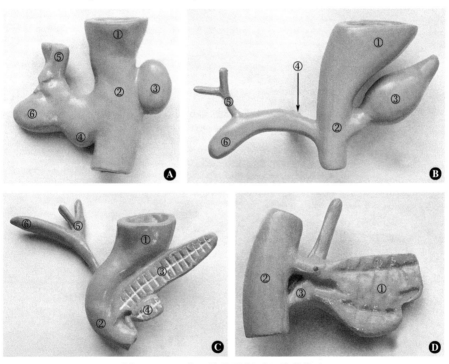

图 2-1-150 十二指肠及肝、胆、胰的发生
A. ①胃;②十二指肠;③背胰;④腹胰;⑤肝憩室头支;⑥肝憩室尾支;
B. ①胃;②十二指肠;③背胰;④腹胰;⑤肝憩室头支;⑥肝憩室尾支;
C. ①胃;②十二指肠;③背胰;④腹胰;⑤肝憩室头支;⑥肝憩室尾支;
D. ①背、腹胰已合并;②十二指肠;③腹胰管

中肠袢在脐腔生长的同时,以肠系膜上动脉为轴逆时针旋转 90°,头支转向右侧,尾支转向左侧,使中肠袢由矢状位转为水平位。第 10 周,腹腔增大,中肠袢由脐腔退回腹腔,退回时逆时针旋转 180°,头支转至左侧,主要演化为空肠和回肠大部,居腹腔中部,尾支转至右侧,主要演化为结肠。盲肠突最初位于肝下方,以后下降至右髂窝处,其近端形成盲肠,远端形成阑尾（图 2-1-152）。

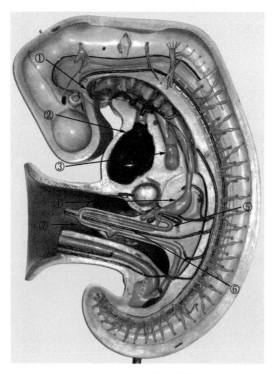

图 2-1-151　人胚第 6 周模型
①口咽膜处;②心包腔;③肺芽;④胃;⑤十二指肠;⑥中肠袢;⑦脐腔

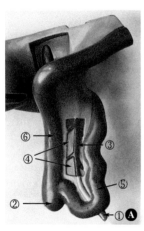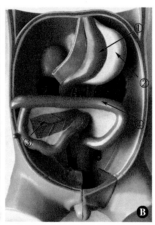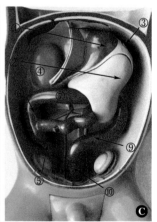

图 2-1-152　中肠及后肠的演变
A. 中肠袢旋转:①卵黄蒂;②盲肠突;③肠系膜上动脉;④肠袢系膜;⑤头支;⑥尾支;
B. 肠袢退回腹腔:①胃;②网膜囊;③肠系膜;④尾支已向右侧转位;
C.①胃;②网膜囊;③脾;④肾;⑤阑尾;⑥升结肠;⑦横结肠;⑧降结肠;⑨乙状结肠;⑩直肠

　　3) 直肠的发生和泄殖腔的分隔(formation of rectum and separation of cloaca,图 2-1-153):泄殖腔是后肠末端的膨大部分,腹侧与尿囊相连,尾端由泄殖腔膜封闭。第 6～7 周,尿囊起始部与后肠之间的间充质增生,形成一镰状隔膜,称尿直肠隔,突入泄殖腔内,逐渐与泄殖腔膜连接,将泄殖腔分为腹、背两份。腹侧份称尿生殖窦,分化为膀胱和尿道;背侧份称原始直肠,分化为直肠和肛管上段。泄殖腔膜也被分隔为腹侧的尿生殖膜和背侧的肛膜。

（4）肝、胆、胰的发生（development of liver, gallbladder and pancreas,图 2-1-150）：在十二指肠腹侧肝憩室已分为头支和尾支,头支是肝的原基,尾支将发育为胆囊和胆囊管,肝憩室基部将发育为胆总管。

在肝憩室的基部有一突起为腹胰芽,十二指肠背侧壁上的突起为背胰芽,将分别形成腹胰和背胰。随着胃肠的旋转和肠壁的不均等生长,腹胰转位,与背胰融合形成胰腺。腹胰形成胰头的下份,背胰形成胰头的上份、胰体和胰尾。

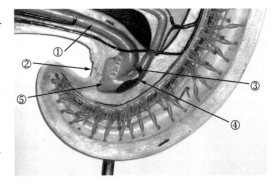

图 2-1-153　直肠的发生和泄殖腔的分隔
①尿囊;②泄殖腔膜;③尿直肠隔;④后肠;⑤泄殖腔

2. 标本观察　观察先天性脐疝、先天性巨结肠、肠袢转位异常等畸形标本。

【复习思考题】

（1）试述泄殖腔的分隔和分化。

（2）试述 4 种消化系统的常见畸形,并分析其形成机制。

（3）试述 2 种呼吸系统的常见畸形,并分析其形成机制。

（李如江）

实验二十三　泌尿系统和生殖系统的发生

【实验目的】

（1）熟悉前肾、中肾的发生。

（2）掌握后肾的发生及泄殖腔的分隔。

（3）了解生殖腺的发生和生殖管道的演变。

【实验内容】

泌尿系统和生殖系统的主要器官均发生于间介中胚层。胚胎第 4 周初,胚头端的间介中胚层形成生肾节,胚尾端的间介中胚层形成生肾索。到第 4 周末,生肾索增生为尿生殖嵴。前肾于 4 周初形成于生肾节内,至第 4 周末退化;中肾于第 4 周末形成于生肾索内,至第 2 个月末退化;后肾于第 5 周初开始发生。

1. 泌尿系统发生

（1）前肾的发生:第 4 周初人胚模型,前肾出现于生肾节内。该标本为第 22 天人胚模型,可观察前肾的发生。取下外胚层,显示中胚层。可见前外侧中胚层组织中的 7~10 排前肾小管（绿色）,平行排列。前肾小管内端开口于胚内体腔,外端向尾侧弯曲并相互连通成前肾管（图 2-1-154）。

（2）中肾的发生:图 2-1-155 显示第 4 周末人胚模型,可观察泌尿生殖系统的早

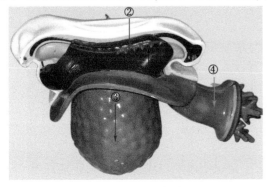

图 2-1-154　人胚 4 周初模型侧面观
①前肾小管;②前肾管;③卵黄囊;④体蒂

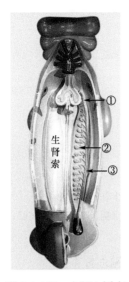

图 2-1-155　人胚 4 周末
模型前面观（唐军民图）
①前肾；②中肾小管；③中肾管

期发生。模型去除了外胚层，左侧剖开的生肾索内见前肾小管相继退化，而前肾管则大部分保留并向尾部延伸成为中肾管。

（3）后肾的发生：第 5～8 周人胚模型显示（图 2-1-156），人胚第 5 周初，中肾管末端近泄殖腔处向背侧头端发出一盲管，称输尿管芽。输尿管芽长入中肾嵴的尾端，诱导其周围的中肾嵴组织形成生后肾原基，输尿管芽和生后肾原基将继续发育成后肾。

图 2-1-156 A 显示 5 周人胚模型，呈"C"形，头颈部尤其弯曲。取下外胚层，从侧后面观可见数十对平行排列的中肾小管（绿色），中肾小管的外侧端连通形成中肾管，中肾管通入泄殖腔。从侧面观，中肾管在通入泄殖腔前，其背外侧壁突起形成输尿管芽（绿色）。输尿管芽顶端包绕着生后肾原基（棕黑色），两者将共同组成后肾。尿囊和后肠之间的间充质将形成尿直肠隔，将泄殖腔分隔为背侧的直肠和腹侧的尿生殖窦两个部分。图 2-1-156 B 模型显示 8 周人胚，后肾已形成，并从盆腔升入腹腔。肾上方为肾上腺。

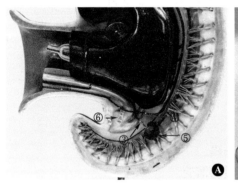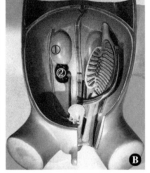

图 2-1-156　后肾发生（唐军民图）
A. 侧面观；B. 正面观
①肾上腺；②生后肾原基；③输尿管芽；④中肾管；⑤后肾原基；⑥泄殖腔

2. 生殖系统发生

（1）生殖腺和生殖管道发生：图 2-1-157 显示第 8 周人胚模型，去除前腹壁后观察生殖腺和生殖管道的发生。生殖腺已能区分男、女，其他结构尚不能区分性别。中肾大部分已退化，其尾端的淡黄色结构为引带。取下左中肾及生殖腺的腹侧半（图 2-1-157 A），可见中肾小管、中肾管（绿色）和发育中的睾丸（可见初级性索）。取下右侧中肾及生殖腺的腹侧半（图 2-1-157 B），可见多数细胞团，为次级性索形成的原始卵泡，提示将分化为卵巢。可见中肾管往下开口于膀胱三角（绿色）。中肾旁管（红色）已形成，其头端开口于腹腔，末端突向尿生殖窦背侧壁形成窦结节（橘黄色）。

（2）尿生殖窦的分化（图 2-1-158）：女性尿生殖窦上段发育成膀胱，中段形成尿道，下段扩展形成阴道前庭。男性尿生殖窦上段形成膀胱，中段参与形成尿道前列腺部及膜部，下段形成男性尿道海绵体大部分。

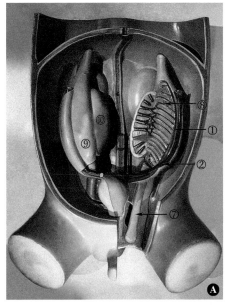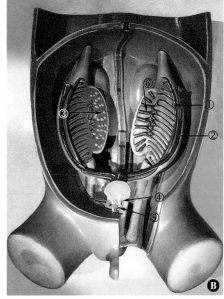

图 2-1-157　生殖腺和生殖管道发生(唐军民图)

①中肾管;②中肾旁管;③发育中的卵巢;④膀胱三角;⑤窦结节;⑥发育中的睾丸;⑦引带;
⑧中肾小管;⑨中肾嵴;⑩生殖嵴

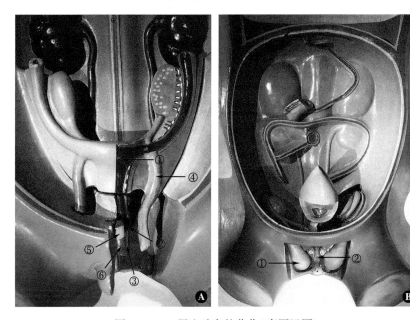

图 2-1-158　尿生殖窦的分化(唐军民图)

A. 女性:①子宫;②阴道穹窿部;③阴道下部分;④引带;⑤尿道;⑥尿生殖窦下段;
B. 男性:①睾丸;②男性尿道海绵体部

【复习思考题】

(1) 试述后肾的发生过程。

(2) 试述泌尿系统、生殖系统常见畸形及成因。

(高海玲)

实验二十四　心血管系统的发生

【实验目的】

（1）了解心脏发生外形的演变。

（2）掌握心脏内部的分隔过程。

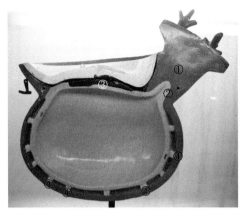

图 2-1-159　第 15～16 天胚胎模型
①体蒂；②尿囊；③胚盘；④卵黄囊壁上的胚外中胚层及血岛

【实验内容】

1. 原始心血管系统的建立　人胚约第 15 天，在卵黄囊壁、体蒂和绒毛膜的胚外中胚层中，间充质细胞增殖、形成细胞团，称血岛，其中央的细胞分化为原始血细胞，即造血干细胞；周边的细胞变扁，分化为内皮细胞，内皮细胞围成内皮管即原始血管。内皮管再逐渐形成胚内内皮管网。继而形成胚外内皮管网。第 3 周末，胚外和胚内的内皮管网在体蒂处彼此沟通，逐渐形成卵黄囊与胚体、绒毛膜与胚体、胚体本身的原始血管通路，此即原始心血管系统（图 2-1-159）。

2. 心脏发生的外形演变　心管的头端与动脉相连，尾端与静脉相连，两端固定在心包上。心管各段因生长速度不同，先后出现四个膨大，由头端向尾端依次称心球、心室、心房和静脉窦，由于心管两端固定在心包上，而游离部（心球和心室）的生长速度又较心包腔快，因而心球和心室形成 U 形弯曲，称球室袢，凸向右、前和尾侧。不久，心房渐渐离开原始横膈，位置逐渐移至心室背侧头端，并稍偏左。静脉窦也从原始横膈内游离出来，位于心房的背面尾侧，以窦房口与心房相通。此时的心脏外形呈 S 形弯曲。心房由于受前面的心球和后面的食管限制而向左、右方向扩展，结果便膨出于动脉干的两侧。心球的尾段变得膨大，融入心室，并演变为原始右心室，原来的心室变成左心室。至此心脏已初具成人心脏的外形，但内部仍未完全分隔（图 2-1-160）。

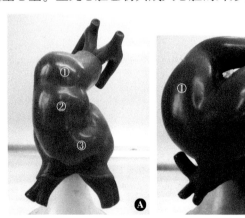
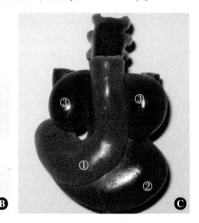

图 2-1-160　心脏发生的外形演变正面观
①心球；②心室；③心房

3. 心脏内部分隔

（1）房室管的分隔：由房室管的腹侧壁和背侧壁正中线上各形成一个心内膜垫，两者对长愈合便分隔为左右房室管。

（2）原始心房的分隔：可见第一房间隔及第一房间孔和第二房间孔、第二房间隔。注意分隔过程。

原始心房由第一房间隔和第二房间隔分隔。第一房间隔上先出现第一房间孔，当第一房间隔已与互相融合的背腹心内膜垫融合，第一房间孔关闭，在第一房间隔上部又形成第二房间孔。第一房间隔右侧的心房顶端腹侧壁上，形成一新月形的第二房间隔，其下缘形成卵圆孔。胎儿出生前，右心房的血液可以通过卵圆孔，冲开第一房间隔，通过第二房间孔进入左心房，但不能逆流。出生后，肺循环发挥功能，左心房压力增大致使两个房间隔融合形成一个完整的隔，卵圆孔关闭，左、右心房完全分开（图2-1-161）。

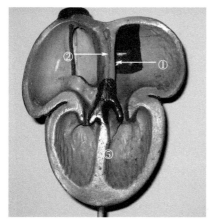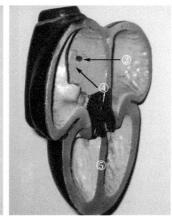

图 2-1-161 原始心房的分隔

①第一房间隔；②第一房间隔；③第二房间孔；④正在形成中的卵圆孔；⑤室间隔

（3）原始心室的分隔：由室间隔肌部和室间隔膜部两部分构成。心尖部组织的心室腔底部向内凸起，形成一个较厚的半月形肌性嵴，称室间隔肌部。此隔不断向心内膜垫方向生长，上缘凹陷，与心内膜垫之间留有一孔，称室间孔。室间孔由左、右球嵴和心内膜垫组织封闭，形成室间隔膜部，注意形成室间隔膜部的三个起源（图2-1-162）。

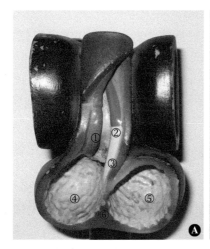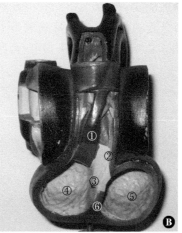

图 2-1-162 动脉干和心动脉球的分隔

①右球嵴；②左球嵴；③室间隔膜部；④右心室；⑤左心室；⑥室间隔肌部

（4）动脉干和心球的分隔：可见两个相互对应螺旋走行的左、右球嵴愈合分为升主动脉和肺动脉干（图2-1-162）。

4. 胎儿血液循环及出生后的变化　出生前的心脏外形和内部结构与成人心脏大体相似，但可见未闭的卵圆孔。根据胎儿心脏及其特点，分析胎儿血液循环的特点、途径、出生后发生的变化。胎儿出生后血循环发生以下改变：脐静脉演变成肝圆韧带；静脉导管闭锁为静脉韧带；卵圆孔封闭成卵圆窝；动脉导管闭锁为动脉韧带；脐动脉大部分闭锁为脐外侧韧带。

5. 常见畸形　心血管系统发生的常见畸形有房间隔缺损、室间隔缺损、动脉干和心球分隔异常、动脉导管未闭。

【复习思考题】

（1）试述原始心房的分隔过程。

（2）试述原始心室的分隔过程。

（陈燕春）

实验二十五　神经系统和眼、耳的发生

【实验目的】

（1）掌握神经管的发生和演变。

（2）了解脑和脊髓早期发育特征及眼和耳的早期发育特征。

【实验内容】

1. 神经管（neural tube）的发生　人胚第3周初，在脊索的诱导下，出现了由神经外胚层构成的神经板。随着脊索的延长，神经板也逐渐长大并形成神经沟。在相当于枕部体节的平面上，神经沟首先愈合成管，愈合过程向头、尾两端进展，最后在头、尾两端各有一开口，分别称前神经孔（anterior neuropore）和后神经孔（posterior neuropore）。胚胎第25天左右，前神经孔闭合；第27天左右，后神经孔闭合，完整的神经管形成。神经管的前段膨大，衍化为脑；后段较细，衍化为脊髓（图2-1-163）。

2. 神经管的演变

（1）脑和脊髓的发生：神经管随着胚体的弯曲生长，头段出现向腹侧的两个弯曲，即头曲和颈曲。以颈曲为界的头段扩大演变为脑的原基——脑泡（brain vesicle）；由前向后分别为前脑泡、中脑泡和菱脑泡（图2-1-164）。至第5周，前脑泡的头端向两侧膨大，形成左右两个端脑及尾侧的间脑泡。端脑继续发育形成两侧的大脑半球，间脑泡壁则增厚发育为间脑。中脑泡变化不大，演变成为中脑；菱脑泡演变为头侧的后脑和尾侧的末脑，后脑演变为脑桥和小脑，末脑演变为延髓。随着脑泡的形成和演变，神经管的管腔也演变成为各个部位的脑室。前脑泡的腔演变为左右两个侧脑室

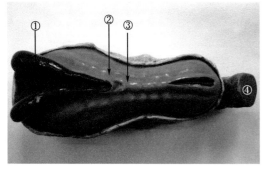

图 2-1-163　第22天人胚模型背面观
①神经褶；②体节；③外胚层下方为神经管；④体蒂

和间脑中的第三脑室;中脑泡的腔很小,形成狭窄的中脑水管;菱脑泡的腔演变为宽大的第四脑室。颈曲后的尾段保持管状结构演变为脊髓,其管腔变为脊髓中央管,套层分化为灰质,边缘分化为白质(图 2-1-165,图 2-1-166)。

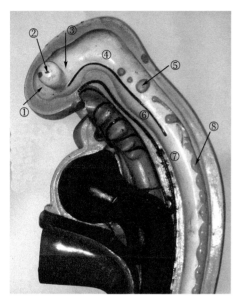

图 2-1-164　人胚第 26 天模型侧面观
①端脑泡;②视泡;③间脑泡;④中脑泡;⑤听泡;
⑥菱脑泡;⑦脊髓;⑧发育中的脊神经节

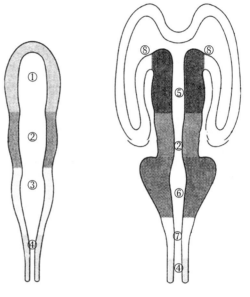

图 2-1-165　人胚脑发育模式图
①前脑泡;②中脑泡;③菱脑泡;④脊髓;⑤间脑泡;
⑥后脑泡;⑦末脑泡;⑧端脑泡

(2) 眼和耳的早期发育:前脑泡侧壁向外侧膨出形成一对视泡(optic vesicle)(图 2-1-164),其远端膨大、内陷形成双层杯状结构-视杯(optic cup)(图 2-1-166),其近端变细形成视柄(optic stalk),与前脑分化成的间脑相连。外胚层在视泡的诱导下增厚,形成晶状体板;晶状体板内陷入视杯,形成晶状体泡,是晶状体发育的原基。眼的各部分即由视杯、视柄、晶状体泡及它们周围的间充质进一步分化发育形成。胚胎的第 4 周初,菱脑两侧的外胚层增厚,形成听板(otic placode),向深部间充质内陷,形成听窝(otic pit),最后听窝闭合并与表面的外胚层分离,形成一个囊状的听泡(otic vesicle)(图 2-1-164)。听泡初为梨形,以后向背腹方向延伸增大,形成背侧的前庭囊和腹侧的耳蜗囊,并在背侧内侧长出一个囊管,为内淋巴管。前庭囊形成三个半规管和椭圆囊的上皮,耳蜗囊形成球囊和耳蜗管的上皮。这样,听泡及其周围的间充质便演变为内耳膜迷路。胚胎第三个月时,膜迷路周围的间充质分化成一个软骨囊,包绕膜迷路。约在胚胎第 5 个月时,软骨囊骨化成骨迷路。

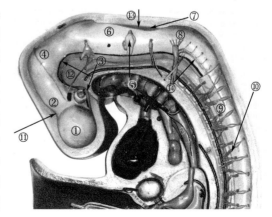

图 2-1-166　第 5 周人胚模型侧面观
①端脑;②间脑;③视杯;④中脑;⑤发育中的内耳;⑥后脑;
⑦菱脑窝;⑧末脑;⑨脊髓;⑩脊神经节;⑪端脑曲;⑫中脑曲;⑬脑桥曲;⑭颈曲

【复习思考题】

（1）试述神经管的形成及分化。

（2）试述视泡的形成和分化。

（3）试述听泡的形成和分化。

（付文玉）

第二章 病 理 学

实验一 细胞、组织的适应与损伤的修复

【实验目的】

（1）掌握萎缩、肥大、变性、坏死的分类、好发部位与大体标本形态特点。

（2）掌握变性、坏死、肉芽组织的组织学病变特点。

【实验内容】

1. 大体标本观察

（1）子宫萎缩（atrophy of uterus）：全切子宫标本，体积明显缩小，子宫肌层变薄（图2-2-1）。

（2）肾压迫性萎缩（pressure atrophy of kidney）：肾积水，体积较正常增大，呈囊状，切面肾盂肾盏高度扩张，黏膜粗糙，肾实质因受压而萎缩变薄，肾盂肾盏处可见棕黄色结石（图2-2-2）。

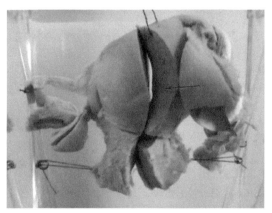

图 2-2-1　子宫萎缩（如箭头所示）

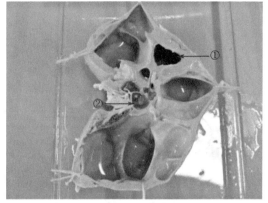

图 2-2-2　肾压迫性萎缩（如箭头所示）
①萎缩的肾实质；②肾结石

（3）子宫肥大（hypertrophy of uterus）：妊娠期子宫，体积明显增大，子宫肌层增厚（图2-2-3）。

（4）肝脂肪变性（fatty change of liver）：肝右叶，表面光滑，被膜紧张，淡黄色，边缘圆钝，切面呈油腻感（图2-2-4）。

（5）脾凝固性坏死（coagulative necrosis of spleen）：脾切面靠近包膜处可见三角形灰白色梗死灶，周围有充血、出血带（图2-2-5）。

（6）心肌凝固性坏死（coagulative necrosis

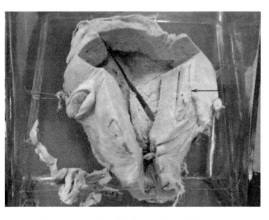

图 2-2-3　子宫肥大（如箭头所示）

of myocardium):在心脏剖面中见到大范围地图状不规则灰黄色的梗死区域(图 2-2-6)。

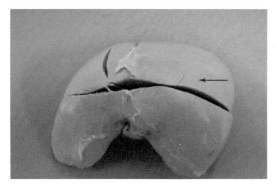

图 2-2-4　肝脂肪变性(如箭头所示)

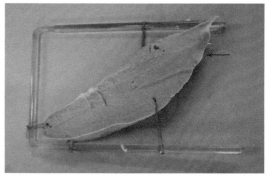

图 2-2-5　脾凝固性坏死(如箭头所示)

（7）淋巴结干酪样坏死(caseous necrosis of lymph nodes):在肿大融合的淋巴结切面中可见多个结节状坏死区域,坏死组织为灰黄色松脆的干酪样物质(图 2-2-7)。

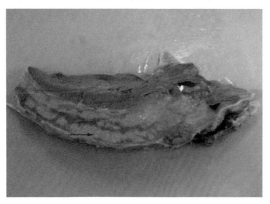

图 2-2-6　心肌凝固性坏死(如箭头所示)

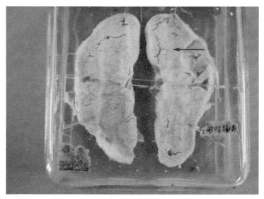

图 2-2-7　淋巴结干酪样坏死(如箭头所示)

（8）脑液化性坏死(liquefactive necrosis of brain):在侧脑室旁,可见一不规则灰黄色坏死区域,切面粗糙,局部凹陷(图 2-2-8)。

（9）肺液化性坏死(liquefactive necrosis of lung):肺切面可见一不规则脓腔,脓液被固定呈灰黄色团块(图 2-2-9)。

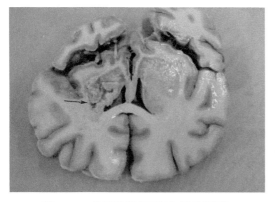

图 2-2-8　脑液化性坏死(如箭头所示)

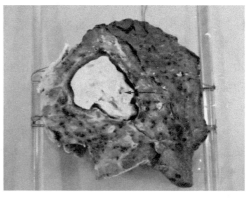

图 2-2-9　肺液化性坏死(如箭头所示)

（10）足干性坏疽（dry gangrene of foot）：坏疽的足趾呈黑色，干枯、皱缩，与周围组织分界清楚（图 2-2-10）。

2. 组织切片观察

（1）化生（metaplasia）：肺组织中小支气管黏膜柱状上皮被鳞状上皮取代（图 2-2-11）。

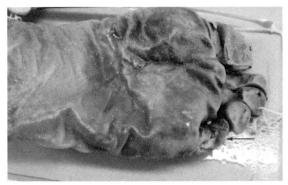

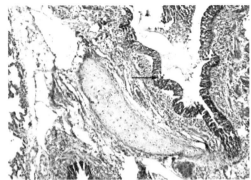

图 2-2-10　足干性坏疽（如箭头所示）　　　图 2-2-11　肺小支气管鳞状上皮化生（如箭头所示）

（2）肝细胞气球样变（hydropic degeneration of liver）：肝细胞肿胀呈圆形，胞质高度疏松呈空泡状（图 2-2-12）。

（3）肝细胞脂肪变（fatty change of liver）：肝细胞体积增大，细胞质中出现大小不等的球形脂滴，大者可充满整个细胞而将细胞核挤至一侧（图 2-2-13）。

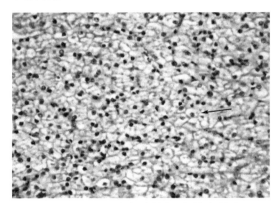

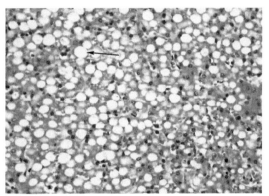

图 2-2-12　肝细胞气球样变（如箭头所示）　　　图 2-2-13　肝细胞脂肪变（如箭头所示）

（4）肾小球玻璃样变（hyalinization of glomerulus）：部分肾小球失去原有结构，毛细血管腔闭塞，细胞核消失或固缩，大量均质红染的嗜酸性物质沉积在肾小球内（图 2-2-14）。

（5）纤维结缔组织玻璃样变（hyalinization of fibrous connective tissue）：瘢痕组织中的胶原纤维呈玻璃样变（图 2-2-15）。

（6）肺动脉中层钙化（arterious calcification of lung）：肺动脉分支中膜可见紫蓝色颗粒状至片块状钙盐沉积（图 2-2-16）。

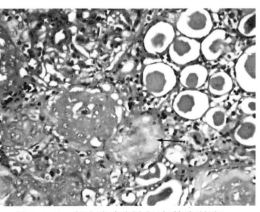

图 2-2-14　肾小球玻璃样变（如箭头所示）

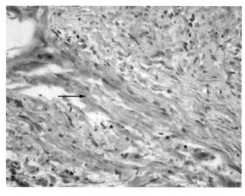

图 2-2-15　瘢痕组织玻璃样变(如箭头所示)

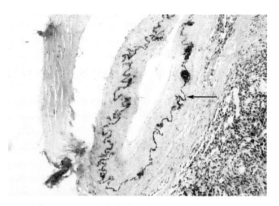

图 2-2-16　肺动脉中层钙化(如箭头所示)

（7）肾凝固性坏死(coagulative necrosis of kidney)：坏死区的肾小球和肾小管上皮细胞的微细结构消失,但组织结构轮廓仍保存(图 2-2-17)。

（8）肉芽组织(granulation tissue)：镜下可见大量新生的毛细血管,其内皮细胞核体积较大,呈椭圆形,向腔内突出。毛细血管周围有许多新生的成纤维细胞和炎细胞(图 2-2-18)。

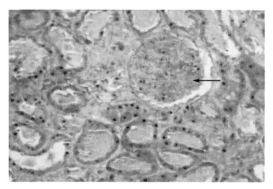

图 2-2-17　肾凝固性坏死(如箭头所示)

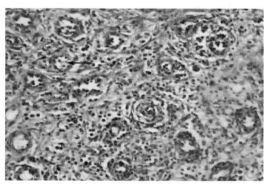

图 2-2-18　肉芽组织(如箭头所示)

【病例讨论】

病例一：患者,男,67 岁,三年前确诊为脑动脉硬化,出现脑供血不足,去年始出现记忆力及智力下降,今年上半年出现痴呆,四肢活动尚可。

病例二：患者,男,30 岁,脊髓灰质炎后遗症患者,左下肢肌肉麻痹,体积缩小,行走困难,患肢感觉正常。

病例三：患者,女,54 岁,右输尿管结石患者,B 超发现右肾体积增大,肾实质变薄,内有液平段(说明肾盂有积水)。

讨论：

（1）上述三位患者共同的病变是什么？属于何种类型？

（2）上述病变会对机体产生何种影响？

【复习思考题】

（1）什么叫萎缩？有哪几种类型？萎缩的病变特点有哪些？

（2）化生、肥大、增生的概念及其意义。请试举两例说明病理情况下的化生。

（3）什么叫细胞可逆性损伤？常见的可逆性损伤有哪几种？各有什么形态特点,对人体有什么影响？

（4）引起坏死的原因有哪些？怎样用肉眼来判断组织是否已坏死？举例说明不同类型的组织坏死在病理上的特点？坏死的结局又如何？

（5）在镜下组织坏死的标志是什么？

（6）什么是肉芽组织？有什么作用？

（7）什么是机化？机化在什么情况下出现？

（8）什么是瘢痕组织？什么是完全再生？

（9）创伤愈合有几种类型？各有什么特点？骨折是怎样愈合的？

【实验报告】

（1）绘图"肝脂肪"并重点标记,简要描述其镜下特点。

（2）绘图"肾细菌性梗死"并重点标记,简要描述其镜下特点。

（3）绘图"肉芽组织"并重点标记,简要描述其镜下特点。

（郭文君　陈安琪）

实验二　局部血液循环障碍

【实验目的】

（1）掌握充血、淤血的基本概念及病变特点,掌握肝、肺淤血的发生发展过程及形态学变化。

（2）掌握各类型血栓的好发部位及形态学特点,血栓形成的条件及血栓对机体的影响。

（3）掌握梗死的概念、原因、类型及病变特点。

【实验内容】

1. 大体标本观察

（1）慢性肝淤血(chronic congesion of the liver)：慢性肝淤血时,肝小叶中央区因严重淤血而成暗红色,肝小叶周边肝细胞因脂肪变性而成黄色,致使在肝切面上出现红(淤血区)、黄(肝脂肪变区)相间的状似槟榔切面的条纹,称为槟榔肝(nutmeg liver),左侧为槟榔切面做对照(图2-2-19)。

（2）肺出血性梗死(hemorrhaic infarct of the lung)：肺切面,近肺膜处可见一锥形

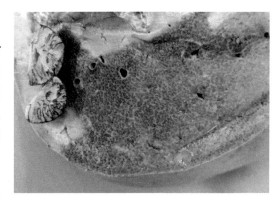

图 2-2-19　慢性肝淤血(大体)

黑褐色病灶,切面呈楔形,底部靠近肺膜,尖端指向肺门(图2-2-20)。

（3）脾贫血性梗死(anemic infarct of the lung)：脾切面上,近脾被膜处可见一白色梗死灶,切面呈楔形,底部靠近脾表面,尖端指向血管阻塞部位(图2-2-21)。

（4）小肠出血性梗死(hemorrhaic infarct of the small intestine)：肠梗死灶呈节段性,肠壁呈暗红色或黑色,肿胀,失去光泽(图2-2-22)。

（5）心肌贫血性梗死(anemic infarct of the myocardium)：心冠状动脉分支不规则,故心肌梗死的形状也不规则,呈地图状,灰白色(图2-2-23)。

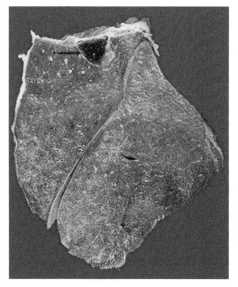

图 2-2-20 肺出血性梗死

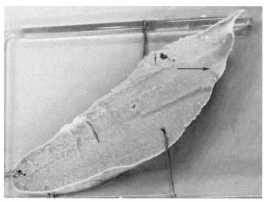

图 2-2-21 脾贫血性梗死（如箭头所示）

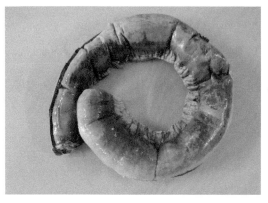

图 2-2-22 小肠出血性梗死

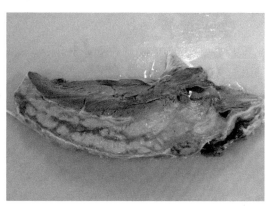

图 2-2-23 心肌贫血性梗塞

（6）肾出血（hemorrhage of the kidney）：肾髓质区出血呈暗红色与肾皮质呈苍白色形成鲜明对比，可因流行性出血热引起（图 2-2-24）。

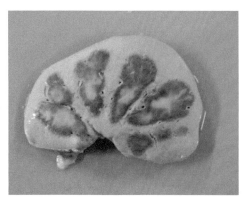

图 2-2-24 肾出血

（7）混合血栓（mixed thrombus）：血栓表面干燥，成红白相间层状。经福尔马林固定后，色泽多为灰褐色或暗褐色，部分可见黑褐色与灰白色相间的条纹（图 2-2-25）。

2. 组织切片观察

（1）慢性肝淤血（chronic congesion of the liver）：在淤血区中央静脉及肝窦显著扩张，充盈血液，其周围肝细胞索离断，部分肝细胞萎缩乃至消失，淤血区周边的肝细胞胞质内可见脂肪空泡（图 2-2-26）。

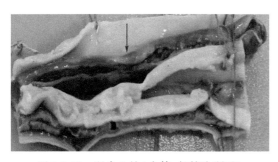
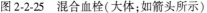

图 2-2-25 混合血栓(大体;如箭头所示)

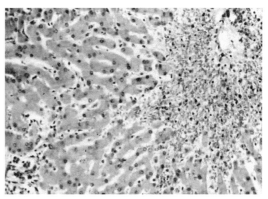

图 2-2-26 慢性肝淤血(组织切片)

（2）肺淤血（congesion of the lung）：肺淤血时，肺泡壁毛细血管扩张、充血，肺泡腔内充满红细胞、水肿液和吞噬含铁血黄素的心衰细胞（图 2-2-27）。

（3）混合血栓（mixed thrombus）：淡红色部分为血小板梁，形状不规则如珊瑚状，其周围附有白细胞。血小板梁之间可见大量红细胞、纤维素和少量白细胞。血小板梁及红细胞、纤维素和少量白细胞交错排列（图 2-2-28）。

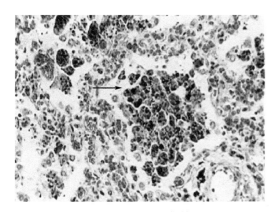

图 2-2-27 慢性肺淤血(如箭头所示)

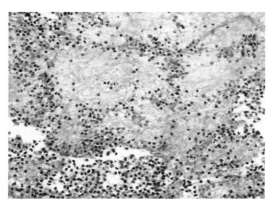

图 2-2-28 混合血栓(组织切片)

（4）机化血栓：血栓形成后，内皮细胞和成纤维细胞从血管壁长入血栓形成肉芽组织，并逐渐取代血栓而发生机化。新生肉芽组织内血管发生改建，实现了血栓上下游血流的再通（图 2-2-29）。

【病例讨论】

患者，女，10 岁，因传染病住院。在右脚静脉切开后进行输液治疗时，因不合作，被护理人员将其右下肢捆绑在床上，不久即发现右下肢水肿，松绑后水肿也没消退，两天后患儿突感胸闷、烦躁不安、呼吸急促，经抢救无效，呼吸与循环停止而死亡。

讨论：患儿右下肢发生什么病变？发生的原理是什么？死亡的原因是什么？

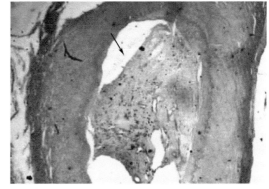

图 2-2-29 机化血栓(如箭头所示)

【复习思考题】

1. 名词解释

（1）肺褐色硬化

（2）心衰细胞

（3）槟榔肝

（4）血栓形成

（5）混合血栓

（6）透明血栓

（7）栓塞

2. 问答题

（1）简述淤血的原因、病变及其结局。

（2）简述血栓形成的条件及其对机体的影响。

（3）简述栓塞的类型及其产生的后果。

（4）列出栓子的种类及栓子的运行途径。

（5）描述梗死的病理变化。

【实验报告】

绘图"混合血栓"并重点标记,简要描述其镜下特点。

（张宝刚）

实验三　炎　　症

【实验目的】

（1）掌握炎症的基本病理变化。

（2）掌握急性炎症、慢性炎症的病变特点,并举例说明。

（3）了解炎症发生、发展及结局,熟悉炎症局部表现和全身反应的原理。

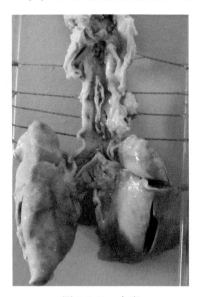

图 2-2-30　白喉

【实验内容】

1. 大体标本观察

（1）白喉(diphtheria):气管及支气管内可见一长条状的假膜形成,与气管壁容易分离,造成呼吸道阻塞(图 2-2-30)。

（2）细菌性痢疾(bacillary dysentery):结肠正常肠黏膜坏死消失,黏膜表面可见灰白色粗糙的纤维蛋白性渗出物形成的假膜(图 2-2-31)。

（3）纤维蛋白性腹膜炎(肠管)(fibrin peritonitis):肠管浆膜面失去光泽,附有灰黄色纤维蛋白性渗出物(图 2-2-32)。

（4）大叶性肺炎(lobar pneumonia):肺质地实变,似肝,颜色灰白,重量增加,肿胀,这是由于肺泡腔内大量渗出的纤维素等渗出物成分引起(图 2-2-33)。

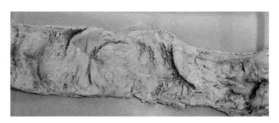

图 2-2-31 肠细菌性痢疾

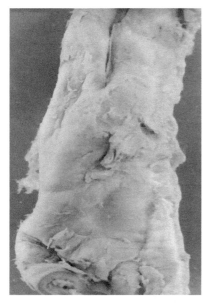

图 2-2-32 肠纤维蛋白性腹膜炎

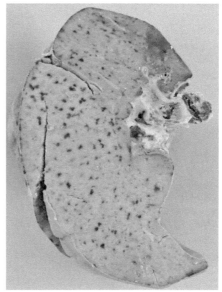

图 2-2-33 大叶性肺炎

（5）化脓性脑膜炎（purulent menginitis）：脑组织表面的脑沟、脑回不清楚,蛛网膜下隙充满灰黄色渗出物,脑膜血管扩张充血（图 2-2-34）。

（6）肺脓肿（abscess of lung）：肺切面见一局灶性灰白区,与肺组织边界清楚,由纤维结缔组织包绕（图 2-2-35）。

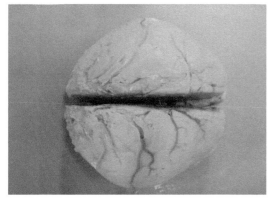

图 2-2-34 化脓性脑膜炎

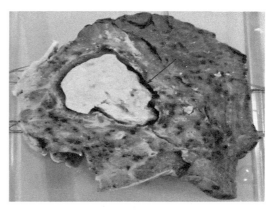

图 2-2-35 肺脓肿（如箭头所示）

（7）流行性出血热（epidemic hemorrhagic fever）：肾切面,髓质区出血,呈黑色,与皮质区形成较明显的对比（图 2-2-36）。

（8）门脉性肝硬变（portal cirrhosis）：肝体积缩小，质地变硬，表面不平滑，可见弥漫结节形成，结节小，大小比较一致（图2-2-37）。

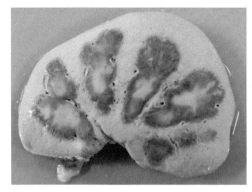

图2-2-36　流行性出血热

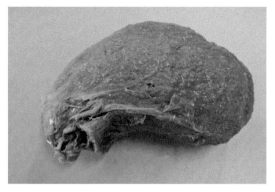

图2-2-37　肝硬化

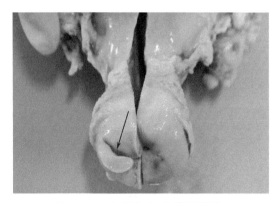

图2-2-38　宫颈息肉（如箭头所示）

（9）宫颈息肉（cervical polyp）：子宫颈外口可见一带蒂肿物，表面较光滑（图2-2-38）。

2. 组织切片观察

（1）炎症细胞（inflammatory cells）

1）中性粘细胞：核呈分叶状，胞质中颗粒不清。

2）嗜酸粒细胞：核呈分叶状，胞质中有较大嗜酸性颗粒。

3）淋巴细胞：较中性粒细胞小，圆形，核深染，胞质极少。

4）浆细胞：较中性粒细胞大，核偏在一旁，染色质排列呈车轮状，胞质较多，淡紫色稍带嗜碱性。

5）巨噬细胞：体积较大，核亦大，呈椭圆形或肾形，染色质淡，呈网状，胞质多，色淡（图2-2-39）。

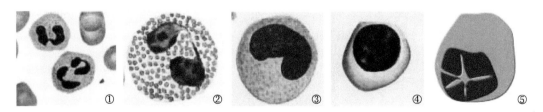

图2-2-39　炎症细胞
①中性粒细胞；②嗜酸粒细胞；③巨噬细胞；④淋巴细胞；⑤浆细胞

（2）化脓性阑尾炎（purulent appendicitis）：图2-2-40A示阑尾黏膜中散在大量的中性粒细胞浸润，图2-2-40B示阑尾壁肌层中大量中性粒细胞浸润（图2-2-40）。

（3）白喉（扁桃体）（diphtheria）：扁桃体黏膜上皮坏死脱落，黏膜表面由渗出的纤维素、炎症细胞、坏死组织等构成的假膜被覆，纤维素呈红色网状结构（图2-2-41）。

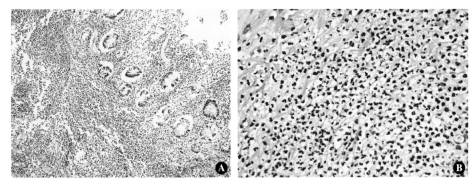

图 2-2-40 化脓性阑尾炎

（4）喉息肉（laryngeal polyp）：喉黏膜表面鳞状上皮增生，上皮下腺体及结缔组织增生，炎细胞浸润，血管扩张充血（图 2-2-42）。

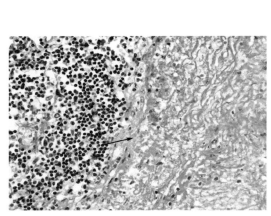

图 2-2-41 扁桃体白喉（如箭头所示）

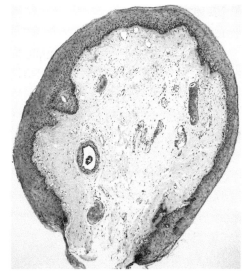

图 2-2-42 喉息肉

【病例讨论】

患者，男，22 岁，右下腹部疼痛，伴有恶心、呕吐加重 4 小时。查体：右下腹部腹壁紧张，压痛明显。标本：阑尾明显粗肿，尤以阑尾远端最显著。

讨论：浆膜有什么变化？切面管腔中有什么发现？它能引起什么并发症？本病镜下有何变化？

【复习思考题】

1. 名词解释

（1）炎症

（2）脓肿

（3）蜂窝织炎

（4）肉芽肿性炎

（5）趋化因子

2. 问答题

简述急性炎症的类型及病变特点。

【实验报告】

绘图"白喉"并重点标记,简要描述其镜下特点。

(吕世军　周风华)

实验四　肿　瘤

【实验目的】

(1) 掌握肿瘤的概念和肿瘤的基本特征。

(2) 掌握良恶性肿瘤的区别和恶性肿瘤细胞的特征。

(3) 掌握肿瘤的分类和命名原则。

(4) 了解几种常见良恶性肿瘤的形态特点。

【实验内容】

1. 大体标本观察

(1) 子宫多发性平滑肌瘤(multiple leiomyomas of uterus):子宫切面上可见浆膜下、肌壁间、黏膜下多个灰白不规则结节,大小不等,灰白色,呈编织状,境界较清楚,子宫腔受压变形(图2-2-43)。

(2) 乳腺纤维腺瘤(fibroadenoma of breast):肿瘤呈不规则分叶状,包膜完整,颜色灰白,质地较韧,呈膨胀性生长(图2-2-44)。

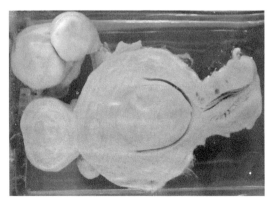

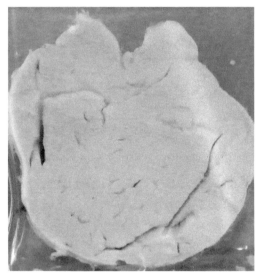

图2-2-43　子宫多发性平滑肌瘤　　　　　图2-2-44　乳腺纤维腺瘤

(3) 脂肪瘤(lipoma):肿瘤呈分叶状,包膜完整,颜色淡黄,质地柔软(图2-2-45)。

(4) 皮肤黑色素瘤伴淋巴结转移(melanoma of skin with metastasis of lymph node):肿瘤高起皮肤,切面大部分区域呈灰白色,部分区域呈黑色,与表皮及皮下组织界限不清,右下角示肿瘤细胞转移至淋巴结,淋巴结切面部分区域呈黑色(图2-2-46)。

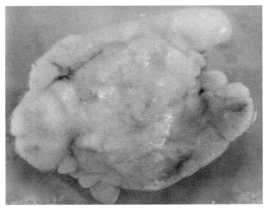

图 2-2-45　脂肪瘤

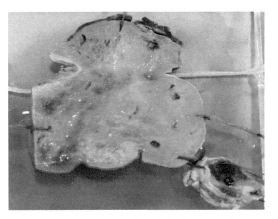

图 2-2-46　皮肤黑色素瘤伴淋巴结转移

（5）肠道多发性腺瘤（multiple adenoma of colon）:肠管黏膜表面有多个息肉状肿瘤,部分带蒂,大小不等(图 2-2-47)。

（6）纤维瘤（fibroma）:肿瘤呈结节状,包膜完整,颜色灰白,切面编织状,质地较韧(图 2-2-48)。

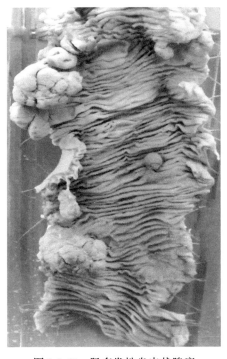

图 2-2-47　肠多发性息肉状腺瘤

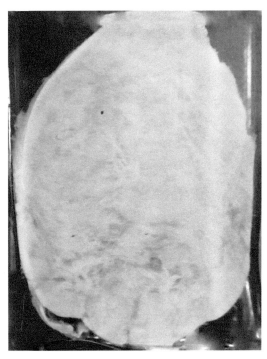

图 2-2-48　纤维瘤

（7）乳腺癌（breast carcinoma）:乳腺切面可见较大范围肿瘤区,颜色灰白,与周围淡黄色脂肪组织界限不清,没有包膜,肿瘤组织呈浸润性生长,破坏周围正常组织(图 2-2-49)。

（8）皮下纤维肉瘤（subcutaneous fibrosarcoma）:局部皮肤隆起,肿瘤切面灰白、细腻,无包膜。表现为外生性生长,底部伴有浸润(图 2-2-50)。

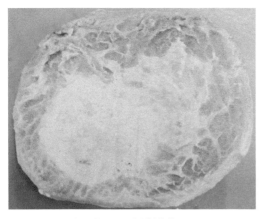

图 2-2-49 乳腺癌

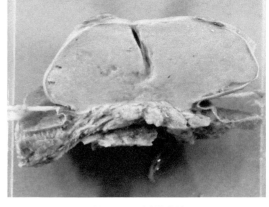

图 2-2-50 纤维肉瘤

（9）卵巢畸胎瘤（teratoma of ovary）：肿瘤呈囊性，囊壁上可见明显的牙齿形成并伴有明显的毛发分化（图 2-2-51）。

（10）溃疡型胃癌（ulcerated carcinoma of stomach）：局部胃黏膜可见一巨大溃疡，直径约5 cm，边缘高起，底部高低不平（图 2-2-52）。

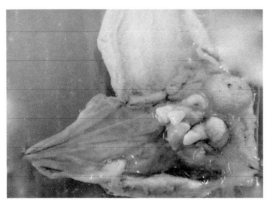

图 2-2-51 卵巢畸胎瘤

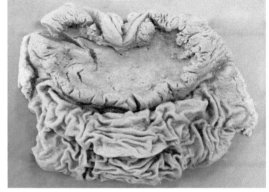

图 2-2-52 溃疡型胃癌

（11）膀胱尿路上皮细胞癌（urothelial carcinoma of bladder）：膀胱腔内可见一乳头状肿物，颜色灰白，菜花状，呈浸润性生长（图 2-2-53）。

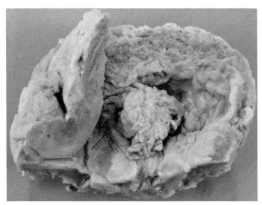

图 2-2-53 膀胱乳头状尿路上皮细胞癌（如箭头所示）

（12）卵巢浆液性囊腺癌（ovarian serous cystadenocarcinoma）：肿瘤组织呈菜花状，颜色灰白。左图为菜花，右图为肿瘤（图 2-2-54）。

（13）乳腺癌伴腋窝淋巴结转移（breast carcinoma with metastasis of axillary lymph node）：乳腺切面见较大范围灰白色肿瘤区，与正常乳腺组织之间没有包膜，境界不清，肿瘤下方淡黄色脂肪组织中可见多个肿大淋巴结，颜色灰白，部分淋巴结与周围组织粘连融合，此为乳腺癌细胞经淋巴道转移至腋窝淋巴结引起（图 2-2-55）。

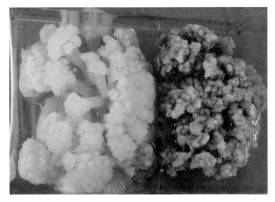

图 2-2-54 卵巢浆液性囊腺癌

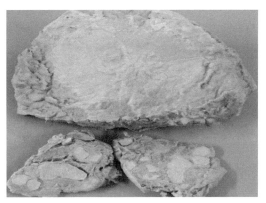

图 2-2-55 乳腺癌伴腋窝淋巴结转移

（14）肺转移性肾上腺腺癌（adrenal gland carcinoma with metastasis of lung）：肺表面可见多发、散在灰白色结节，结节大小不等，境界相对清楚（图 2-2-56）。

（15）卵巢 Krukenberg 瘤（krukenberg of ovary）：肿瘤灰白色，呈不规则分叶状，实性（图 2-2-57）。

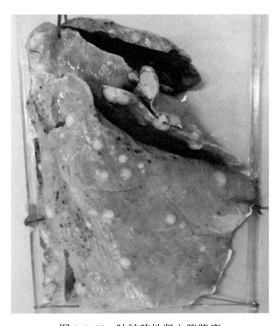

图 2-2-56 肺转移性肾上腺腺癌

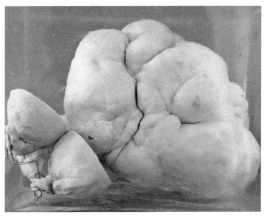

图 2-2-57 卵巢 Krukenberg 瘤

2. 组织切片观察

（1）肿瘤的分化与异型性（differentiation and atypia of malignant tumor）：图 2-2-58 为肠中分化腺癌，显示大部分肠黏膜腺体呈管状，上皮细胞形态规则，为正常腺体。部分区域可见肿瘤组织，呈腺样排列，形态不规则，细胞增生排列紊乱，细胞核大、深染。

（2）皮肤乳头状瘤（papilloma）：肿瘤细胞呈乳头状增生，乳头轴心为由血管结缔组织构成的肿瘤间质（图 2-2-59）。

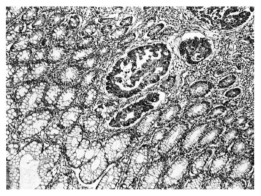

图 2-2-58　肠中分化腺癌

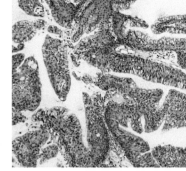

图 2-2-59　皮肤乳头状瘤

（3）肠管状腺瘤（intestinal tubular adenoma）：肿瘤细胞增生明显，呈息肉状，细胞核大、较深染，具有一定的异型性（图 2-2-60）。

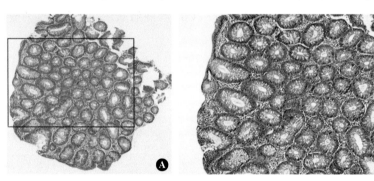

图 2-2-60　肠管状腺瘤

（4）高分化鳞状细胞癌（highly differentiated squamous cell carcinoma）：图 2-2-61A 中清楚显示多个癌巢形成，癌巢中央为嗜酸性同心圆状结构的角化珠，图 2-2-61B 示高倍镜下角化珠。

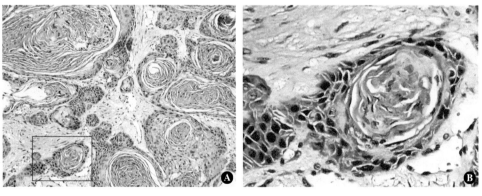

图 2-2-61　高分化鳞状细胞癌

（5）肺中分化腺癌（moderate differentiated adenocarcinoma of lung）：癌组织呈腺样排列，细胞核大、深染，异型性明显（图 2-2-62）。

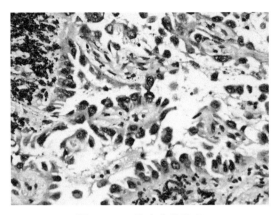

图 2-2-62　肺中分化腺癌

（6）基细胞癌（basal cell carcinoma）：上皮下多灶性癌巢，癌巢周边的癌细胞排列似栅栏样（图 2-2-63）。

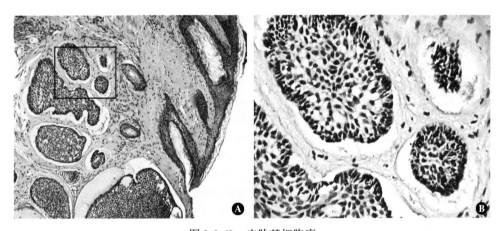

图 2-2-63　皮肤基细胞癌

（7）癌的淋巴结转移（metastasis of carcinoma with lymph node）：图 2-2-64A 示淋巴结被膜增厚，输入淋巴管中查见肿瘤细胞；图 2-2-64B 示淋巴窦内的癌细胞团。

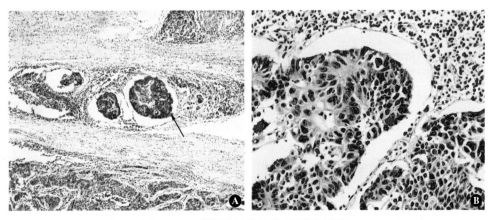

图 2-2-64　癌的淋巴结转移（如箭头所示）

【病例讨论】

患者,女,50 岁,右侧乳腺肿块 2 年余,近半年来生长速度加快,患者体重明显减轻。查体:右侧乳腺外上象限无痛性肿块,质地较硬,与周围乳腺组织粘连固定,触诊腋窝淋巴结,发现右侧腋窝淋巴结有肿大,质地较硬,活动度欠佳。

讨论:进一步明确可采取什么检测手段? 如果进行手术切除,肉眼标本和镜下分别有什么形态改变?

【复习思考题】

1. 名词解释

(1) 肿瘤

(2) 肿瘤异型性

(3) 癌

(4) 肉瘤

(5) 原位癌

(6) 癌前病变

2. 问答题

(1) 从以上大体标本和组织切片的观察中切实体会肿瘤的一般特点、分化、异型性、生长方式、转移特点。

(2) 请根据所学知识对良恶性肿瘤的特点进行鉴别。

【实验报告】

绘图"癌的淋巴结转移"并重点标记,简要描述其镜下特点。

(周凤华)

实验五 心血管系统疾病

【实验目的】

(1) 掌握风湿病的基本病变,风湿性心脏病的病变及其后果。

(2) 掌握高血压病的各期病变及后果。

(3) 掌握动脉粥样硬化的基本病变,冠心病的类型、病变及后果;了解动脉粥样硬化的原因。

(4) 熟悉感染性心内膜炎的病变特点。

【实验内容】

1. 大体标本观察

(1) 主动脉粥样硬化症 (aorta atherosclerosis)

1) 指纹期:点状或条纹状黄色不隆起或微隆起于内膜的病灶,常见于主动脉后壁及其分支出口处(图 2-2-65)。

2) 纤维斑块期:血管内膜面散在不规则隆起的瓷白色斑块(图 2-2-66)。

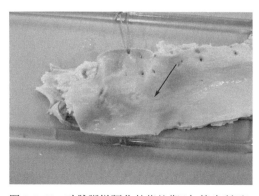

图 2-2-65 动脉粥样硬化的指纹期(如箭头所示)

3）粥样斑块期：内膜面见灰黄色斑块，纤维帽的下方有黄色粥样物质，部分区域斑块表面的纤维帽破裂，形成溃疡（图2-2-67）。

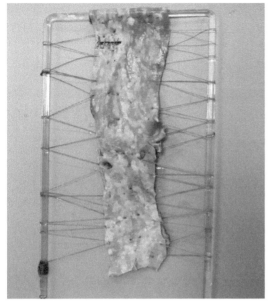
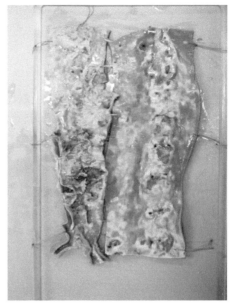

图2-2-66　动脉粥样硬化的纤维斑块期　　　图2-2-67　动脉粥样硬化的粥样斑块期

（2）冠状动脉粥样硬化症合并心肌肥厚：在冠状动脉前降支的横切面，见冠状动脉壁为半月形增厚，管腔明显狭窄，心脏增大，心室壁增厚（图2-2-68）。

（3）心肌梗死（myocardial infarction）：在心脏的剖面中可见不规则的梗死区，呈灰白色，与正常心肌的暗红色形成对比（图2-2-69）。

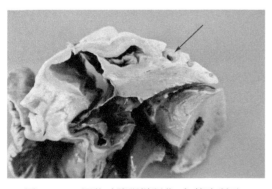
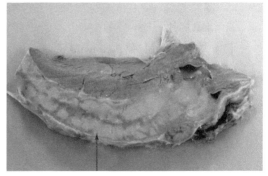

图2-2-68　冠状动脉粥样硬化（如箭头所示）　　　图2-2-69　心肌梗死

（4）高血压病左心肥大：心脏体积明显增大，重量显著增加。左心室壁明显增厚，乳头肌和肉柱均变粗（图2-2-70）。

（5）急性风湿性心内膜炎（acute rheumatic endocarditis）：在瓣膜的闭锁缘上呈串的粟粒大小白色疣状赘生物数个，赘生物直径1～2mm，与瓣膜粘连较牢，不易脱落（图2-2-71）。

（6）慢性风湿性心瓣膜病（二尖瓣）合并心肌肥大：心脏体积增大，左心室壁增厚，二尖瓣瓣膜增厚、缩短、粘连。腱索增粗及缩短。瓣膜狭窄，严重时形成"鱼口心"（图2-2-72）。

（7）亚急性感染性心内膜炎（subacute infective endocarditis）：心脏体积增大，左心室壁增厚,瓣膜常有基础病变,在病变的瓣膜上有赘生物形成,赘生物体积大,质地松脆,容易脱落(图2-2-73)。

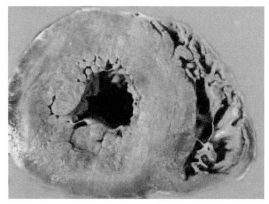

图 2-2-70 高血压病左心肥大

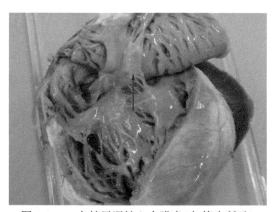

图 2-2-71 急性风湿性心内膜炎(如箭头所示)

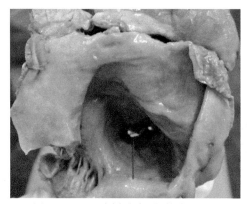

图 2-2-72 二尖瓣狭窄(如箭头所示)

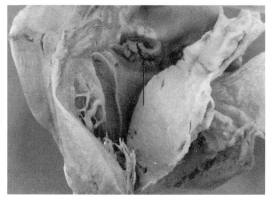

图 2-2-73 亚急性感染性心内膜炎(如箭头所示)

2. 组织切片观察

(1)风湿性心肌炎(rheumatic myocarditis):心肌间质内可见散在分布的风湿小体(图2-2-74),多位于心肌间质血管周围。风湿小体是由风湿细胞、炎性细胞及纤维素样坏死构成。风湿细胞来自巨噬细胞,体积大,胞质丰富;核大,圆或椭圆,核膜清楚,染色质集中于中央,核横切面似枭眼状(图2-2-75)。

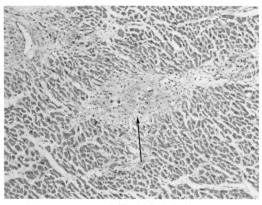

图 2-2-74 风湿小体(低倍)(如箭头所示)

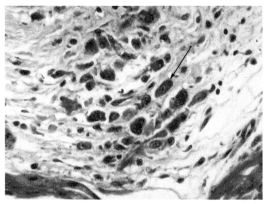

图 2-2-75 风湿小体(高倍)(如箭头所示)

（2）冠状动脉粥样硬化（coronary atherosclerosis）：冠状动脉因纤维化及粥样病灶形成使管壁呈半月形增厚，病变主要在内膜。病变处内膜纤维性增厚，内膜内可见类脂质和胆固醇结晶被溶后的空隙。可见紫色钙盐颗粒沉着（图2-2-76）。

（3）主动脉粥样硬化（aorta atherosclerosis）：内膜内有粥样病灶，内膜因纤维性增厚和玻璃样变而变厚（图2-2-77）。

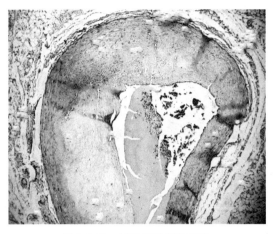

图2-2-76 冠状动脉粥样硬化

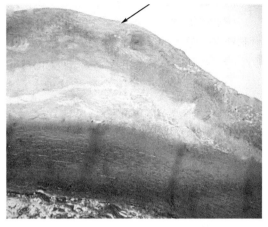

图2-2-77 主动脉粥样硬化（如箭头所示）

（4）陈旧性心肌梗死（old myocardial infarction）：坏死的心肌被肉芽组织或瘢痕组织取代（图2-2-78）。

【病例讨论】

1. 病史摘要1　患者，男，56岁，经常有头痛、头昏，活动多动感心悸、气短，病程已10年，近年来小便量减小，1天因不慎跌倒，立即意识不清、小便失禁，由邻人送往附近医院。

查体：血压27.8/14.9kPa，心界扩大特别左心室显著，右侧肢体偏瘫。

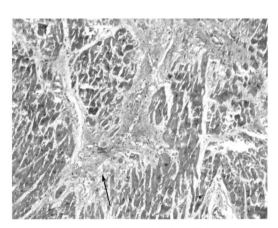

图2-2-78 陈旧性心肌梗死（如箭头所示）

实验室检查：小便中蛋白（++），管型少量，肾功能试验低于正常，患者经抢救后无效，死于入院后第3天。

尸检：①心脏体积增大，左心室肌壁明显增厚，心腔扩张。②肾脏体积缩小，表面颗粒状，切面皮质变薄，并见口张开的小动脉。③脑组织在内囊区中查见出血灶，出血量大约100ml。

讨论：本例的死亡原因，什么叫高血压危象？脑出血的原因有哪些？

2. 病史摘要2　患者，女，30岁，因"心悸、呼吸困难、水肿、咳嗽、吐痰，有时咯血1个月余"而入院，青年时期经常有喉痛，关节痛及发热史。7~8年来感有心慌、咳嗽、气急和下肢水肿现象。

查体：不能平卧，呼吸困难、发绀、心脏扩大，心尖部收缩期吹风样杂音及舒张期隆隆样杂音，肝肿大右肋下3cm，下肢有凹陷性水肿，经抢救无效死亡。

尸检:心脏变大,心肌变厚(特别是左心室壁),二尖瓣膜增厚、卷曲、不光滑,腱索变粗变短。

讨论:二尖瓣的病变能引起临床哪些改变(主要心脏体征)?心力衰竭后又可发生哪些变化(各系统的主要改变)?本例心力衰竭是怎样发生的?

【复习思考题】

(1)风湿病的基本病变特点是什么?最易损害哪些器官?

(2)风湿性心脏病有哪些改变?风湿性心内膜炎的病变有什么特点?如果反复发作能引起什么后果?

(3)动脉粥样硬化的基本病理变化及并发症?

(4)心肌梗死是在什么病变基础上形成的?可发生哪些合并症?常见的死亡原因是哪些?

(5)缓进型高血压病的分期及病理变化,与急进型高血压病的主要血管病变有哪些不同?

(6)分析心血管疾病中,有哪些原因可以引起患者突然死亡?

【实验报告】

(1)绘图"主动脉粥样硬化"并重点标记,简要描述其镜下特点。

(2)绘图"风湿性心肌炎"并重点标记,简要描述其镜下特点。

(郑　洁)

实验六　呼吸系统疾病

【实验目的】

(1)掌握大叶性肺炎、小叶性肺炎、肺气肿、支气管扩张症等肺部常见疾病的病理变化。

(2)熟悉慢性支气管炎的病因,病变以及和肺气肿与肺源性心脏病的关系。

(3)熟悉肺癌和鼻咽癌的病理变化和临床联系。

【实验内容】

1. 大体标本观察

(1)大叶性肺炎(lobar pneumonia):病变肺叶体积增大,切面灰白,质地实变如肝(图2-2-79)。

(2)小叶性肺炎(lobular pneumonia):肺表面和切面可见散在分布的黄色的实变灶,病灶大小不一,直径为0.5~1cm,形状不规则。部分病变区域融合成较大实变区(图2-2-80)。

(3)慢性支气管炎合并肺气肿(chronic bronchitis and pulmonary emphysema):肺体积增大,边缘钝圆,切面见肺组织结构疏松,部分区域呈蜂窝状,支气管管壁略增厚,管壁内可见较多黏液附着(图2-2-81)。

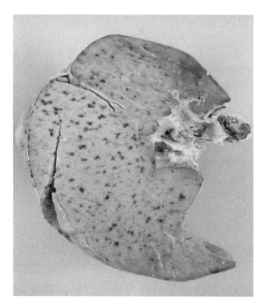

图2-2-79　大叶性肺炎(大体)

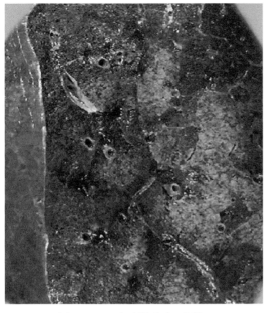
图 2-2-80　小叶性肺炎(大体)

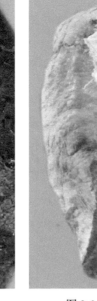
图 2-2-81　慢性支气管炎合并肺气肿

（4）肺气肿（pulmonary emphysema）

1）肺泡型肺气肿：肺体积显著膨大，边缘钝圆，色灰白（图 2-2-82）。

2）间质型肺气肿：肺膜下、肺小叶间隔形成串珠状气泡（图 2-2-83）。

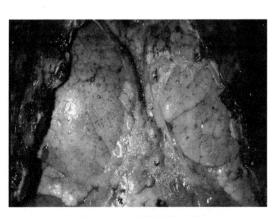
图 2-2-82　肺泡性肺气肿

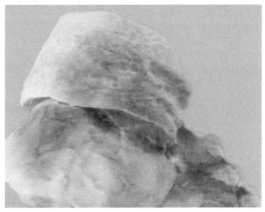
图 2-2-83　间质性肺气肿

（5）慢性肺源性心脏病（chronic cor pulmonale）：心脏体积增大，重量增加。右心室肥厚，心室腔扩张，心尖部主由右心室构成。心尖钝圆、肥厚。心脏重量增加。右心室前壁肺动脉圆锥显著膨隆（图 2-2-84）。

（6）支气管扩张症（bronchiectasis）：肺切面可见大量明显扩张呈圆柱状的支气管，扩张的支气管壁增厚，腔内可见炎性渗出物（图 2-2-85）。

（7）矽肺：肺组织呈黑色，肺内散有粟粒大小灰白色硅结节，肺组织有不同程度的肺气肿改变（图 2-2-86）。

（8）肺癌（lung cancer）：此标本为周围型肺癌，切面灰白，界限尚清（图 2-2-87）。

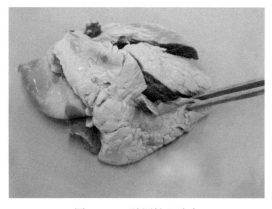

图 2-2-84　肺源性心脏病

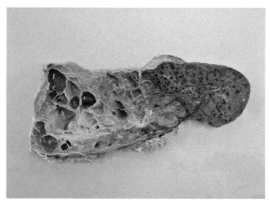

图 2-2-85　支气管扩张(大体)

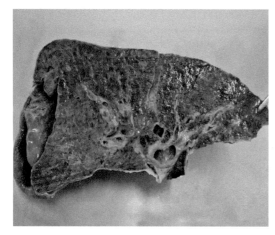

图 2-2-86　矽肺

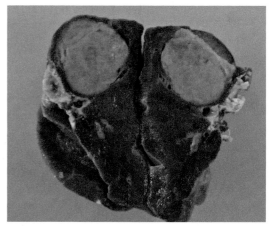

图 2-2-87　周围型肺癌

2. 组织切片观察

(1) 大叶性肺炎(lobar pneumonia):病变几乎累及所有的肺组织,肺组织实变。

1) 各视野中,无含气的肺泡可见。

2) 各肺泡内含有大量的中性白细胞,巨噬细胞及纤维素。

3) 部分肺泡中有较多溶解的红细胞可见,但另一部分肺泡中已有部分中性粒细胞崩解,部分巨噬细胞吞噬有中性粒细胞残体。

根据组织病变特点,判断病变应属大叶性肺炎的哪一期(图 2-2-88)。

(2) 小叶性肺炎(lobular pneumonia):肺组织内可见散在的小实变区,周围肺组织大致正常。

1) 可见许多散在的以小气管为中心的实变灶。

2) 实变灶中心的小支气管的上皮细胞已部分脱落,小支气管壁及腔内、附近肺泡腔中含有大量嗜中性粒细胞为主的渗出物。

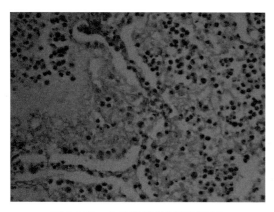

图 2-2-88　大叶性肺炎(组织切片)

3）实变灶邻近的肺泡扩张呈代偿性肺气肿（图 2-2-89）。

（3）慢性支气管炎（chronic bronchitis）：病变支气管管壁增厚，腔稍大。支气管上皮有脱落，上皮细胞黏液分泌增多，黏膜下血管充血，有大量淋巴细胞浸润（图 2-2-90）。

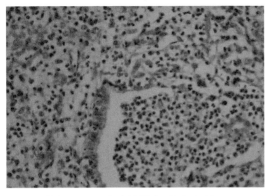

图 2-2-89　小叶性肺炎（组织切片）

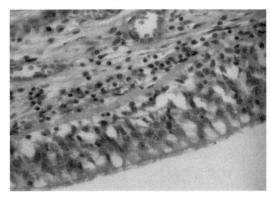

图 2-2-90　慢性支气管炎

（4）肺气肿（pulmonary emphysema）：肺泡扩张，肺泡壁变薄或断裂，多数肺泡壁断裂融合。肺泡壁毛细血管无明显扩张充血，肺泡内及肺泡壁未见炎细胞浸润（图 2-2-91）。

（5）支气管扩张（bronchiectasis）：支气管不规则扩张，管壁慢性炎症。支气管扩张黏膜有多数皱褶，管壁因纤维组织增生，平滑肌肥大，慢性炎细胞浸润而变厚，壁内小动脉也增厚腔窄（图 2-2-92）。

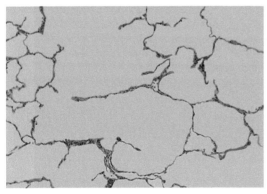

图 2-2-91　肺气肿

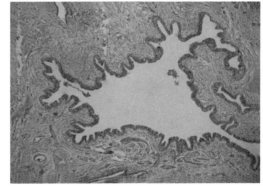

图 2-2-92　支气管扩张（组织切片）

【病例讨论】

1. 病史摘要 1　患者，男，26 岁，受凉后突然寒战高热，胸疼气急，咳铁锈色痰。X 线透视有大片阴影，白细胞 20 000，分类中性粒细胞 95%。发病 3 天后因"呼吸困难，心跳停止，抢救无效"而死亡。

尸检：病变肺叶质实如肝，明显肿胀，重量增加，呈灰白色。

讨论：分析本例临床出现的胸疼、吐痰、呼吸困难等是在什么病变基础上产生的？典型的大叶性肺炎患者所咳的痰在后期有什么特点？

2. 病史摘要 2　患者，女，10 个月，10 天前开始发烧，流鼻涕，发烧 4 天后出疹，近 2～3 天疹退，但有气急、气喘、咳嗽加重。

查体:鼻翼煽动,口唇发绀,两肺有广泛的湿性啰音,经治疗无效而死亡。

尸检:两肺各叶切面散在有许多灰白色的小叶性实变灶,实变灶的中心部有小支气管,有些实变灶融合在一起。肺组织中可见肺气肿病灶。

讨论:此病例的诊断是什么? 最可能的死亡原因是什么? 并说明其理由。

3. 病史摘要 3　患者,男,54 岁,20 年来由于感冒后长期反复咳嗽,时轻时重,早期轻咳,少痰或无痰,随气温突变或感冒后而病情加重。近五、六年来咳嗽加重,气喘,痰量多,常为脓性黏液痰,有时伴有全身不适。

查体:桶状胸,右肺尖部叩诊鼓音,听诊呼吸音减弱。

尸检:肺切面有些小支气管壁增厚,管腔较扩张,腔中充满脓性黏液,其周围的肺组织有实变现象,近肺膜处的肺泡扩张。

讨论:此病例的诊断是什么? 临床咳、痰、喘的症状各有什么病理基础?

【复习思考题】

1. 名词解释

(1)肺肉质变

(2)肺心病

2. 问答题

(1)从病因、病理变化、临床症状、预后等方面比较大叶性和小叶性肺炎。

(2)慢性支气管炎的病因、病变特点和发生肺气肿与肺心病的原因。

(3)引起慢性肺源性心脏病的疾病有哪些? 发病机制是什么?

(4)矽肺的病变特点和合并症。

【实验报告】

(1)绘图"小叶性肺炎"并重点标记,简要描述其镜下特点。

(2)绘图"大叶性肺炎"并重点标记,简要描述其镜下特点。

(郑　洁)

实验七　消化系统疾病

【实验目的】

(1)掌握胃溃疡、肝硬化的形态学病变特点及临床病理联系。

(2)掌握胃溃疡、病毒性肝炎、肝硬化的组织学病变特点。

(3)掌握消化道肿瘤各病理类型的特点和临床病理联系。

【实验内容】

1. 大体标本观察

(1)胃溃疡(peptic ulcer of stomach):胃壁黏膜上可见一椭圆形溃疡,大小约 2.5cm×1.0cm,溃疡边缘光滑整齐,状如刀切,底部平坦、洁净,周围黏膜水肿并围绕溃疡呈放射状排列(图 2-2-93)。

(2)门脉性肝硬化(portal cirrhosis):肝体积缩小,重量减轻,硬度增加,表面布满大小较一致的结节。结节直径<0.5cm,结节间凹陷处为纤维组织增生(图 2-2-94)。

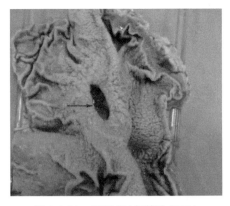
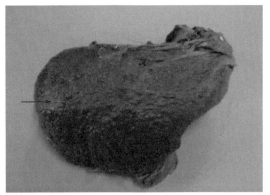

图 2-2-93　胃溃疡（如箭头所示）　　　　图 2-2-94　门脉性肝硬化（如箭头所示）

（3）胃癌（蕈伞型）（gastric carcinoma, mushroom type）：胃壁上见约 5cm×4cm×5cm 的椭圆形扁平肿块，如蘑菇状突出于黏膜面，表面粗糙（图 2-2-95）。

（4）胃癌（溃疡型）（gastric carcinoma, ulcerative type）：胃次全切除标本，胃小弯黏膜面可见约 7cm×4cm×1.5cm 的不规则巨大溃疡，溃疡底部凹凸不平，边缘不规则隆起呈火山口样，周围的黏膜皱襞中断（图 2-2-96）。

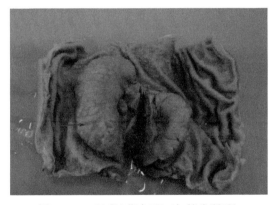
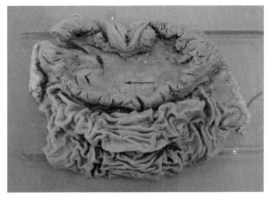

图 2-2-95　胃癌（蕈伞型）（如箭头所示）　　　　图 2-2-96　胃癌（溃疡型）（如箭头所示）

（5）结肠腺瘤（adenoma of colon）：结肠黏膜面可见多个息肉状肿物，呈外生性生长，有蒂与黏膜相连，基部未见明显浸润（图 2-2-97）。

（6）原发性肝癌（巨块型）（primary carcinoma of liver, massive type）：肝切面可见一直径约 6cm 的圆形肿块，边界尚清，其内可见黑色出血坏死区，周围肝组织呈肝硬化改变（图 2-2-98）。

（7）原发性肝癌（多结节型）（primary carcinoma of liver, multiple nodular type）：肝表面弥漫分布大小不等的圆形结节，结节切面呈灰黄色有坏死（图 2-2-99）。

2. 组织切片观察

（1）胃溃疡（peptic ulcer of stomach）：低倍镜下见胃黏膜有一凹陷缺损病灶，肌层断裂，此为慢性溃疡形成，底部从内向外分为四层。①渗出层：由少量炎性渗出物（白细胞和纤维素等）覆盖。②坏死层：为均质红染无结构的物质。③肉芽组织层：为大量新生薄壁的毛细血管、成纤维细胞及少许炎症细胞。小动脉内膜增厚，管腔狭窄。④瘢痕组织层：为玻璃样

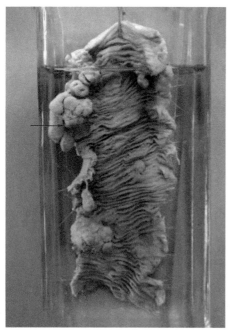
图 2-2-97 结肠腺瘤（如箭头所示）

变的纤维组织（图 2-2-100）。

（2）急性普通型肝炎（acute hepatitis）：肝细胞广泛变性，且以细胞水肿为主，体积增大，胞质疏松淡染，呈气球样变，肝窦受压变窄，肝细胞有点状坏死及嗜酸性变（图 2-2-101）。

（3）门脉性肝硬化（portal cirrhosis）：镜下见肝正常结构消失，为大小不等的圆形、椭圆形肝细胞团（假小叶）所代替，包绕假小叶的纤维间隔宽窄比较一致，内有少量淋巴细胞浸润及增生的小胆管。假小叶特点：①有明显的界限，假小叶外有纤维组织包绕；②假小叶内肝细胞索排列紊乱，失去正常肝小叶放射状排列，小叶内中央静脉偏位或缺如，肝细胞可见变性坏死等改变（图 2-2-102）。

（4）胃腺癌（adenocarcinoma of stomach）：癌细胞排列成腺管状结构，大小、形状、排列不规则并浸润至胃壁肌层（图 2-2-103）。

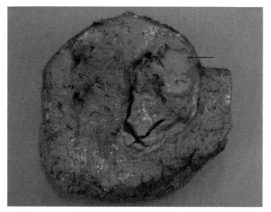
图 2-2-98 原发性肝癌（巨块型）（如箭头所示）

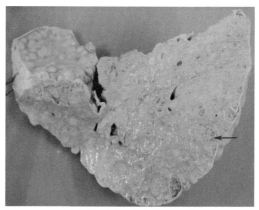
图 2-2-99 原发性肝癌（多结节型）（如箭头所示）

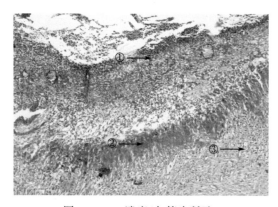
图 2-2-100 溃疡（如箭头所示）
①渗出层；②坏死层；③肉芽组织层

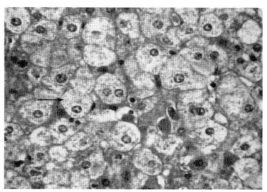
图 2-2-101 急性普通性肝炎（如箭头所示）

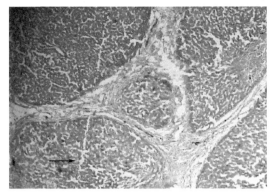

图 2-2-102 门脉性肝硬化(如箭头所示)

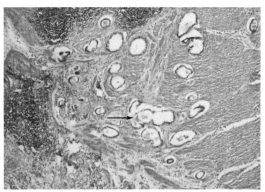

图 2-2-103 胃腺癌(如箭头所示)

(5) 结肠印戒细胞癌(signet-ring cell carcinoma of colon):癌细胞排列松散,胞质内含大量黏液,胞核被挤至一侧呈戒指状,有些黏液可溢入组织中,癌细胞呈浸润性生长(图 2-2-104)。

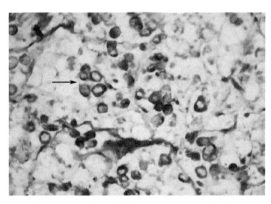

图 2-2-104 结肠印戒细胞癌(如箭头所示)

【病例讨论】

患者,男,50 岁。主诉:水肿、腹胀 3 个月,近一周加重。现病史:患者于 4 年前罹患肝炎,屡经治疗,反复多次发病,这 2 年全身疲乏,不能参加劳动,并有下肢水肿,近 3 个月腹部逐渐膨胀。一周前因过度劳累同时大量饮酒,腹胀加重,患者食欲不振,大便溏泻,每日 3～4 次,小便量少而黄。既往史:患者常年嗜酒,除 4 年前罹患肝炎外无其他疾病。体格检查:面色萎黄,巩膜及皮肤轻度黄染,颈部两处有蜘蛛痣,心肺未见异常,腹部胀满,腹围 93cm,有中等腹水,腹壁静脉曲张,肝于肋缘下未触及,脾大在左肋缘下 1.5cm,下肢有轻度水肿。实验室检查:血液红细胞计数 3.27×10^{12}/L;血红蛋白 7g/100ml;血清总蛋白 5.23g/100ml,白蛋白 2.42g/100ml,球蛋白 2.8g/100ml。X 线食道吞钡检查:提示食道下段静脉曲张。

临床诊断:肝硬化(失代偿期)。

讨论:

(1) 你是否同意本病的诊断,为什么?

(2) 患者为什么出现腹壁静脉、食道下段静脉曲张,请用病理知识解释。

(3) 本例患者的黄疸、腹水、水肿、脾大是怎么产生的?

(4) 本例肝可能出现哪些肉眼和镜下改变?

【复习思考题】

(1) 胃与十二指肠溃疡的病变及并发症有哪些? 为什么慢性胃溃疡不易愈合?

(2) 说明病毒性肝炎的类型与基本病变和临床病理的联系。

(3) 什么叫肝硬化? 临床上常见的有哪几型?

(4) 门脉性肝硬化的病变发生过程、后果与临床联系。

(5) 肝硬化腹水发生的原理是什么?

（6）消化系统常见的癌有哪些？各有哪些病理和临床特点？怎样进行早期诊断？

（7）病毒性肝炎、门脉性肝硬化，肝癌三者间有什么关系？

【实验报告】

（1）绘图"慢性胃溃疡"并重点标记,简要描述其镜下特点。

（2）绘图"门脉性肝硬化"并重点标记,简要描述其镜下特点。

（陈安琪）

实验八　淋巴造血系统疾病

【实验目的】

（1）掌握霍奇金淋巴瘤及非霍奇金淋巴瘤的病变特点及主要区别点。

（2）熟悉髓系肿瘤的基本概念及病变特点。

【实验内容】

1. 大体标本观察

（1）胫骨粒细胞性白血病:成人骨皮质变薄,骨质破坏,骨髓腔内可见灰白色肿瘤组织取代正常骨髓组织（图 2-2-105）。

（2）肠系膜恶性淋巴瘤:肠系膜淋巴结肿大,呈大小不等的团块状,相邻肿大淋巴结彼此黏连、融合,质硬,不活动;切面灰白细腻,均匀一致呈鱼肉状（图 2-2-106）。

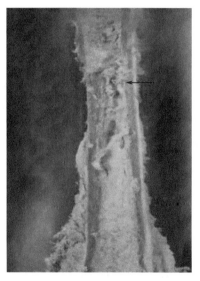
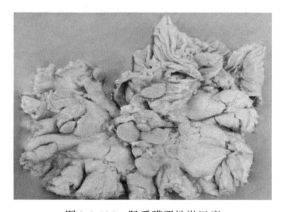

图 2-2-105　胫骨粒细胞性白血病　　　　图 2-2-106　肠系膜恶性淋巴瘤

（3）霍奇金病(脾):脾体积增大,在紫红色脾背景内,散在若干黄白色结节,形成如粗制香肠的外观,称为"香肠脾"（图 2-2-107）。

2. 组织切片观察

（1）霍奇金病淋巴瘤:镜下可见淋巴结原有结构被破坏,细胞成分多样,有肿瘤性细胞和非肿瘤性细胞。如单核或多核的 R-S 细胞、淋巴细胞、浆细胞、嗜酸粒细胞等散布其内（图 2-2-108）。

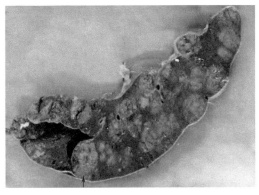
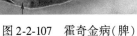
图 2-2-107 霍奇金病(脾)

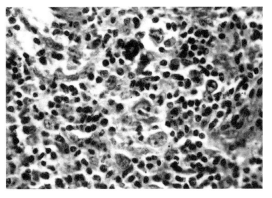
图 2-2-108 霍奇金淋巴瘤

（2）霍奇金淋巴瘤：可见诊断性的 R-S 细胞，体积大，胞质呈弱碱性，核大、核膜厚，染色质成块状集中于核膜，核仁大而明显、嗜酸性，核仁周围有透明的晕，典型的双核 R-S 细胞其双核呈面对面排列，彼此对称，形成所谓"镜影细胞"（图 2-2-109）。

（3）非霍奇金淋巴瘤：镜下可见淋巴结正常结构完全被瘤组织取代，瘤细胞呈弥漫性分布，细胞较单一，大小一致。细胞胞质少，核呈多角形或不规则形，染色质较深，核膜较厚，可见病理性核分裂象（图 2-2-110）。

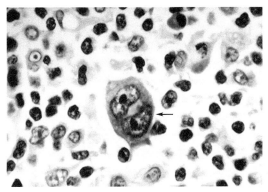
图 2-2-109 霍奇金瘤"镜影细胞"（如箭头所示）

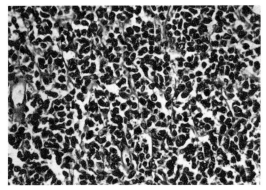
图 2-2-110 非霍奇金淋巴瘤

【病例讨论】

患者，男，20 岁。主诉：右侧颈部肿大 2 个月余。现病史：2 个月前发现右侧颈部包块，包块逐渐长大。近一周出现不规则发热，体温 38℃。查体：右颈部包块，稍硬，不活动，直径 3cm。淋巴结活检：镜下可见淋巴结正常结构消失，其内细胞成分多样，R-S 细胞可见，分散在小淋巴细胞、浆细胞、嗜酸粒细胞之间；无明显结节性硬化和纤维化。

病理学诊断：混合细胞型霍奇金淋巴瘤。

讨论：

（1）本病的诊断依据是什么？

（2）霍奇金淋巴瘤有哪几种组织学类型？病变特点主要有哪些？

【复习思考题】

1. 名词解释

绿色瘤

2. 问答题

（1）髓性肿瘤有几种常见类型？临床上在何处进行骨髓穿刺？有何意义？

（2）霍奇金淋巴瘤与非霍奇金淋巴瘤在临床和病理上主要区别点？

【实验报告】

（1）描述恶性淋巴瘤的淋巴结、脾和骨髓大体特点。

（2）绘图"淋巴结霍奇金病"并重点标记,简要描述其镜下特点。

（刘雨清　李洪利）

实验九　泌尿系统疾病

【实验目的】

（1）掌握急性弥漫性增生性肾小球肾炎、快速进行性肾小球肾炎及慢性肾小球肾炎的病因、病理变化及临床病理联系。

（2）掌握肾盂肾炎的概念、病因及发病机制(感染途径)。

（3）熟悉肾病综合征及相关肾炎类型、IgA 肾病。

（4）了解肾小球肾炎病因及发病机制。

（5）了解常见肾及膀胱的肿瘤。

【实验内容】

1. 大体标本观察

（1）急性弥漫性增生性肾小球肾炎(acute diffuse proliferative glomerulonephritis)：可见肾中度肿大,包膜紧张,表面充血,并有散在小出血点(故称大红肾或蚤咬肾)(图 2-2-111)。切面见肾皮质增厚(图 2-2-112)。

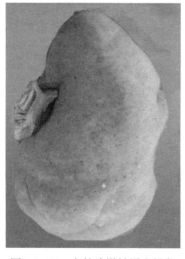
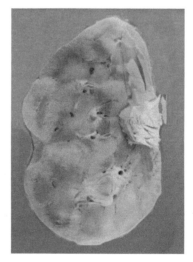

图 2-2-111　急性弥漫性增生性肾　　　　图 2-2-112　急性弥漫性增生性肾小球
小球肾炎表面　　　　　　　　　　　肾炎切面

（2）慢性硬化性肾小球肾炎(chronic sclerosing glomerulonephritis)：可见双肾对称性体积缩小,质地变硬,表面呈弥漫性细颗粒状(图 2-2-113),颗粒大小比较一致。切面皮质变薄,皮髓质界限不清,肾盂周围脂肪增多(图 2-2-114)。

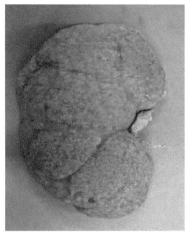 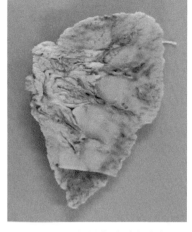

图 2-2-113 慢性肾小球肾炎表面　　图 2-2-114 慢性肾小球肾炎切面

（3）肾盂积水：肾体积变大，切面可见肾盂、肾盏极度扩张呈囊状，肾实质被挤压而萎缩，肾盂中可见棕黄色结石形成（图 2-2-115）。

（4）肾盂乳头状癌：肾盂部位可见一灰白色乳头状肿物，表面不光滑（图 2-2-116）。

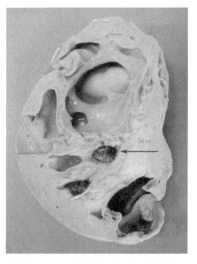 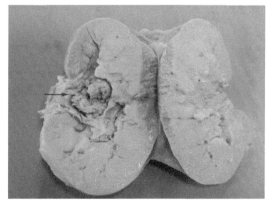

图 2-2-115 肾盂积水（结石引起）　　图 2-2-116 肾盂乳头状癌（如箭头所示）
　　　　　　（如箭头所示）

2. 组织切片观察

（1）急性弥漫性增生性肾小球肾炎：病变呈弥漫性，可见大多数肾小球体积增大，内皮细胞和系膜细胞增生，内皮细胞肿胀，可见少数中性粒细胞、单核细胞浸润。肾小球部分毛细血管狭窄、闭塞。近曲小管上皮细胞变性，管腔内可见管型。肾间质充血、水肿并有炎细胞浸润（图 2-2-117）。

（2）新月体性肾小球肾炎（crescentic glomerulonephritis，CrGN）：镜下见病变弥漫，多数肾小球受损，部分肾小球内有新月体形成，新月体主要由肾球囊壁层上皮细胞和渗出的单核细胞构成，附着在毛细血管球外侧，向肾小球囊腔内突出，形成新月体，早期为细胞性新月体，后期可变为纤维性新月体。肾小球囊腔变窄，毛细血管球萎缩，部分肾小球明显纤维化、玻璃样变。

肾小管上皮细胞变性,发生玻璃样变。肾间质充血、水肿,可见炎细胞浸润(图 2-2-118)。

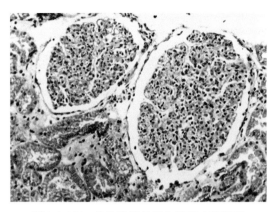 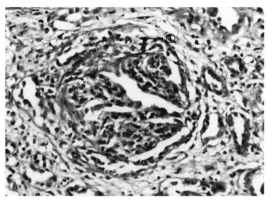

图 2-2-117　急性弥漫性增生性肾小球肾炎　　　图 2-2-118　新月体性肾小球肾炎
　　　　　　　　　　　　　　　　　　　　　　　　　①细胞性新月体

(3) 慢性硬化性肾小球肾炎:镜下可见多数肾小球发生玻璃样变和纤维化,其附近肾小管萎缩或消失,间质纤维化并伴有淋巴细胞和浆细胞浸润。病变较轻的肾小球代偿性肥大,相应肾小管则扩张成囊状,扩张的肾小管内含有红细胞管型、蛋白管型等各种管型。间质纤维化,使肾小球相互靠拢,小动脉血管内膜增厚,发生玻璃样变,有的管腔狭窄(图 2-2-119)。

(4) 慢性肾盂肾炎(chronic pyelonephritis):镜下可见病变弥漫,间质内可见弥漫性淋巴细胞、浆细胞浸润,间质纤维化明显(图 2-2-120 右上角)。多数肾小球发生病变,部分肾球囊周围发生纤维化,部分肾小球发生明显玻璃样变和纤维化,其附近肾小管萎缩。部分区域肾小管扩张,扩张的肾小管内可见均质红染的胶样管型,似甲状腺滤泡。肾内细动脉和小动脉血管壁增厚,发生玻璃样变和硬化(图 2-2-120)。

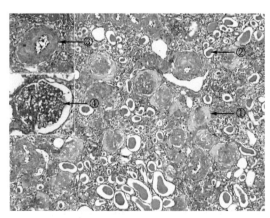 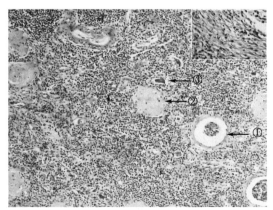

图 2-2-119　慢性硬化性肾小球肾炎　　　　　　图 2-2-120　慢性肾盂肾炎
①硬化的肾小球;②扩张的肾小管;③小动脉壁玻璃样变;　①肾小球囊周围纤维化;②肾小球玻璃样变;③肾小管扩张
　　　　　　④扩张的肾小球　　　　　　　　　　　　　　　伴胶样管型

(5) 膀胱尿路上皮乳头状癌(papilary urothelial carcinoma of bladder):镜下可见移行细胞层次增多,呈乳头状向间质延伸,细胞排列紊乱,失去极性,可见病理性核分裂象(图 2-2-121)。

【病例讨论】

患者,男,30 岁。主诉:下肢水肿 1 个月余。现病史:有肾炎多年,现病情加重,查体:皮下轻度水肿,血压 23.94/15.96kPa;尿比重低,1.010 左右,蛋白尿(+),管型尿(+),肾功能检验显示明显的肾功能不全,最后死于尿毒症。

讨论:此患者患什么疾病。

【复习思考题】

1. 名词解释

(1) 新月体

(2) 颗粒性固缩肾

2. 问答题

(1) 急性弥漫性增生性肾小球肾炎基本

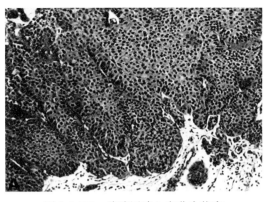

图 2-2-121　膀胱尿路上皮乳头状癌

病变是什么? 主要累及肾哪一部分? 临床上出现的急性肾炎综合征的症候群,在病理上怎样解释? 病变的结局如何?

(2) 比较慢性肾小球肾炎与肾盂肾炎在病因、病理和临床表现有哪些不同?

【实验报告】

绘图"慢性肾小球肾炎"并重点标记,简要描述其镜下特点。

(张红霞)

实验十　生殖系统和乳腺疾病

【实验目的】

(1) 掌握子宫颈癌及乳腺癌病理特点。

(2) 熟悉葡萄胎、绒毛膜癌的病理特点,卵巢常见肿瘤类型及特点。

(3) 了解慢性子宫颈炎、子宫内膜增生症、纤维囊性乳腺病、前列腺增生症及精原细胞瘤的病理特点。

【实验内容】

1. 大体标本观察

(1) 子宫颈息肉(cervical polyps):子宫颈黏膜上皮、腺体和间质结缔组织局限性增生引起子宫颈息肉,息肉呈灰白色,表面光滑,有蒂(图 2-2-122)。

(2) 子宫平滑肌瘤(leiomyoma of the uterus):在子宫肌壁间、黏膜下、浆膜下,子宫肌瘤表面光滑,界清,无包膜。切面灰白(图 2-2-123)。

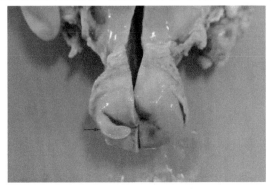

图 2-2-122　子宫颈息肉

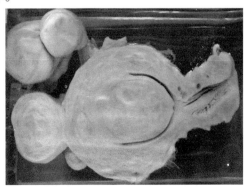

图 2-2-123　子宫平滑肌瘤

（3）子宫颈癌（cervical carcinoma）：癌组织向子宫颈管浸润性生长，呈菜花状突起（图 2-2-124）。

（4）葡萄胎（hydatidiform mole）：子宫体积增大，子宫腔内可见透明囊性葡萄样物，内含清亮液体，大小不一，有细蒂相连，形如葡萄串。病变局限于子宫腔内，不侵袭肌层（图 2-2-125）。

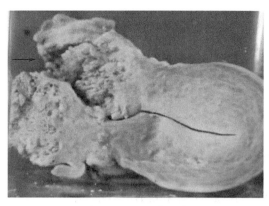

图 2-2-124　子宫颈癌

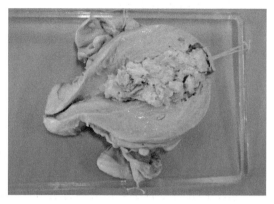

图 2-2-125　葡萄胎（大体）

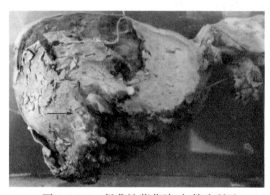

图 2-2-126　侵袭性葡萄胎（如箭头所示）

（5）侵袭性葡萄胎（invasive mole）：子宫体积增大，可见水泡状绒毛结构侵入子宫肌层，子宫平滑肌壁间可见水泡状结构（图 2-2-126）。

（6）绒毛膜癌（choriocarcinoma）：癌结节呈单个或多个，侵入肌层，穿透宫壁达浆膜层。引起出血、坏死（图 2-2-127）。

（7）卵巢成熟畸胎瘤（mature teratoma）：肿瘤呈囊性，充满皮脂样物，囊壁上可见头节，表面附有毛发，可见牙齿（图 2-2-128）。

（8）卵巢浆液性囊腺癌（serous cystadenoma）：肿瘤囊内或囊外有乳头状突起，囊内多含混浊液体，乳头状物多为实性菜花状，常侵犯包膜并有出血、坏死。右侧为肿瘤，呈菜花状，左侧为一菜花做对照（图 2-2-129）。

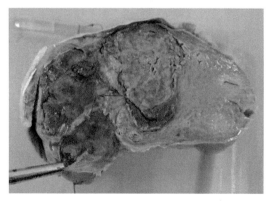

图 2-2-127　子宫绒毛膜癌（如箭头所示）

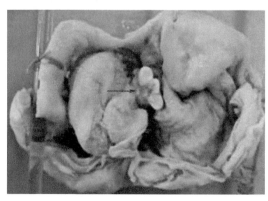

图 2-2-128　卵巢成熟畸胎瘤（如箭头所示）

（9）乳腺浸润性导管癌（carcinoma of the breast）:肿块灰白色,无包膜,呈浸润性生长,质硬与周围组织分界不清,癌组织侵入周围乳腺内（图2-2-130）。

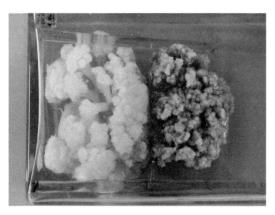
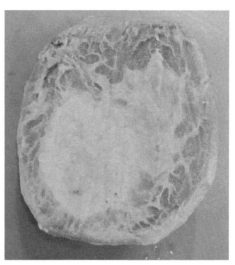

图2-2-129　卵巢浆液性囊腺癌　　　　　图2-2-130　乳腺浸润性导管癌（大体）

2. 组织切片观察

（1）卵巢浆液性乳头状囊腺瘤:肿瘤呈乳头状生长,衬覆单层立方或矮柱状上皮,细胞形态一致,无异型性（图2-2-131）。

（2）卵巢黏液性囊腺肿瘤:肿瘤囊腔有单层高柱状上皮衬覆,核位于基部,胞质内充满黏液（图2-2-132）。

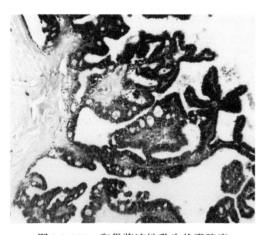
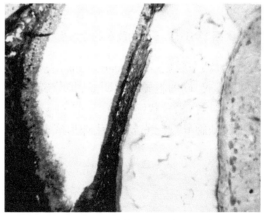

图2-2-131　卵巢浆液性乳头状囊腺瘤　　　　图2-2-132　卵巢黏液性囊腺肿瘤

（3）卵巢成熟畸胎瘤（mature teratoma）:由各种成熟组织构成,常见皮脂腺、毛囊等皮肤附属器和复层鳞状上皮（图2-2-133）。

（4）子宫腺肌病（adenomyosis）:子宫平滑肌层内出现子宫内膜腺体及间质（图2-2-134）。

（5）子宫内膜单纯性增生（endometrial simple hyperplasia）:腺体排列紊乱,数量增加,腺体扩张成小囊,细胞呈柱状无明显异型性（图2-2-135）。

（6）葡萄胎（hydatidiform mole）:绒毛因间质水肿而增大,并有水泡形成,间质血管消失,滋养层细胞增生,滋养层细胞呈圆或多角形,胞质丰富、疏松、淡染,细胞界限清楚,核空泡状,核膜清楚,可见核仁。合体细胞体积大,形状不规则,胞质红染,多核(图 2-2-136)。

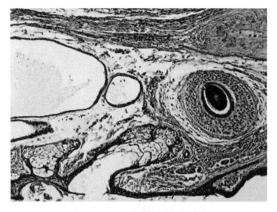

图 2-2-133 卵巢成熟畸胎瘤

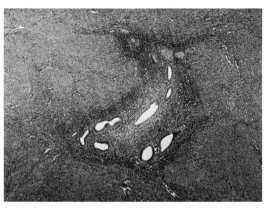

图 2-2-134 子宫腺肌病

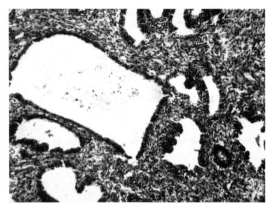

图 2-2-135 子宫内膜单纯性增生

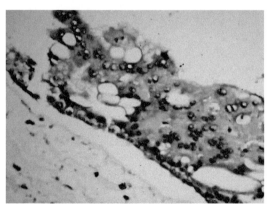

图 2-2-136 葡萄胎(组织切片)

(7)绒毛膜癌(choriocarcinoma):癌组织由分化不良的细胞滋养层和合体滋养层两种瘤细胞组成,癌细胞异型性明显,核分裂象易见,浸润肌层(图 2-2-137)。

(8)子宫颈鳞状细胞癌(cervical squamous cell carcinoma):癌细胞呈巢状分布并向间质内浸润,细胞异型性明显,角化珠形成(图 2-2-138)。

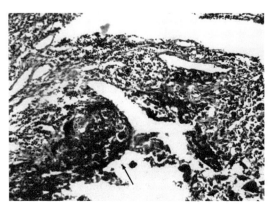

图 2-2-137 绒毛膜癌

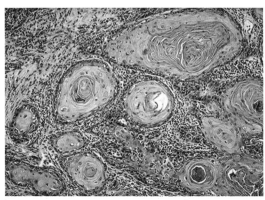

图 2-2-138 子宫颈鳞状细胞癌

（9）乳腺纤维腺瘤（fibroadenoma）：肿瘤主要由增生的纤维间质和腺体组成，有明显的包膜，间质水肿并黏液变性（图 2-2-139）。

（10）乳腺浸润性导管癌（invasive ductal carcinoma）：癌细胞排列呈巢状，团索状，癌细胞大小形态各异，深染、胞质少，核分裂象明显，癌细胞周围有致密的纤维组织增生，癌细胞在纤维间质内浸润性生长（图 2-2-140）。

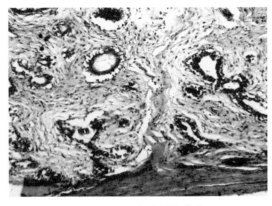
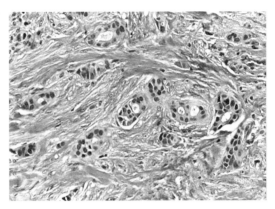

图 2-2-139　乳腺纤维腺瘤　　　　图 2-2-140　乳腺浸润性导管癌（组织切片）

【复习思考题】

1. 名词解释

（1）子宫颈上皮不典型增生

（2）子宫颈早期浸润癌

（3）子宫颈原位癌累及腺体

（4）侵袭性葡萄胎

2. 问答题

（1）生殖年龄的妇女阴道流血考虑到可能有哪些常见病？它们各有什么病理和临床特点？

（2）在中年妇女下腹部摸到肿块已数年，考虑到可能有哪些常见病？它们各有什么病理和临床特点？

（3）在中年和青年妇女，乳腺上摸到一肿块，你考虑可能有哪些常见病？其病理变化如何？怎样进行鉴别？

（4）子宫内膜增殖症，纤维囊性乳腺病，前列腺肥大，它们的发病学和镜下病变有什么共同之处？临床上各有什么特点？

（5）子宫颈癌及乳腺癌的类型及病理特点。

（6）葡萄胎、恶性葡萄胎、子宫绒毛膜癌的病变特点及临床病理联系。

【实验报告】

绘图"水泡状胎块"并重点标记"增生的滋养层细胞、水肿的间质"，简要描述其镜下特点。

（张宝刚）

实验十一　内分泌系统疾病

【实验目的】

（1）掌握毒性和非毒性甲状腺肿的发病机制、病理变化。

（2）熟悉甲状腺腺瘤和甲状腺癌的病理特点。

【实验内容】

1. 大体标本观察

（1）结节性甲状腺肿（nodular goiter）：甲状腺不对称结节状增大，结节大小不一，质地较坚实，部分结节境界相对清楚，多无完整的包膜。切面可见褐色半透明的胶质堆积，有时可伴有出血、坏死、囊性变、钙化和瘢痕形成（图 2-2-141）。

（2）甲状腺腺瘤（Adenoma of thyroid）：甲状腺腺瘤多为单发，呈圆形或卵圆形结节，表面光滑，肿瘤与周围组织分界清楚，常压迫周围组织，有完整的包膜。切面多为实性，暗褐色，可伴有出血、囊性变、纤维化和钙化（图 2-2-142）。

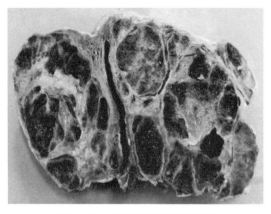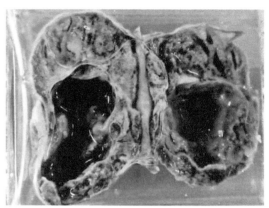

图 2-2-141 结节性胶样甲状腺肿　　　图 2-2-142 甲状腺腺瘤囊性变（如箭头所示）

2. 病理组织切片

（1）弥漫性胶样甲状腺肿：镜下见甲状腺滤泡弥漫增生，滤泡大小不一，滤泡腔高度扩张，大部分滤泡上皮复旧变扁平，腔内大量胶质储积（图 2-2-143）。

（2）毒性甲状腺肿（toxic goiter）：镜下见滤泡上皮增生呈高柱状，有的呈乳头状增生，并伴有小滤泡形成；滤泡腔内胶质稀薄，滤泡周边胶质出现许多大小不一的上皮细胞吸收空泡；间质血管丰富、充血（图 2-2-144）。

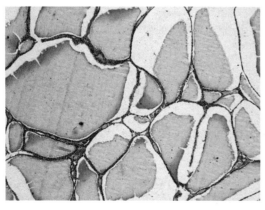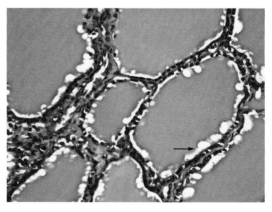

图 2-2-143 弥漫性胶样甲状腺肿　　　图 2-2-144 弥漫性毒性甲状腺肿（如箭头所示）

（3）甲状腺乳头状癌：镜下见肿瘤无包膜，呈浸润性生长。肿瘤细胞围绕血管中轴呈乳头状排列，乳头分支多，乳头中心有纤维血管间质。乳头上皮可呈单层或多层，瘤细胞分化程度不一，核染色质少，常呈透明或毛玻璃状，无核仁（图2-2-145）。

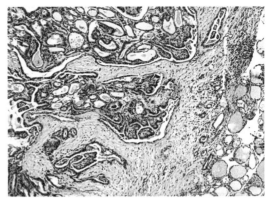

图2-2-145 甲状腺乳头状癌

【病例讨论】

患者，女，41岁，自觉近来呼吸困难、颈前肿大伴轻微疼痛来诊。查体：甲状腺弥漫性肿大，在肿大腺体两侧，可扪及多个结节，随吞咽上下移动。术中病理报告显示：肉眼见坏死、囊性变、钙化和瘢痕形成。镜下见：以小滤泡为主，部分滤泡上皮呈乳头状增生，部分上皮萎缩，胶质储积，间质纤维组织增生，间隔包绕形成大小不一的结节状病灶。

讨论：

（1）该患者最有可能患哪种疾病？

（2）该疾病是如何发生的？

【复习思考题】

（1）地方甲状腺肿的病变是如何形成的？

（2）试述弥漫性非毒性甲状腺肿的病理变化。

（3）甲状腺腺瘤与甲状腺腺癌常见的类型、病理特点？

（4）毒性甲状腺肿形成机制及病理特点。

【实验报告】

（1）描述弥漫性非毒性甲状腺肿的大体特点。

（2）绘图"甲状腺乳头状癌"并重点标记，简要描述其镜下特点。

（刘雨清 李文通）

实验十二 神经系统疾病

【实验目的】

掌握流行性脑脊髓膜炎、流行性乙型脑炎的病因、发病机制、病理变化及其临床关系。

【实验内容】

1. 大体标本观察

流行性脑脊髓膜炎：脑脊髓膜血管高度扩张充血，病变严重区域蛛网膜下隙充满灰黄色脓性渗出物，覆盖于脑沟脑回，以致结构模糊不清（图2-2-146）。

2. 组织切片观察

（1）流行性脑脊髓膜炎：镜下见脑实质表面软脑膜血管扩张、充血，蛛网膜下隙增宽，血管高度扩张充血，可见大量中性粒细胞、浆液及纤维素渗出和少量淋巴细胞、单核细胞浸润（图2-2-147）。

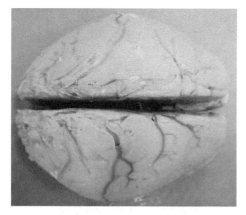

图 2-2-146 流行性脑脊髓膜炎

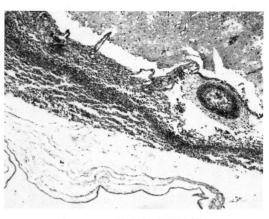

图 2-2-147 流行性脑脊髓膜炎

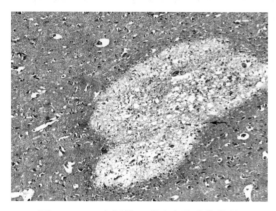

图 2-2-148 流行性乙型脑炎的脑软化灶

（2）流行性乙型脑炎：镜下可见灶性神经组织液化性坏死，形成质地疏松、染色较淡的镂空网状病灶，称为筛状软化灶（图 2-2-148）。

【病例讨论】

患者，男，5 岁，发热头痛 3 天，喷射性呕吐 3 天，全身出现瘀点半天。查体：颈强直，角弓反张、抽风、嗜睡，腰穿时脑脊液压力增高，脑脊液浑浊，脓性，蛋白定性试验（+++），葡萄糖减少。尸检：脑膜充血，水肿（脑回变宽，脑沟变浅），在脑顶蛛网膜下隙血管周围，有黄绿色黏稠的脓性渗出物。

讨论：

（1）本病的病理诊断是什么？

（2）诊断依据是什么？

【复习思考题】

1. 名词解释

（1）噬神经细胞现象

（2）神经细胞卫星现象

2. 问答题

（1）流行性乙型脑炎和流行性脑脊髓膜炎在临床和病理方面有哪些不同？

（2）试述流行性乙型脑炎的病变、临床病理联系和死亡原因。

【实验报告】

（1）描述流行性乙型脑炎和流行性脑脊髓膜炎的大体标本特点。

（2）绘图"流行性脑脊髓膜炎"并重点标记，简要描述其镜下特点。

（刘雨清 李媛媛）

实验十三　传　染　病

【实验目的】

（1）掌握结核病的基本病变和转化规律,原发性与继发性肺结核病的发生发展及各类型病变特点及临床病理联系。

（2）掌握伤寒、菌痢的病变特点及临床病理联系。

（3）了解肠、泌尿系统、骨关节、浆膜、脑膜结核病的病变特点。

【实验内容】

1. 大体标本观察

（1）原发综合征合并肺粟粒性结核病（primary complex with miliary tuberculosis of lung）:原发病灶在左肺上叶靠近胸膜处,为灰白灰黄色实变性干酪样坏死病灶,肺门淋巴结肿大,亦呈灰黄色干酪样坏死。两者连同之间的淋巴管炎称为原发综合征。X线呈哑铃状阴影。此外,肺表面和切面散布着大量灰黄或灰白色粟粒样结节(图2-2-149)。

（2）肺粟粒性结核病（miliary tuberculosis）:双侧肺表面和切面可见弥漫散布的灰黄或灰白色粟粒样结节(图2-2-150)。

（3）肺粟粒样结核病合并干酪样肺炎（caseous pneumonia）形成:肺切面可见支气管腔中充满灰黄色豆渣样干酪样坏死物质。切面可见肺各处有许多大小不等的灰白色实变灶,肺上叶大部分病灶融合为干酪样坏死灶(图2-2-151)。

（4）慢性纤维空洞型肺结核:肺上叶切面上可见一大空洞,洞壁不规则,洞壁较厚,在其周围另见多个灰白色小结节病灶(图2-2-152)。

（5）结核球（tuberculoma）:切除肺叶上可见一纤维包裹的孤立的境界分明的干酪样坏死灶,切面灰白色(图2-2-153)。

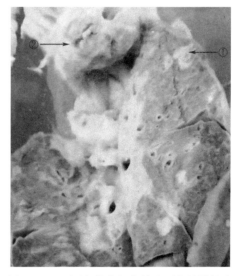

图2-2-149　原发综合征合并肺粟粒性结核病
①原发病灶;②肺门淋巴结肿大

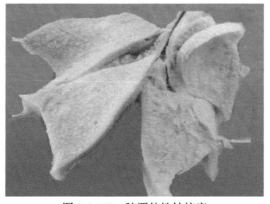

图2-2-150　肺粟粒性结核病

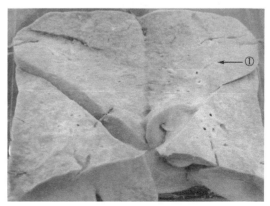

图2-2-151　肺粟粒样结核并干酪样肺炎形成
①干酪样坏死灶

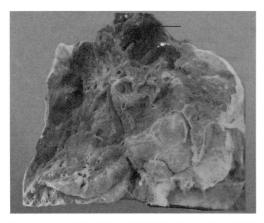

图 2-2-152　慢性纤维空洞型肺结核(如箭头所示)

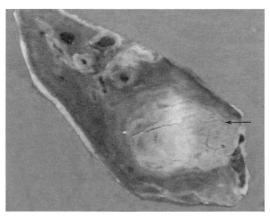

图 2-2-153　结核球(如箭头所示)

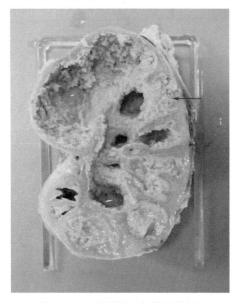

图 2-2-154　肾结核(如箭头所示)

（6）肾结核(tuberculosis of kidney)：可见肾体积变小，包膜粘连，表面凹凸不平，切面肾实质破坏程度严重，明显变薄，有多处灰白灰黄色的病灶，肾盏相互融合(图 2-2-154)。

（7）淋巴结结核病(tuberculosis of lymph node，LNT)：可见多个淋巴结肿大融合成团，切面可见多处灰黄色的干酪样坏死灶(图 2-2-155)。

（8）肠结核(tuberculosis of intestine)：回肠部位可见一溃疡型肠结核，结核性横位溃疡愈合后，造成肠腔环状狭窄。该处原有黏膜皱襞消失，黏膜平滑(图 2-2-156)。

（9）睾丸结核(tuberculosis of testis)：睾丸切面可见一灰黄色干酪样坏死区(图 2-2-157)。

（10）肠伤寒(髓样肿胀期)：可见回肠黏膜变薄，肠黏膜淋巴组织(孤立与集合淋巴结)因吞噬伤寒杆菌的巨噬细胞增生而肿胀隆起，似脑髓组织，长轴与肠管的长轴平行(图 2-2-158)。

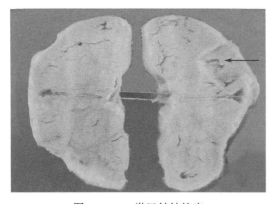

图 2-2-155　淋巴结结核病

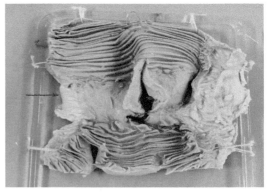

图 2-2-156　肠结核(如箭头所示)

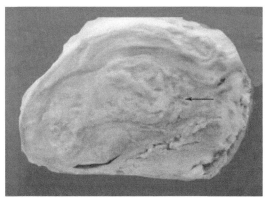

图 2-2-157　睾丸结核

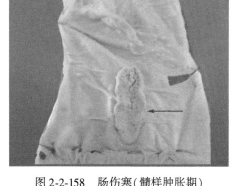

图 2-2-158　肠伤寒(髓样肿胀期)

（11）回肠伤寒溃疡并发穿孔：可见肠壁有黑色椭圆形溃疡形成，其长轴与肠管长轴平行，另见溃疡引起的肠壁穿孔（图 2-2-159）。

（12）细菌性痢疾（bacillary dysentery)：肠壁上可见黏膜皱襞消失，黏膜表面覆盖糠皮状膜样组织（图 2-2-160）。

（13）结肠阿米巴病：可见肠壁有多个灰白色针头大小点状溃疡灶，大者呈纽扣样（图 2-2-161）。

2. 组织切片观察

（1）结核结节（tubercle)：镜下可见淋巴结内散在大量结节，部分区域结节融合成片。结节中心红染的干酪样坏死不明

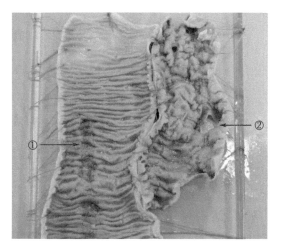

图 2-2-159　肠伤寒
①伤寒溃疡期；②穿孔

显，周围有大量类上皮细胞及 1～2 个朗汉斯巨细胞，结节外围有局部聚集的淋巴细胞和少量反应性增生的成纤维细胞包绕（图 2-2-162）。

（2）细菌性痢疾：肠壁黏膜上皮坏死脱落，与渗出的纤维素、炎症细胞、红细胞和细菌等混杂在一起，覆盖在黏膜表面（图 2-2-163）。

【病例讨论】

患者，男，15 岁。主诉：发冷发热 8 天。现病史：8 天前患者出现冷热交替现象，腹部有疼痛感。查体：体温 37.9℃，胸部有玫瑰皮疹，肝脾稍肿大，凝集反应阳性。血常规检查：显示白细胞数目为 $14×10^{10}$ 个/ml。

讨论：该患儿患什么疾病。

【复习思考题】

1. 名词解释

（1）结核球

（2）结核结节

（3）伤寒结节

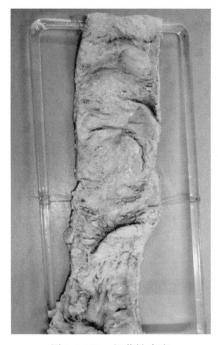

图2-2-160 细菌性痢疾

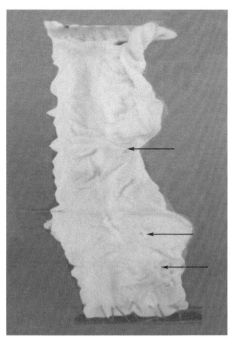

图2-2-161 结肠阿米巴病

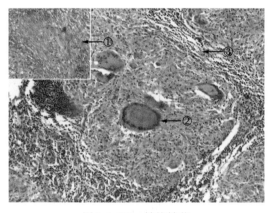

图2-2-162 结核结节
①干酪样坏死;②朗汉斯巨细胞;③炎症细胞浸润

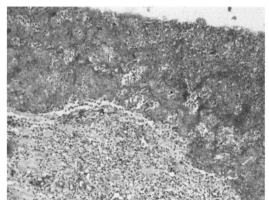

图2-2-163 细菌性痢疾

2. 问答题

(1) 结核病的基本组织病变和相互关系,以及结核病的转化规律。

(2) 说明原发性肺结核病的病变特点及其扩散途径、结局。

(3) 说明肠伤寒各期的病变特点和常见的合并症。

(4) 细菌性痢疾的病变、临床表现与阿米巴痢疾有何不同?

【实验报告】

绘图"结核结节"并重点标记,简要描述其镜下特点。

(张红霞)

第三章　　细胞遗传学

实验一　人类 X 染色质标本的制备和观察

【实验目的】

(1) 掌握 X 染色质的形成原理及 X 染色质标本制备方法。

(2) 掌握 X 染色质的形态特征及其临床意义。

【实验原理】

正常女性的二倍体细胞核中有两条 X 染色体。但只有一条具有转录活性,另一条发生遗传学失活,形成异固缩的 X 染色质(X chromatin),这种失活保证了雌雄两性细胞中都只有一条有活性的 X 染色体,使 X 连锁基因产物的量保持两性相同,即 X 染色体的剂量补偿效应。X 染色体数目异常的个体,不论细胞中存在多少 X 染色体,均保留一条有转录活性,其余都形成异染色质化的 X 染色质。因此,X 染色质检查可应用于临床,作为性别和 X 染色体数目检测的一种辅助诊断方法。在间期细胞核中,正常女性的 X 染色质阳性率一般为 10%~30%,出现率的高低取决于个体的生理状态、X 染色质在细胞核中的位置以及 X 染色质标本制备和识别技术;正常男性的 X 染色质阳性率则平均低于 1%。

X 染色质的形成是在胚胎发育的第 16 天,随机发生于二倍体细胞中父源性或母源性的 X 染色体并保留终生。在卵子发生过程中再恢复活性。

【实验准备】

1. **器材**　显微镜,牙签,载玻片,滴管,吹风机,100ml 立式染色缸,木制染片板,擦镜纸。

2. **试剂**　0.2% 甲苯胺蓝染液,甲醇,冰乙酸,蒸馏水,5mol/L HCl 溶液,香柏油,二甲苯。

3. **材料**　口腔黏膜上皮细胞。

【实验方法】

1. **取材**　取口腔黏膜上皮细胞。漱口 3~4 次后,用牙签从面颊部内侧黏膜刮取口腔黏膜上皮细胞,将细胞涂于干净载玻片上,用记号笔写下学号,置于空气中自然干燥。

2. **固定**

(1) 配固定液:按照甲醇:冰乙酸=3:1 的比例配制固定液,置于染色缸中。

(2) 固定:将涂有口腔黏膜上皮细胞的标本片放入固定液中固定,10 分钟后取出,用吹风机吹干。

3. **分化**　干燥后将标本置于木制染片板上(注意涂有口腔黏膜上皮细胞的一面朝上),滴加数滴 5mol/L HCl 溶液,覆盖涂有口腔黏膜上皮细胞的部位,静置分化 10 分钟。

4. **冲洗**　用自来水冲洗标本片,将盐酸冲洗干净,将水分充分沥干净。

5. **染色**　将标本置于木制染片板上,滴加数滴 0.2% 甲苯胺蓝染液,覆盖涂有口腔黏膜上皮细胞的部位,静置染色 10 分钟。

6. **冲洗**　自来水将多余染液冲洗干净,吹风机吹干标本片。

7. **镜检**　先用 10 倍物镜头找到口腔黏膜上皮细胞核,呈淡蓝色,椭圆形。调转镜头,在标本片上滴加香柏油1滴,转换100倍油镜镜头读片,寻找X染色质并观察其形态。计数50个"可计数细胞",计算X染色质的阳性率。

可计数细胞的标准:①核较大,轮廓清楚完整,核膜无缺损,无皱褶;②核质染色呈均匀的细网状或颗粒状,无退变的深染大颗粒及细菌污染。

X染色质的形态识别标准:贴于核膜内侧缘,长径为1~1.5μm,形状多为半圆形、三角形(图2-3-1)。

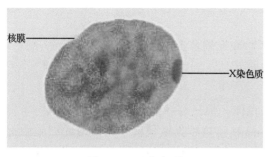

图2-3-1 X染色质

(2)计数50个"可计数细胞",计算X染色质的阳性率。

【复习思考题】

(1)X染色质检查的临床意义有哪些?

(2)如何理解正常女性两条X染色体其中之一遗传学失活与47,XXY和45,XO患者临床症状之间的关系?

【实验报告】

(1)记录实验步骤,绘典型X染色质图。

(杨利丽)

实验二 人类Y染色质标本的制备和观察

【实验目的】

掌握Y染色质标本的制备过程和识别方法。

【实验原理】

Y染色质,又名Y小体,是性染色质之一,由Y染色体长臂远端的2/3部分的异染色质构成。表现为用荧光染料染色后,在荧光显微镜下见到间期核内的一荧光较强的小体。可于男子口腔黏膜细胞、淋巴细胞、成纤维细胞、人类精子及男性胎儿的羊水细胞核中寻见。

Y染色质检查在临床上常用于确定性别和诊断性染色体异常的疾病。最近已被奥林匹克运动会用于运动员的性别鉴定。

【实验准备】

1. 仪器设备 荧光显微镜、染色缸。

2. 试剂材料 95%乙醇溶液、刀片、镊子、牙签、滴管、载玻片、盖玻片、0.5%盐酸阿的平染液、Macllvaine缓冲液(pH6.0)、乙醚、二甲苯、香柏油。

【实验方法】

1. 取材 被检查者(男性)用水漱口后,用牙签钝端在颊黏膜内侧刮取口腔上皮细胞,均匀涂在干净的载玻片中央。放在空气中干燥。

2. 固定 配制新鲜固定液(95%乙醇溶液:乙醚=1:1)倒入染色缸中,将玻片放入染色缸中固定20分钟,然后放入95%乙醇溶液中浸泡30分钟,取出后在空气中自然干燥。

3. 染色 将玻片浸入Macllvaine缓冲液中5分钟,浸入0.5%盐酸阿的平染液中染色20分钟(注意:避光,且荧光染料要现配现用)。Macllvaine缓冲液或蒸馏水中浸泡10分钟。

4. 封片 Macllvaine缓冲液或蒸馏水封片,加盖玻片。

5. 观察 用荧光显微镜观察 Y 染色质形态。先用低倍镜观察,可见散在的口腔黏膜上皮细胞,核染成黄色。在高倍镜下,可见靠近核膜边缘或核中央处有一极小的黄色荧光亮点,就是 Y 染色质,直径为 $0.25 \sim 0.3\mu m$(图 2-3-2)。

6. 计数 选择 $50 \sim 100$ 个核膜完整无缺、核质染色均匀、清晰可见的细胞进行观察。记录出现 Y 染色质的细胞数,算出百分率。

正常男性口腔黏膜上皮细胞 Y 染色质阳性率为 $60\% \sim 70\%$,血涂片阳性率为 $10\% \sim 30\%$ 。

【复习思考题】

(1) 为什么 Y 染色质检测要用荧光染料?

(2) Y 染色质检测的临床意义有哪些?

【实验报告】

(1) 绘图表示实验结果。

(2) 计数 50 个细胞,计算 Y 染色质阳性率。

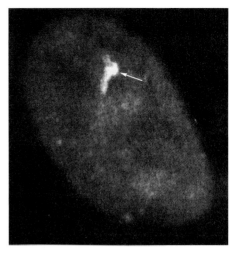

图 2-3-2 人类 Y 染色质

(刘红英)

实验三 人类外周血淋巴细胞染色体标本的制备

【实验目的】

了解人类外周血淋巴细胞染色体标本制备的原理及方法。

【实验原理】

人类外周血在体外培养条件下,在培养基中加入植物凝集素(PHA)可刺激处于 G₀ 期的淋巴细胞转化为淋巴母细胞样细胞,恢复有丝分裂能力,经一段时间的培养即可获得大量分裂期细胞以供染色体分析。

秋水仙素可通过干扰微管组装而抑制纺锤丝形成,使细胞分裂不能进入后期而停滞于中期,从而可在短期内积累大量最适于进行染色体分析的中期分裂象。此外,秋水仙素还能使染色单体缩短、分开,使染色体呈现利于识别的形态。

低渗处理可导致细胞吸水膨胀,质膜破裂,使中期染色体处于良好分散状态,利于分析;使红细胞血影经离心后浮于上清液中被去除。

固定的目的在于使细胞的结构固定于接近存活的状态,避免因细胞内蛋白质分解而导致结构变化。染色体研究中常用固定液为甲醇-冰乙酸固定液(3∶1)。冰乙酸渗透力强,固定迅速,但易使组织膨胀。而甲醇则可以使组织收缩,两者混合使用能抵消各自的缺点,得到较好的固定效果。

【实验准备】

1. 仪器设备 冰箱,恒温培养箱,离心机,恒温水浴锅。

2. 试剂材料 人外周静脉血、人类外周血淋巴细胞染色体制备培养基,肝素,秋水仙素,0.075mol/L KCl 溶液,甲醇,冰乙酸,Giemsa 染液,离心管,吸管,试管架,一次性注射器,酒精棉球,碘酒棉球,压脉带,棉签。

【实验方法】

1. 采血

（1）用无菌注射器抽取肝素（500U/ml）约 0.2ml,抽动针栓,使肝素湿润针筒至 3ml 刻度处,然后将多余肝素排出。

（2）按常规消毒后,取患者静脉血 1ml,将血液分别注入 2 瓶培养瓶中（每瓶约 7 号针头 20 滴）,轻轻混匀。

2. 培养

（1）将培养瓶放入 37℃ 恒温培养箱中培养 72 小时,期间每天一次轻轻晃动培养瓶,使细胞与培养基混匀并充分与培养基接触。

（2）终止培养前 1 小时,加入 10μg/ml 的秋水仙素 3 滴（7 号针头 3 滴）,混匀,继续培养至 72 小时。

3. 收获　取出培养瓶,用毛细吸管吹打培养液,使细胞脱离瓶壁,然后将全部培养液吸入 10ml 刻度离心管中。

4. 配平离心　1500 转/分,6 分钟。

5. 低渗　弃上清液,加入 37℃ 预温的 0.075mol/L 的 KCl 至 9ml,用吸管吹打混匀,置 37℃ 水浴锅恒温低渗处理 30 分钟。

6. 预固定　取出离心管立即加入 1ml 固定液,用吸管吹打混匀。

7. 配平离心　1500 转/分,6 分钟。

8. 固定　弃上清液,加入固定液至 10ml,用吸管吹打混匀,室温固定 30 分钟。

9. 配平离心　1500 转/分,6 分钟。

10. 再固定　弃上清液,加入固定液至 10ml,用吸管吹打混匀,室温固定 30 分钟。

11. 配平离心　1500 转/分,6 分钟。

12. 滴片

（1）弃上清液,加入新配制的固定液 0.2~0.3ml（依细胞多少而定）,用吸管吹打混匀,制成细胞悬液。

（2）取洁净冰片一张,用吸管吸取少量细胞悬液,在距离 30cm 左右的高度将细胞滴在冰片上（目的是为了让细胞及分裂象分散良好）。

（3）自然晾干。

13. 染色（非显带标本）　用 Giemsa 工作液染色 10 分钟,自来水冲洗后,自然晾干,油镜下观察。

14. 观察　低倍镜下观察,染成蓝紫色的圆形结构是淋巴细胞间期细胞核。成簇的短棒状或颗粒状结构是中期分裂象,选择一个中期分裂象,然后转换油镜,观察中期染色体的形态结构（图 2-3-3）。

【复习思考题】

（1）利用人类外周血淋巴细胞进行染色体标本的制备得益于哪些技术的开展,它们的作用原理是什么?

（2）容易导致人类外周血淋巴细胞染

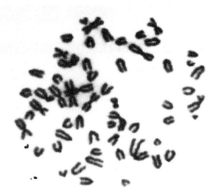

图 2-3-3　人类非显带染色体

色体标本制备失败的因素有哪些？

【实验报告】

记录染色体制备过程并分析实验结果。

（刘红英）

实验四　人类染色体 G 显带标本的制备和核型分析

【实验目的】

（1）了解染色体显带技术。

（2）熟悉人类 G 显带染色体的识别方法。

【实验原理】

20 世纪 70 年代开始出现了染色体显带技术。由于染色体本身结构状态存在差异，当对常规染色体标本片用一定方法处理，会使染色体的不同区段出现明暗相间或深浅不同的带纹，称染色体带。处理方法不同，染色体的带纹也不同，因此有不同的显带方法。

（1）G 带：染色体标本片经胰酶处理后用姬姆萨染液染色，称 G 显带法，显示的带称 G 带。

（2）Q 带：染色体标本片用芥子喹吖因或盐酸喹吖因等荧光染料染色，称 Q 显带法，显示的带称 Q 带。

（3）R 带：染色体标本片经高温处理后用姬姆萨染色，称 R 显带法，显示的带称 R 带。R 带的深浅带型与 G 带相反，也称反式 G 带。

（4）C 带：用强酸或强碱处理染色体标本片后用姬姆萨染色，称 C 显带法，显示的带称 C 带，C 带只显示异染色质区域，如着丝粒、次缢痕等。

（5）T 带：将染色体标本片置姬姆萨染液高温处理后再用吖啶橙等荧光染料染色，可专一显示端粒区，称 T 显带法，显示的带称 T 带。

显带技术所显示的染色体的带纹在每条染色体上各有特征，可作为染色体的识别标志，因此可用来检测染色体的结构及其畸变。

【实验准备】

1. 仪器设备　水浴箱、光学显微镜、吹风机、染色缸（立式）。

2. 试剂材料　镊子、姬姆萨染液、常规染色体标本片（本章实验三制作）、生理盐水、0.25% 胰酶。

【实验方法】

1. 烘片　将常规染色体标本片置 60~80℃ 温箱烘烤 2~3 小时，或常温放置 3~6 天。

2. 胰酶处理　将标本片置 0.025% 的胰酶（pH6.8~7.0，37℃）中处理 0.5~1.5 分钟。（每次显带时要先试片，以便测出合适的胰酶处理时间，试片时可将标本片以中间为界一分为二，一次测试 2 个时间段，两者差别 0.5 分钟）。

3. 染色　将胰酶处理后的标本片立即置姬姆萨染色缸中染色 10 分钟，自来水冲洗，自然晾干或吹干。

4. 镜检　将显带的标本片在低倍镜下找到一个合适的分裂象，然后转换油镜观察每条染色体的不同带型特征。

【复习思考题】

（1）人类染色体 G 显带的机制是什么？

（2）在制备 G 显带染色体标本时,胰酶溶液的温度和作用时间会对显带结果产生哪些影响？为什么？

【实验报告】

观察 G 显带染色体标本(图 2-3-4),每人绘制 1 个 G 显带中期染色体分裂象,并注明染色体编号。

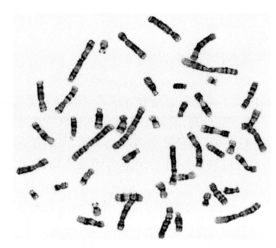

图 2-3-4　人类 G 显带染色体

（刘红英）

实验五　小鼠骨髓染色体标本的制备

【实验目的】

掌握小鼠骨髓细胞染色体标本制作过程和观察方法。

【实验原理】

小鼠四肢骨内骨髓细胞中的造血干细胞是生成各种血细胞的原始细胞,具有高度的分裂能力。秋水仙素可通过干扰微管组装而抑制纺锤丝形成,使处于增殖状态的细胞不能进入后期而停滞于中期,将秋水仙素注射到活体动物内,可以收集到较多的中期分裂象的骨髓细胞。再通过低渗,固定,制片,染色等步骤制得小鼠骨髓染色体标本。

【实验准备】

1. 仪器设备　解剖板,离心机,水浴锅,量筒,显微镜。

2. 试剂材料　100μg/ml 秋水仙素,0.075mol/L KCl 低渗液,甲醇,冰乙酸,pH 6.8 磷酸缓冲液,Giemsa 染液,生理盐水、18 ~ 25g 的健康小鼠,吸管,离心管,注射器(1ml、5ml 一次性),预冷载玻片,香柏油,解剖镊子,解剖剪。

【实验方法】

1. 秋水仙素处理　取骨髓前 2 ~ 3 小时给小鼠经腹腔注射秋水仙素 0.3 ~ 0.4ml(图 2-3-5)。

2. 取材　用颈椎脱臼法处死小鼠(图 2-3-6),剪开后肢皮肤和肌肉,取出完整的两根股骨(从髋关节至膝关节),剔除肌肉和肌腱,再用自来水冲洗干净。

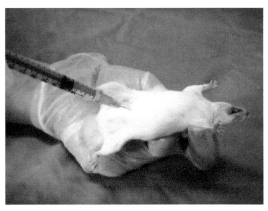
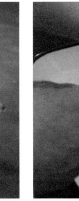

图 2-3-5　小鼠经腹腔注射秋水仙素　　　　　　图 2-3-6　脱臼法处死小鼠

3. 收集细胞　剪去股骨两端,露出骨髓腔,用 5ml 注射器针头吸入适量的生理盐水从股骨的一端插入骨髓腔,将骨髓冲入 10ml 刻度的离心管内,可反复冲洗至股骨变白,此刻离心管中细胞悬浮液有 4～5ml。

4. 低渗处理　将所有获得的细胞悬液 1000 转/分离心 5 分钟(离心前配平,下同),弃去上清液,加 0.075mol/L KCl 溶液 8ml,将细胞吹打均匀,置 37℃ 水浴锅中低渗 25 分钟。

5. 固定　低渗处理后的细胞经 1000 转/分离心 5 分钟后,吸去上清液,沿管壁加入新配制的固定液(甲醇:冰乙酸=3:1)约 10ml,立即吹散细胞团,室温下静置 20 分钟,1000 转/分离心 5 分钟,弃去上清液。

6. 再固定　重复步骤 5。

7. 制备细胞悬液　离心后留下沉淀物,加入新配制的甲醇冰乙酸固定液 0.2～0.3ml 混匀。

8. 滴片　用吸管吸取细胞悬液滴在预冷的载玻片上,每片 2～3 滴,将制片平放,自然晾干。

9. 染色　每张玻片上滴入 4～5 滴 Giemsa 染液,染色 10 分钟后,自来水冲洗,晾干。

10. 观察　先在低倍镜下观察,染成蓝紫色的圆形结构是间期细胞核,成簇的短棒状或颗粒状结构是中期分裂象(图 2-3-7)。将分散良好中期分裂象移至视野中央,直接转换油镜观察分析。

油镜下观察小鼠端着丝粒染色体特征(图 2-3-8),计算染色体数目,比较小鼠核型的性别差异。正常情况下,雄性小鼠有 3 条最短的染色体(19 号和 Y 染色体),雌性小鼠有 2 条最短的染色体(图 2-3-9)。

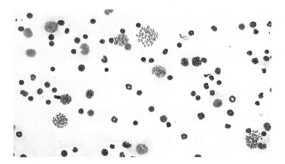
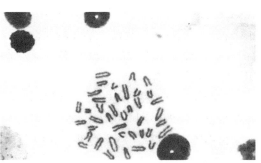

图 2-3-7　小鼠骨髓染色体(低倍镜下观察)　　　图 2-3-8　小鼠骨髓染色体(油镜下观察)

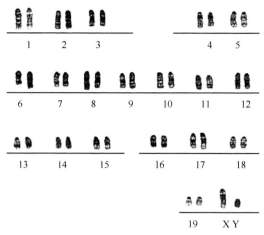

图 2-3-9　小鼠核型($2n=40$)

【复习思考题】

（1）秋水仙素在小鼠体内作用的时间过长或过短会对小鼠骨髓染色体标本的质量产生哪些影响？

（2）比较人类染色体和小鼠染色体的形态特征,说明什么？

【实验报告】

（1）计数 5 个中期分裂象的染色体数目。

（2）绘制一个小鼠的染色体中期分裂象。

（刘红英）

实验六　人类姐妹染色单体互换标本的制备与观察

【实验目的】

（1）熟悉人类外周血淋巴细胞姐妹染色单体互换标本的制备技术。

（2）掌握姐妹染色单体互换标本的观察分析方法。

【实验原理】

1. 姐妹染色单体互换(sister chromatid exchanges,SCE)　是指同一染色体的 2 条单体之间发生的同源重组,与 DNA 合成期(S 期)DNA 的断裂与修复有关。SCE 发生频率反映了细胞在 S 期的受损程度。遗传物质改变或不利的环境因素诱变会导致染色体不稳定性增加,SCE 率明显增高。因此 SCE 率可作为某些遗传病的诊断方法以及某些诱发染色体不稳定因素的检测指标。

2. SCE 率的检测方法　为 5-溴脱氧尿嘧啶核苷(5-Bromo-2′-deoxyuridine,BrdU)导致的姐妹染色单体的差别显色法。细胞有丝分裂中期的染色体是由 2 条姐妹染色单体组成,每一染色单体由一双链 DNA 组成。BrdU 是脱氧胸腺嘧啶核苷(thymine,T)的类似物,在 DNA 复制过程中可替代 T。根据 DNA 的半保留复制特点,当细胞生存环境中存在 BrdU 时,在第二个复制周期的中期,两条姐妹染色单体中一条 DNA 双链中的 T 均被 BrdU 替代,而另一条单体的 DNA 双链仅有一条链的 T 被 BrdU 替代,另一条链是含 T 的旧链(图 2-3-10)。由

BrdU 组成的 DNA 分子螺旋化程度低,碱性染料着色浅,光镜下可明显区分出 2 条染色单体的显色差别(图 2-3-11)。

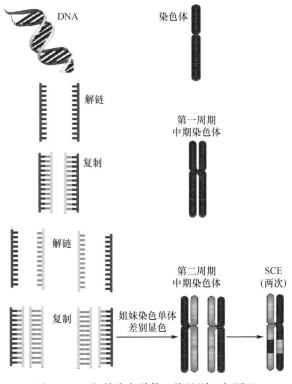

图 2-3-10　姐妹染色单体互换差别显色原理

【实验准备】

1. 仪器设备　超净工作台,恒温培养箱,恒温水浴箱,冰箱,离心机,显微镜,采血器材,酒精灯,培养瓶,刻度离心管,胶塞,乳头吸管,试管架,载玻片,托盘天平,干燥烤箱,染色缸,吹风机,紫外灯(30W,220V)。

2. 试剂　RPMI 1640 培养液,小牛血清,秋水仙素(100μg/ml),5-溴脱氧尿嘧啶核苷(BrdU,500μg/ml),低渗液(0.075 mol/L KCl 溶液),2×SSC 缓冲液、2.5% Giemsa 染液,0.01M 磷酸缓冲液(pH=7),甲醇,冰乙酸。

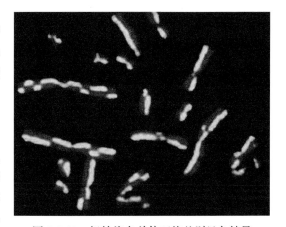

图 2-3-11　姐妹染色单体互换差别显色结果

【实验方法】

1. 细胞培养　常规接种外周血入 RPMI 1640 培养基中 37℃恒温培养,培养至 24 小时时,加入 500μg/ml BrdU 溶液 0.1ml,终浓度达 10μg/ml,黑纸包裹培养瓶继续培养至收获。

2. 染色体标本制备　常规制片。将标本片置 37℃恒温培养箱中烘片 1~3 天。

3. 紫外线处理　取一培养皿,底部放有两根平行排列的牙签或玻棒,将标本片(有细胞的一面朝上)平放在牙签上并滴加数滴 2×SSC 溶液,然后向培养皿中加 2×SSC 溶液,使液面不超过标本面为度,在标本上覆盖一条形擦镜纸,纸边垂到 2×SSC 溶液中,保持标本湿润,将培养皿置 37℃恒温水浴箱内,置紫外灯下照射 30 分钟,灯管距标本片 10cm。

4. 染色　蒸馏水充分冲洗后用 2.5% 姬姆萨染液染色 10 分钟,自来水冲洗,自然晾干,中性树胶封片。

5. 观察　寻找姐妹染色单体差别染色的分裂象油镜观察,计数每个细胞中 SCE 数目。计数方法:在染色体臂端发生交换者计一次交换,在臂间发生交换者计两次交换。

【复习思考题】

(1) 人类姐妹染色单体差异显色的原理是什么?

(2) 临床上哪些疾病会出现 SCE 率增高的现象?

【实验报告】

计数 30 个分裂象,计算 SCE 的平均值。

(杨利丽)

实验七　小鼠骨髓嗜多染红细胞微核的检测

【实验目的】

(1) 了解微核形成的原理和微核检测的遗传毒理学意义。

(2) 学习小鼠骨髓细胞微核检测技术。

【实验原理】

微核(micronucleus)简称 MCN,是真核细胞中的一种异常结构,是染色体畸变在间期细胞中的一种表现形式。各种具有细胞毒性的理化因素,如辐射、化学诱变剂,可导致染色体畸变或行为异常,如染色体行动滞后、形成双着丝粒染色体、染色体断裂等。这些异常染色体(断片)在分裂末期不能进入主核,当子细胞进入下一次分裂间期时,便浓缩成主核之外的小核,即微核(图 2-3-12)。

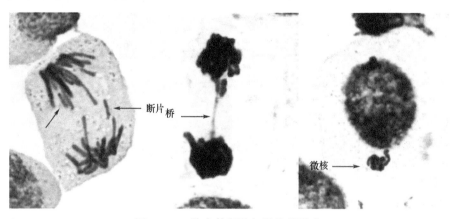

图 2-3-12　染色体断片与微核的形成

在细胞间期,微核游离于主核之外,呈圆形或椭圆形,大小应在主核 1/3 以下。微核的折光率及细胞化学反应性质与主核一样。

含有微核的细胞称微核细胞,微核细胞数占所观察细胞总数的比率称微核细胞率(‰),简称微核率。微核率可用来反映遗传物质受损的程度。在一定的剂量范围内,微核率与用药的剂量或辐射累积效应呈正相关。因此微核检测技术已成为染色体损伤的快速检测手段,广泛用于细胞毒性物质的检测、新药试验、食品添加剂的安全性评价、染色体病和癌症前期诊断等各个方面。

哺乳类骨髓中的嗜多染红细胞(polychromatic erythrocytes,PCE),是红细胞从幼年阶段发展到成熟阶段的过渡类型,此时红细胞的主核已排出,微核则留在胞质中。从一群无核的细胞中检出有微核的细胞,方法简单(图 2-3-13)。

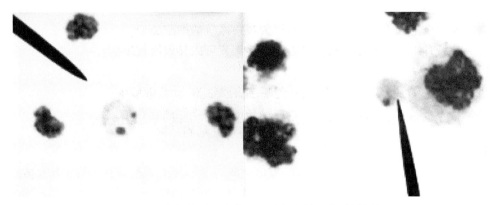

图 2-3-13 小鼠骨髓嗜多染红细胞的微核细胞(指针所示)

【实验准备】

1. 仪器设备 显微镜,手动计数器。

2. 试剂材料 40mg/ml 环磷酰胺,小牛血清,Giemsa 染液,瓷盘,烧杯,镊子,5ml 注射器,解剖盘,解剖刀,解剖剪,香柏油,二甲苯,擦镜纸,载玻片,盖玻片。

【实验方法】

1. 动物选择 选择 7~12 周龄的健康小鼠,体重 20g 左右。

2. 药物诱导 实验前 24 和 48 小时分别给小鼠腹腔注射环磷酰胺 0.2ml,约 40mg/kg (40μg/g)体重,为提高微核率便于观察,最好在实验前 4 小时再加强注射一次。

3. 处死动物分离股骨 用脱臼法处死小鼠。迅速剥取两根股骨,剔净肌肉,用纱布擦掉股骨上的血污和肌肉。

4. 取骨髓 将股骨两端的股骨头剪掉,露出骨髓腔,用注射器吸取 2~3ml 37℃预温的生理盐水插入股骨腔,冲洗骨髓入 10ml 离心管中。尽量将骨髓细胞冲洗出来,用滴管轻轻打散团块。

5. 离心 1000 转/分离心 10 分钟。

6. 制细胞悬液 尽量弃去上清液,滴加 2~3 滴灭活小牛血清,用滴管轻轻混匀沉淀物,制成细胞悬液。

7. 制片 滴一滴细胞悬液于载玻片的一端,推片法制备骨髓细胞标本片,自然晾干。

8. 固定 将骨髓细胞标本片置甲醇:冰乙酸=3:1 的固定液中,固定 10 分钟,自然晾干。

9. 染色 用 1:10 Giemsa 染液(1 份 Giemsa 原液,9 份 pH 6.8 磷酸缓冲液)染色 10 分

钟,自来水冲洗,晾干。

10. 镜检 选择细胞密度适中,染色良好的区域,再转至油镜下观察计数。

观察标准:嗜多染红细胞为中幼红细胞脱核而成,胞体稍大于成熟红细胞。嗜多染红细胞中有核糖体存在,可被 Giemsa 染液染成蓝灰色,成熟红细胞中的核糖体已被溶解,被染成橘红色。嗜多染红细胞中的微核位于胞质中,嗜色性与有核细胞的核质相同,呈紫红色或蓝紫色。典型的微核大多呈圆形、椭圆形及不规则小体,边缘光滑整齐,大小为主核的 1/20~1/5。一个细胞中不论出现几个微核均按一个微核细胞计数。

正常小鼠嗜多染红细胞微核率为 5‰以下,超过 5‰为异常。

【复习思考题】

(1) 为什么选择骨髓嗜多染红细胞作为观察微核的细胞类型?

(2) 分析日常生活或你周边环境中有哪些因素可以导致微核发生?

【实验报告】

每位同学观察 200~1000 个小鼠骨髓嗜多染红细胞,计数微核率。

$$嗜多染红细胞微核率 = \frac{有微核的嗜多染红细胞数}{嗜多染红细胞总数} \times 1000‰$$

(刘红英)

第三篇　综合性实验

实验一　人血涂片的制备及血细胞形态观察

【实验目的】

(1) 了解人血涂片的制作。

(2) 掌握各种血细胞的形态。

【实验原理】

血液由血细胞和血浆组成。血细胞包括红细胞、白细胞和血小板。

红细胞是血液中数量最多的一种细胞,Wright 或 Giemsa 染色后呈淡红色、无核。因红细胞为双凹形,故边缘部分染色深,中心较浅,直径 $7 \sim 8 \mu m$。

白细胞是血液中的有核细胞,根据细胞胞质中有无特殊颗粒,将其分为有粒白细胞和无粒白细胞。前者又根据特殊颗粒的染色性,分为中性粒细胞、嗜酸粒细胞和嗜碱粒细胞,后者分为淋巴细胞和单核细胞两种。中性粒细胞体积略大于红细胞,直径 $10 \sim 12 \mu m$,细胞核被染成紫色分叶状,可分为 $1 \sim 5$ 叶。嗜酸粒细胞体积略大于中性粒细胞,直径 $10 \sim 15 \mu m$,细胞核染成紫色,通常为 2 叶,胞质内充满嗜酸性、粗大的鲜红色颗粒。嗜碱粒细胞体积与中性粒细胞相当,数量少,核着色浅,呈分叶或不规则状,胞质中有大小不等的蓝紫色颗粒,分布不均。单核细胞体积最大,直径 $14 \sim 20 \mu m$,核呈肾形或马蹄形,胞质染成灰蓝色,内含许多细小的淡紫色颗粒。血液中可观察到的淋巴细胞有中、小两种,小淋巴细胞大小似红细胞,圆形,核致密、染色深,一侧常有浅凹。中淋巴细胞较大,核着色略浅。淋巴细胞胞质嗜碱性,呈蔚蓝色。

血小板呈不规则状,其周围部分浅蓝色,中央有细小的紫红色颗粒,聚集成群。

Wright 染色法是目前最常用的血涂片染色法,其染色原理如下。

Wright 染料是由酸性染料伊红和碱性染料美蓝组成的复合染料。

美蓝(又名亚甲蓝,methylene blue)为四甲基硫堇染料,有对醌型和邻醌型两种结构,通常为氯盐,即氯化美蓝,美蓝容易氧化为一、二、三甲基硫堇等次级染料(天青),市售美蓝中部分已被氧化为天青。伊红(又名曙红,eosin)通常为钠盐即伊红化钠。美蓝和伊红水溶液混合后产生伊红化美蓝中性沉淀,即 Wright 染料。Wright 染料溶于甲醇后,又重新解离为带正电的美蓝和带负电的伊红离子。

细胞的染色既有物理的吸附作用又有化学的亲和作用。各种细胞和细胞的各种成分化学性质不同对各种染料的亲和力也不一样。因此用染色液染色后在同一张血片上可以看到各种不同的色彩,如血红蛋白、嗜酸性颗粒为碱性蛋白质,与酸性染料伊红结合染成粉红色称为酸性物质;细胞核蛋白、淋巴细胞和嗜碱粒细胞胞质为酸性,与碱性染料美蓝或天青结合,染成蓝色或紫蓝色称为嗜碱性物质;中性颗粒呈等电状态与伊红和美蓝均可结合,染成淡紫红色称中性物质。

【实验准备】

1. 血涂片制作的物品准备　75% 乙醇溶液、采血针、载玻片、Wright 染色(伊红-亚甲蓝)、染色缸、染色架、光学显微镜。

2. 教学用血涂片。

【实验方法】

(1) 讲授血液中各种细胞的形态结构。

(2) 讲授血涂片的制备过程。

(3) 教师示范血涂片的制作。

(4) 学生分组,在教师的指导下进行血涂片制作。

(5) 观察自制血涂片,并与教学用血涂片进行比较。

【实验结果】

1. 良好血涂片的要求　厚薄适宜,头体尾分明,细胞分布均匀,血膜边缘整齐,两侧留有空隙。

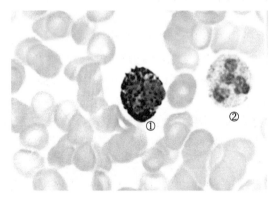

图 3-1　嗜碱粒细胞和中性粒细胞(Wright 染色,油镜)
①嗜碱粒细胞;②中性粒细胞

(1) 血膜至少长 25mm,至玻片两侧边缘的距离至少为 5mm。

(2) 血膜边缘要比玻片边缘窄,且边缘光滑,适用于油镜检查。

(3) 血细胞从厚区到薄区逐步均匀分布,末端呈方形或羽毛状。

(4) 血膜末端无粒状、划线或裂隙。所有这些情况会使白细胞集中在这些区域内。

(5) 在镜检区域内,白细胞形态应无人为异常改变。

(6) 无人为污染。

2. 光镜下观察染色后的血涂片　可见红细胞染成橘红色,中性粒细胞、嗜酸粒细胞、淋巴细胞、单核细胞的细胞核染成紫蓝色,核质对比明显,粒细胞颗粒清晰,嗜酸粒细胞颗粒大,为红色。血小板为不规则形,内含紫蓝色颗粒(图 3-1 ~ 图 3-3)。

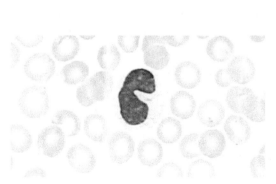

图 3-2　单核细胞(Wright 染色,油镜)

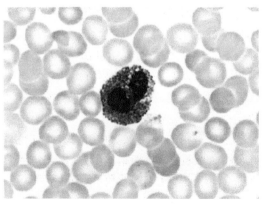

图 3-3　嗜酸粒细胞(Wright 染色,油镜)

【实验报告】

（1）绘出各种血细胞的形态结构图。

（2）数 100 个白细胞，进行分类计数。

（付文玉 张雪莉）

实验二 从甲状腺滤泡的形态结构和功能探讨其与甲状腺肿的关系

【实验目的】

（1）掌握甲状腺滤泡的基本组织结构和功能。

（2）熟悉甲状腺滤泡的形态结构和功能及其与甲状腺代谢性疾病的关系。

【实验原理】

甲状腺实质内有大量甲状腺滤泡。滤泡壁由单层立方的滤泡上皮细胞组成；滤泡腔内充满胶质。滤泡上皮细胞可随功能状态而变化：分泌功能旺盛时滤泡上皮细胞增高呈柱状，腔内胶质减少；功能不活跃时滤泡上皮细胞变矮甚至呈扁平状，腔内胶质增多。胶质是滤泡上皮细胞的分泌物，即碘化的甲状腺球蛋白。甲状腺滤泡上皮细胞合成和分泌甲状腺素。其合成和分泌过程包括合成、贮存、碘化、重吸收、分解和释放，即滤泡上皮细胞从血液中摄取氨基酸，先由粗面内质网合成甲状腺球蛋白，继而转至高尔基复合体加工形成分泌颗粒，再排放到滤泡腔内贮存。滤泡上皮细胞还从血中摄取碘离子，并被过氧化物酶活化成为活化的碘，再进入滤泡腔与甲状腺球蛋白结合，形成碘化的甲状腺球蛋白即为胶质。滤泡上皮细胞在腺垂体分泌的促甲状腺激素的作用下，胞吞滤泡腔内的碘化甲状腺球蛋白，成为胶质小泡。胶质小泡与溶酶体融合，小泡内的甲状腺球蛋白被水解酶分解，形成大量四碘甲状腺原氨酸（T4）和少量三碘甲状腺原氨酸（T3），即甲状腺素。T3 和 T4 于细胞基部释放进入周围的毛细血管。甲状腺素的功能是促进机体的新陈代谢，提高神经兴奋性，促进生长发育。

甲状腺代谢性疾病分为弥漫性非毒性甲状腺肿和弥漫性毒性甲状腺肿。弥漫性非毒性甲状腺肿是由于缺碘使甲状腺素分泌不足，促甲状腺激素分泌增多，甲状腺滤泡上皮细胞增生以维持体内甲状腺激素水平。如果长期缺碘，除滤泡上皮细胞增生外，所合成的甲状腺球蛋白没有碘化，不能被上皮细胞吸收利用，导致滤泡腔内充满胶质，使甲状腺肿大。病理变化主要表现为上皮细胞变扁，滤泡腔扩张，腔内胶质增多。

弥漫性毒性甲状腺肿指血液中甲状腺素过多，作用于全身各组织所引起的临床综合征，临床上统称为甲状腺功能亢进症，简称"甲亢"。临床上主要表现为甲状腺肿大，基础代谢率和神经兴奋性升高。病理变化表现为滤泡上皮细胞增生呈高柱状，滤泡腔内胶质减少。

【实验准备】

（1）正常甲状腺和甲状腺肿的大体标本。

（2）正常甲状腺组织学切片。

（3）甲状腺肿病理组织学切片。

【实验方法】

（1）讲述甲状腺的正常组织结构和功能。

（2）显微镜下观察甲状腺滤泡的正常形态结构。

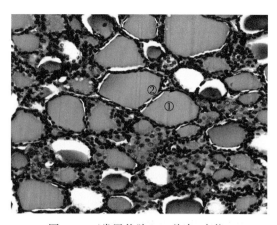

图 3-4　正常甲状腺(HE 染色,高倍)
①胶质;②滤泡上皮细胞

（3）显微镜下观察甲状腺肿的病理组织学特点。

（4）师生互动讨论甲状腺的形态结构和功能及其与甲状腺肿的关系。

【实验结果】

（1）正常情况下,甲状腺实质内有大量甲状腺滤泡。滤泡壁由单层立方的滤泡上皮细胞组成;滤泡腔内充满胶质。滤泡上皮细胞可随功能状态而变化:分泌功能旺盛时滤泡上皮细胞增高呈柱状,腔内胶质减少;功能不活跃时滤泡上皮细胞变矮甚至呈扁平状,腔内胶质增多(图 3-4)。

（2）弥漫性非毒性甲状腺肿镜下主要表现为滤泡上皮细胞变扁,滤泡腔扩张,腔内胶质增多(图 3-5)。

（3）弥漫性毒性甲状腺肿病理变化表现为滤泡上皮细胞增生呈高柱状,滤泡腔内胶质减少(图 3-6)。

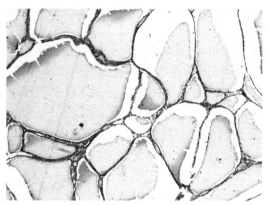

图 3-5　非毒性甲状腺肿

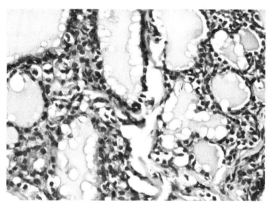

图 3-6　毒性甲状腺肿

【实验报告】

绘出正常甲状腺组织和非毒性甲状腺肿的图片。

(陈燕春)

实验三　胃的屏障结构与胃溃疡的发生

【实验目的】

（1）掌握黏液-碳酸氢盐屏障和胃黏膜屏障的结构和功能。

（2）掌握溃疡病的病因、发病机制、病理变化。

【实验原理】

1. 黏液-碳酸氢盐屏障(mucus-bicarbonate barrier)　胃上皮表面覆盖着厚 0.25 ~ 0.5mm 的黏液层,主要由不可溶性的黏液凝胶构成,并含有大量的 HCO_3^-。此屏障可中和

H⁺,不仅避免了 H⁺对胃黏膜的直接侵蚀作用,也使胃蛋白酶原在胃黏膜上皮细胞侧不能被激活,有效防止了胃蛋白酶对胃黏膜的消化作用。此黏液凝胶是防止胃酸、胃蛋白酶及各种有害因素对胃黏膜损害的第一道防线。幽门螺杆菌产生黏液酶,溶解黏液,破坏此屏障,幽门螺杆菌感染是消化性溃疡的主要原因。

2. **胃黏膜屏障** 指完整的胃黏膜上皮细胞、细胞膜脂蛋白及细胞间紧密连接而言,其具有阻止酸性胃液中 H⁺向胃黏膜反渗,同时阻止钠离子由浆膜面向黏膜及胃腔内弥散的作用。该屏障的完整性是黏膜难以受损和不易导致消化性溃疡等疾病的重要基础。幽门螺杆菌可产生多种酶(如尿素酶、蛋白酶和磷脂酶 A 等)及毒素,损害胃上皮细胞,破坏胃黏膜屏障功能,诱发一系列病理生理改变,最终致消化性溃疡。

3. **胃的解剖结构** 观察胃贲门部、胃体部、胃底部和幽门部,确认胃大弯、胃小弯、角切迹、贲门切迹,注意观察胃黏膜的结构特点。

4. **胃底的组织结构** 胃壁由四层结构组成(图 3-7)。①黏膜:由单层柱状上皮、固有层和黏膜肌层组成;胃底腺主要由壁细胞、主细胞、颈黏液细胞和内分泌细胞组成;②黏膜下层:为疏松结缔组织,内含有较多的血管、淋巴管;③肌层:分内环、外纵,两层之间可见肌间神经丛;④外膜:由结缔组织构成,外覆间皮。

【实验准备】

(1)正常胃的大体标本和组织学切片的准备。

(2)胃溃疡大体标本及组织病理学切片的准备。

【实验方法】

(1)讲授胃的大体结构和微细结构。

(2)讲授胃溃疡的大体标本及其组织病理学变化。

(3)肉眼观察正常胃和发生溃疡胃的大体形态学特点。

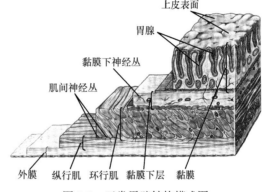

图 3-7 正常胃壁结构模式图

(4)显微镜下观察正常胃和发生溃疡胃的组织结构,比较其不同。

(5)师生互动,讨论胃的屏障结构在胃溃疡发病中的作用以及胃溃疡的病理变化。

【实验结果】

1. 正常胃壁组织结构

(1)肉眼:可见到参差不齐的粗大的皱襞。

(2)低倍镜

1)黏膜:上皮为单层柱状上皮,顶部胞质内染色呈透明区,核居于细胞基部。上皮向固有层陷入形成胃小凹。固有层内有密集的胃底腺。黏膜肌层为内环、外纵平滑肌或内环、中纵、外环三层平滑肌。

2)黏膜下层:由疏松结缔组织构成。

3)肌层:较厚,排列不整齐,肌组织由内向外依次为内斜、中环和外纵。

4)外膜:为浆膜(外表间皮多在制片时脱落)。

(3)高倍镜:主要观察胃底腺的各种细胞(图 3-8)。壁细胞又称盐酸细胞,体积较大,圆形或多角形,胞质着红色,核圆形,多位于胃底腺的颈、体部。主细胞又称胃酶细胞,胞体成柱状或锥状,体积较小,细胞质染成紫蓝色,但细胞基部染成深蓝色。颈黏液细胞位于胃底腺的颈部,数量少,呈柱状或烧瓶状,胞质透明,核扁圆,位于细胞基部。

2. 胃溃疡的大体和镜下病理变化特征

(1) 大体标本

1) 胃小弯近幽门处黏膜面有一个圆形或椭圆形溃疡。溃疡较深,直径在 2cm 以下,边缘整齐,底部平坦,部分标本的溃疡面被覆少量灰黄色渗出物。周围黏膜皱襞呈放射状排列。

2) 溃疡处纵切面见黏膜层、黏膜下层和肌层已全破坏而被灰白色纤维组织所代替(瘢痕),溃疡边缘的肌层与黏膜肌层由于瘢痕收缩而粘连。

(2) 组织切片(图 3-9)

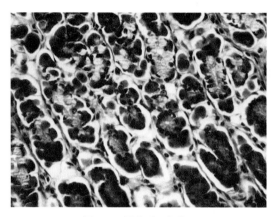

图 3-8　胃底腺(高倍)　　　　　图 3-9　胃溃疡镜下结构图

1) 组织凹陷处为溃疡之底部,两侧垂直部分为溃疡之边缘。

2) 溃疡自浅至深可分为四层:①渗出层,少量炎症渗出物(纤维素、中性白细胞等);②坏死层-结构不清染成伊红色;③肉芽组织层;④瘢痕层,其中有管壁增厚的小动脉,管腔狭窄或有血栓机化(闭塞性动脉内膜炎)。

诊断要点:①胃黏膜局部组织呈凹陷缺损;②其底部从上至下可见典型的四层结构。

【实验报告】

(1) 绘正常胃壁及胃溃疡镜下结构图。

(2) 分析胃溃疡的发病机制及其病理特征。

(高海玲)

实验四　血糖浓度的调控中心——胰腺

【实验目的】

(1) 掌握胰腺的微细结构和功能。

(2) 掌握胰岛的病理性改变和血糖浓度之间的关系。

【实验原理】

胰腺(pancreas)"隐居"在腹膜后,其知名度远不如近邻胃、十二指肠、肝和胆,但胰腺在血糖水平的调控中却起着至关重要的作用。

胰腺质地软,呈灰红色,重约 75g,呈长棱柱状,位置较深,在第 1、第 2 腰椎水平横位于腹膜后。可分为头、体、尾三部分。

胰腺表面覆有薄层结缔组织被膜,属于实质性器官,其实质由外分泌部和内分泌部组成。外分泌部构成腺的大部分,是重要的消化腺;内分泌部由胰岛组成,其分泌的激素进入血液或淋巴,主要调节糖代谢,调控血糖水平的动态平衡。

胰岛(pancreas islet)是由内分泌细胞组成的球形细胞团,分布于外分泌部腺泡之间,胰尾部较多,大小不等。胰岛内分泌细胞呈索状、团状排列,其间有丰富的有孔毛细血管(图3-10)。人胰岛主要有 A、B、D 及 PP 四种细胞,HE 染色不易区分,其中 A 细胞约占胰岛细胞总数的 20%(图 3-11),分泌高血糖素(glucagon),能促进肝细胞糖原分解为葡萄糖,并抑制糖原合成,使血糖浓度升高,满足机体活动的能量需要。B 细胞约占胰岛细胞总数的70%(图 3-11),分泌胰岛素(insulin),主要促进肝细胞、脂肪细胞等细胞吸收血液内的葡萄糖,合成糖原或转化为脂肪储存,使血糖浓度降低。

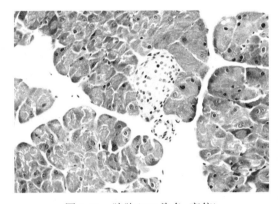
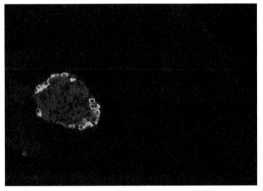

图 3-10　胰腺(HE 染色,高倍)

图 3-11　胰腺(胰岛素和高血糖素免疫荧光双标染色,绿色荧光显示 A 细胞、红色荧光显示 B 细胞)

高血糖素和胰岛素协同作用,调控机体血糖水平的动态平衡。若胰岛发生病变,胰岛A、B 细胞相对或绝对不足,致使血糖水平异常,可形成糖尿病、低血糖症等诸多疾病。

【实验准备】

(1)制备正常小鼠胰腺切片、不同时间点糖尿病小鼠胰腺切片。

(2)将上述切片 HE 染色,胰岛素和高血糖素免疫组织化学染色。

【实验方法】

(1)显微镜观察正常小鼠胰腺,特别是胰岛的微细结构。

(2)显微镜观察糖尿病小鼠胰腺切片,特别是胰岛的微细结构。

(3)师生互动,讨论胰岛 A、B 细胞结构、功能的变化与机体血糖水平之间的关系。

【实验结果】

(1)正常情况下,胰岛主要有 A、B、D 及 PP 四种细胞,HE 染色时不易区分;胰岛素、高血糖素免疫组织化学染色可分别显示 B 细胞和 A 细胞,前者约占胰岛细胞总数的 70% ,后者约占胰岛细胞总数的 20% 。

(2)糖尿病时胰岛内分泌细胞排列紊乱,胰岛 B 细胞数量减少、A 细胞相对增多。

(3)机体血糖水平主要受胰岛素和高血糖素协同调控。若胰岛发生病变,胰岛 A、B 细胞相对或绝对不足时,可使血糖水平异常,形成糖尿病、低血糖症等诸多疾病。

【实验报告】

绘制正常胰岛、糖尿病胰岛 HE 染色的光镜结构。

（李如江）

实验五　大、中动脉的结构特点与动脉粥样硬化的发生

【实验目的】

（1）熟悉大、中动脉的大体及组织学特点。

（2）熟悉动脉粥样硬化的临床病理特点。

（3）熟悉大、中动脉的结构特点与动脉粥样硬化的发生、发展的关系。

【实验原理】

大、中动脉的结构均包括内膜、中膜、外膜三层，内膜为血管壁的最内层，也是三层结构中最薄的一层，由内皮和内皮下层组成。

动脉粥样硬化是一种与血脂异常及血管壁成分改变有关的动脉疾病，主要累及大、中动脉，基本病变是动脉内膜的脂质沉积、内膜灶状纤维化、粥样斑块形成致管壁变硬、管腔狭窄，并引起一系列继发性病变。动脉粥样硬化发生的危险因素包括高脂血症、高血压、吸烟、遗传因素等，如低密度脂蛋白（LDL）受体的基因突变是动脉粥样硬化发生的遗传因素之一。

正常动脉的内膜附有一层各种动脉粥样硬化危险因素可损伤的血管内皮细胞，内膜通透性增加，脂质侵到内皮下，在动脉内膜形成点状或条纹状黄色不隆起或微隆起于内膜的病灶，镜下为大量内皮细胞聚集，此期称为指纹期。由于指纹期属平坦或稍高出内膜的病变，故不引起临床症状。随着病情进展，内膜面形成散在不规则形隆起的瓷白色斑块，镜下斑块病灶表层为大量胶原纤维，可发生玻璃样变性；斑块表面为大量平滑肌细胞和细胞外基质组成的纤维帽，纤维帽之下有不等量的泡沫细胞、细胞外基质和炎细胞，此期称为纤维斑块期。纤维斑块深层细胞坏死发展到粥样斑块，肉眼观察内膜面见灰黄色斑块，纤维帽的下方有黄色粥样物质，镜下在纤维帽之下含有大量不定形的坏死崩解产物、胆固醇结晶及钙盐沉积，斑块底部及边缘部出现肉芽组织，少量淋巴细胞和泡沫细胞，中膜受压变薄。纤维斑块和粥样斑块可发生斑块内出血、斑块破裂、粥瘤性溃疡、血栓形成、动脉瘤形成及出血等复合性病变。

【实验准备】

（1）大、中动脉正常大体标本及组织学切片的准备。

（2）主动脉粥样硬化和冠状动脉粥样硬化的大体标本的制作。

（3）主动脉粥样硬化和冠状动脉粥样硬化的病理学切片的制作。

【实验方法】

（1）肉眼观察大、中动脉的大体形态学特点。

（2）显微镜观察大、中动脉的组织形态学特点。

（3）肉眼观察主动脉粥样硬化和冠状动脉粥样硬化的大体标本。

（4）显微镜观察主动脉粥样硬化和冠状动脉粥样硬化的组织形态学特点。

（5）师生互动，讨论大、中动脉的结构特点与动脉粥样硬化的发生、发展的关系。

【实验结果】

1. 正常大、中动脉的大体及组织形态学特点　正常大、中动脉管壁规则，内膜光滑。管壁的组织学结构包括内膜、中膜、外膜三层。内膜由内皮和内皮下层组成。大动脉的中膜

由 40~70 层环形排列的弹性膜组成(图 3-12),中动脉的中膜主要由 10~40 层环形排列的平滑肌纤维构成,外膜由疏松结缔组织组成(图 3-13)。

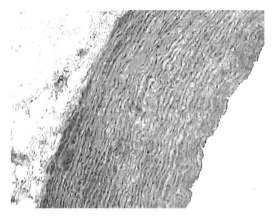

图 3-12　大动脉

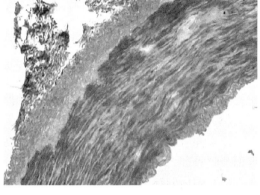

图 3-13　中动脉

2. 主动脉粥样硬化、冠状动脉粥样硬化的大体及组织形态学特点　主动脉粥样硬化的血管在内膜形成灰黄色斑块,纤维帽的下方有黄色粥样物质,部分区域斑块表面的纤维帽破裂,形成溃疡(图 3-14)。镜下在纤维帽之下含有大量不定形的坏死崩解产物、胆固醇结晶及钙盐沉积,斑块底部及边缘部出现肉芽组织,少量淋巴细胞和泡沫细胞,中膜受压变薄(图 3-15)。冠状动脉粥样硬化的血管切面管壁增厚,管腔狭窄(图 3-16)。

【实验报告】

(1) 绘出主动脉粥样硬化的镜下图像。

(2) 分析大、中动脉的结构特点与动脉粥样硬化的发生、发展的关系。

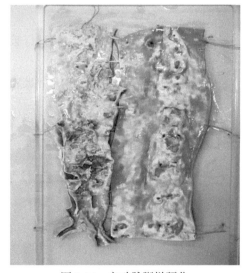

图 3-14　主动脉粥样硬化

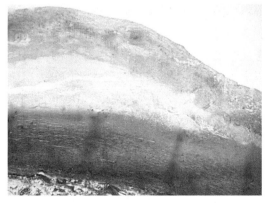

图 3-15　主动脉粥样硬化

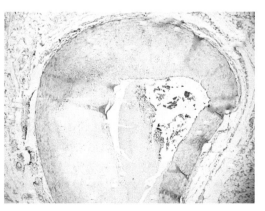

图 3-16　冠状动脉粥样硬化

(郑　洁)

实验六 从肺的结构、血液循环特点分析大叶性肺炎呼吸功能改变的特点

【实验目的】

(1) 掌握正常肺解剖学及组织学结构。

(2) 掌握大叶性肺炎肺病变特点。

(3) 熟悉肺血液循环特点。

(4) 理解大叶性肺炎患者呼吸困难的原因。

【实验原理】

1. 肺的主要生理功能　肺的主要生理功能是调节人体的呼吸运动。组织结构分为导气部和呼吸部。

(1) 肺内的导气部

1) 小支气管:假复层柱状纤毛上皮,固有膜很薄,无黏膜肌层,有弹性纤维层。黏膜下层内有大量气管腺。外膜又称为软骨纤维膜,其中有透明软骨环或片,以及致密结缔组织。有肺动脉和肺静脉分支伴行。

2) 细支气管:管腔面上许多纵行皱襞,黏膜上皮为假复层柱状纤毛上皮,平滑肌显著增厚,软骨片消失。

3) 终末细支气管:黏膜层纵行皱襞消失,为单层柱状纤毛上皮,外包一层平滑肌。

(2) 呼吸部

1) 呼吸性细支气管:管壁不完整,有肺泡开口。单层立方上皮,逐渐移行为扁平上皮。

2) 肺泡管:是肺泡囊到呼吸性细支气管的通道,也由肺泡围成。有小团状的平滑肌断面和单层扁平上皮。

3) 肺泡囊:是由相邻几个肺泡围成的空腔。

4) 肺泡:肺泡壁是由单层扁平上皮构成,有Ⅰ型细胞、Ⅱ型细胞、隔细胞三种细胞。

气-血屏障是指肺泡内氧气与肺泡隔毛细血管内血液携带二氧化碳间进行气体交换所通过的结构。它包括肺泡表面活性物质层、Ⅰ型肺泡细胞、肺泡上皮基膜和毛细血管内皮。

2. 大叶性肺炎(lobar pneumonia)　是主要由肺炎球菌引起的以肺泡内弥漫性纤维素渗出为主的炎症。典型者病变起始于肺泡,并迅速扩展至肺段或整个肺大叶。多见于青壮年。临床表现为起病急、寒战高热、胸痛、咳嗽、咳铁锈色痰和呼吸困难,并有肺实变体征及白细胞增高等。

大叶性肺炎病变主要表现为肺泡内的纤维素渗出性炎症,一般发生在单侧肺,多见于左肺或右肺下叶,也可同时或先后发生于两个以上肺叶。典型的发展过程大致可分为四期。

(1) 充血水肿期为发病第1~2天的变化。肉眼观察,病变肺叶肿大,重量增加,呈暗红色。镜下,病变肺叶弥漫性的肺泡壁毛细血管扩张充血。肺泡腔内可见较多的浆液性渗出物,混有少数红细胞、嗜中性粒细胞和巨噬细胞。

(2) 红色肝样变期一般为发病后第3~4天的变化。肉眼观察,病变肺叶肿大,呈暗红色,质地实变,切面灰红,似肝,故称红色肝样变期。镜下,肺泡壁毛细血管仍扩张充血,肺泡腔充满含大量红细胞及一定量的纤维素、中性粒细胞和少量巨噬细胞的渗出物。其中的纤维素丝连接成网并常穿过肺泡间孔与相邻肺泡中的纤维素网相接,这有利于限制细菌的扩散,并有利于吞噬细胞吞噬病原菌。

（3）灰色肝样变期发病后第 5~6 天进入此期。肉眼观察,病变肺叶仍肿大,但充血消退,故由红色逐渐变为灰白色,质实如肝,故称灰色肝样变期。镜下,肺泡腔内纤维素性渗出物增多,纤维素网中有大量嗜中性粒细胞,肺泡壁毛细血管受压。相邻肺泡中纤维素丝经肺泡间孔互相连接的情况更为多见。

（4）溶解消散期发病后一周左右,病变进入此期,持续若干天。此期中机体抗菌防御功能加强,病原菌被吞噬消灭。肺泡腔内嗜中性粒细胞变性坏死,释放出大量蛋白溶解酶,使渗出物中的纤维素被溶解。溶解物由气道咳出,也可经淋巴管吸收。肉眼观察,病变肺部质地变软,切面实变病灶消失,最终肺组织可完全恢复正常。胸膜渗出物被吸收或轻度粘连。

呼吸困难是大叶性肺炎患者主要临床表现之一,主要原因在于肺泡腔内有大量的渗出物,改变了气血屏障的结构,气血交换障碍,患者出现呼吸困难。

【实验准备】

（1）正常大体标本及组织学切片的制作。

（2）大叶性肺炎大体标本及组织学切片的制作。

【实验方法】

（1）首先多媒体课件讲述肺正常解剖学、组织学结构特点;讲述大叶性肺炎肉眼及镜下特点、病理联系临床,阐述患者呼吸困难的机制。

（2）肉眼观察肺大体形态学特点。

（3）显微镜观察肺及气-血屏障的组织形态学特点。

（4）师生互动,讨论肺正常结构特点、肺炎发生时气-血屏障的改变,理解患者呼吸困难发生的机制。

（5）学生撰写实验报告。

【实验结果】

（1）正常肺组织结构疏松,呈含气状态,肺组织各级机构均存在,肺泡间隔纤细,肺泡腔内充满大量气体(图 3-17)。

（2）大叶性肺炎的肺,肉眼表现,肺体积增大,肿胀,重量增加,切面实变如肝(图 3-18);镜下表现,肺泡间隔略增宽,血管扩张充血,肺泡腔内充满大量炎性渗出物,包括大量红细胞、中性粒细胞、少量纤维素等。

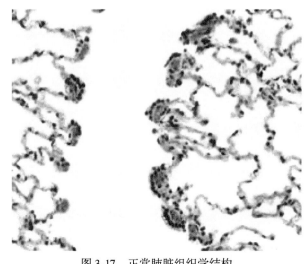

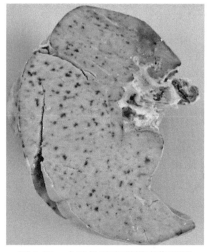

图 3-17　正常肺脏组织学结构　　　图 3-18　大叶性肺炎肝样变期肺脏

（3）通过肉眼及镜下肺结构的对比，理解大叶性肺炎患者呼吸功能改变的机制。

（周凤华）

实验七 病毒性肝炎—门脉性肝硬化—肝细胞性肝癌的发生和发展

【实验目的】

（1）掌握正常肝组织结构。

（2）掌握病毒性肝炎的病理学变化。

（3）掌握门脉性肝硬化的病理学变化。

（4）熟悉门脉性肝硬化的临床特点。

（5）熟悉病毒性肝炎—门脉性肝硬化—肝细胞性肝癌发生、发展的关系。

【实验原理】

肝是人体最大的消化腺，对维持机体正常的新陈代谢起到极其重要的作用。肝结构和功能的基本单位是肝小叶。每个肝小叶中心有一条中央静脉，肝细胞以中央静脉为中心呈放射状排列，形成肝细胞索。肝细胞索之间管壁不连续的管腔是肝血窦。门静脉收集消化道的静脉血，是肝主要的血液供应，门静脉的终支在肝内扩大为静脉窦，在汇集到中央静脉，最终回到腔静脉。门静脉与腔静脉之间存在侧支吻合，正常情况下这些吻合支是不开放的。

肝硬化是常见的慢性病，是由于各种因素所致的肝细胞变性、坏死、结节状再生以及肝内纤维组织增生反复发生导致的肝小叶结构紊乱和血流途径改建，最终造成了肝的变形变硬。在我国门脉性肝硬化最主要的原因是病毒性肝炎，肝长期慢性炎症导致肝细胞不同程度的变性、坏死，伴有肝细胞的结节状再生和纤维组织明显增生并分割包绕肝细胞，破坏原有肝小叶结构，最终导致肝硬化的发生。肝硬化的临床表现除了肝本身的病变还累及多个其他器官的，主要包括肝广泛细胞变性坏死引起的肝功能障碍、肝细胞再生及纤维组织增生导致的肝小叶结构改变和血管网结构紊乱、而门静脉终末毛细血管和血窦的结构异常引起门静脉系统的压力升高，累及上游毛细血管所在器官就表现出典型的门脉高压症状；脾淤血性肿大和脾功能亢进，胃肠道淤血导致消化不良和腹泻、腹水的形成。无论是肝炎还是肝硬化，疾病过程中都伴有肝细胞反复的损伤和修复，这也是肝细胞癌发生的病理学基础。

【实验准备】

（1）肝正常大体标本及腹腔毗邻器官大体标本。

（2）肝正常组织学切片。

（3）门脉性肝硬化大体标本。

（4）门脉性肝硬化病理切片。

（5）肝硬化脾肿大标本、食管下段静脉曲张标本。

（6）肝细胞性肝癌的大体标本和组织切片。

【实验方法】

（1）观察正常肝及毗邻器官大体标本。

（2）对比观察病毒性肝炎、门脉性肝硬化标本并与正常肝标本形态特点。

（3）对比病毒性肝炎与正常肝组织。

（4）显微镜下对比观察门脉性肝硬化假小叶与正常肝小叶组织学特点。

（5）观察肝细胞性癌的大体及镜下病理变化。

（6）师生互动,讨论肝解剖组织学特点、与病毒性肝炎及门脉性肝硬化病理改变的特点及临床表现的关系。

（7）讨论分析病毒性肝炎—门脉性肝硬化—肝细胞性肝癌之间发生的关系。

【实验结果】

1. 病毒性肝炎病理变化　病理切片:最显著的病理变化为肝细胞的变性、坏死。伴有不同程度的炎症细胞浸润,肝细胞再生和纤维组织增生(图 3-19)。

2. 门脉性肝硬化病理变化

（1）大体标本:肝体积缩小、重量减轻,质地变硬,表面和切面弥漫分布着大小相仿的结节,直径在 0.15~0.5cm 之间,一般不超过 1cm。结节周围有灰白色纤维组织间隔包绕见图 3-20。

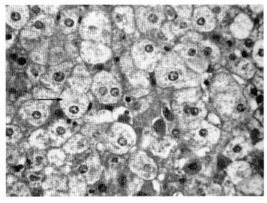

图 3-19　急性普通性肝炎

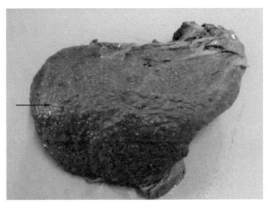

图 3-20　门脉性肝硬化(大体)

（2）组织切片:正常肝小叶结构被破坏,由广泛增生的纤维组织将原来的肝小叶分割包绕成为大小不等的,圆形或椭圆形肝细胞团,称假小叶。假小叶内肝细胞排列紊乱,可有变性、坏死及再生的肝细胞。中央静脉偏位、缺如或两个以上。包绕假小叶的纤维间隔宽窄比较一致,内有淋巴细胞、单核细胞浸润及小胆管增生见图 3-21。

3. 肝细胞性肝癌病理变化

（1）大体标本:肿瘤体积较大,为巨块型肝癌,圆形,切面中心常有出血坏死等继发性改变见图 3-22。

（2）组织切片:癌细胞排列呈巢状,细胞丰富,间质较少。细胞异型性明显见图 3-23。

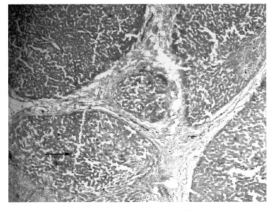

图 3-21　门脉性肝硬化(组织切片)

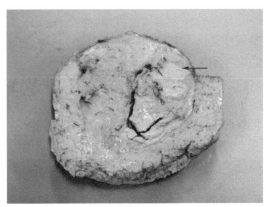

图 3-22　肝细胞性肝癌(大体)

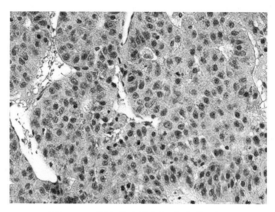

图 3-23　肝细胞性肝癌(组织切片)

（陈安琪）

实验八　从胃的解剖和组织结构看胃癌的发生和转移

【实验目的】

(1) 掌握正常胃组织结构。

(2) 掌握胃癌的病理学变化。

(3) 掌握胃癌的转移途径。

(4) 熟悉胃癌的组织学、解剖学特点与其发生、转移的关系。

【实验原理】

胃是人体重要的消化器官,胃的解剖结构包括贲门、幽门、胃底、胃体、胃小弯、胃大弯等。胃壁的组织结构包括黏膜层、黏膜下层、肌层和浆膜层。胃的解剖结构、淋巴结分布与胃癌的发生和转移有密切的关系。

胃癌最好发的部位是胃小弯侧胃窦部的黏膜,腺癌为最常见的组织学类型。由于胃是中空的管腔,胃癌除了在黏膜表面形成肿块或溃疡,一般都有向深层组织浸润性生长的特点。随着肿瘤的生长,黏膜下层、肌层、浆膜层均可受累,而肿瘤浸润的深度也是胃癌分期的重要依据。胃癌一般首先向胃小弯侧淋巴结转移,晚期发生血道转移,最常转移的器官是肝。如果癌细胞侵透胃壁到达外表面,还容易发生腹腔种植性转移,在大网膜、卵巢等部位形成转移灶。

胃癌的发生与饮食习惯、生活环境、幽门螺杆菌感染等因素有关。胃癌发生过程中的基因变化已多有阐述。癌基因如 c-myc、erbB-2 的过度表达,抑癌基因如 p53、K-ras 和 APC 的突变和缺失已得到证实,但其相互调控和作用机制尚待研究。10% 的胃癌表现为家族聚集性,可由强遗传易感性基因上皮钙粘素(E-cadherin)基因引起。E-cadherin 作为转移抑制因子在胃癌的发展过程中起着重要的作用,其基因一旦突变遗传给后代,就会大大增加后代患肿瘤的危险性。25% 的常染色体显性遗传性弥漫型胃癌易感家族存在 E-cadherin 突变,对具有遗传性弥漫型胃癌家族史并携带胚系 E-cadherin 的截断突变的无症状年轻患者提供遗传咨询和实施预防性胃切除术有帮助。

【实验准备】

(1) 胃正常大体标本及腹腔毗邻器官大体标本。

(2) 胃正常组织学切片。

（3）胃癌大体标本。

（4）胃癌病理切片（早期胃癌和进展期胃癌）。

（5）胃癌转移标本（肝转移、大网膜转移、卵巢种植性转移）。

【实验方法】

（1）观察正常胃及毗邻器官大体标本。

（2）对比观察胃癌标本并与正常胃标本形态特点。

（3）显微镜下对比观察胃癌与正常胃组织学特点。

（4）师生互动，讨论胃组织学、解剖学特点与胃癌发生和转移的关系。

【实验结果】

1. 胃癌病理变化

（1）大体标本：下图为溃疡型胃癌。癌组织坏死脱落形成溃疡，溃疡直径较大，溃疡边缘隆起呈火山口状，底部凹凸不平（图3-24）。

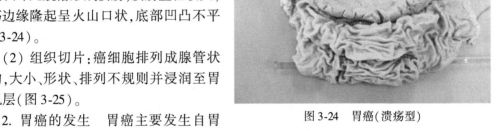

图 3-24 胃癌（溃疡型）

（2）组织切片：癌细胞排列成腺管状结构，大小、形状、排列不规则并浸润至胃壁肌层（图3-25）。

2. 胃癌的发生 胃癌主要发生自胃腺颈部和胃小凹底部的组织干细胞，此处腺上皮再生修复较活跃，可向胃上皮和肠上皮化生。癌旁黏膜常见重度非典型增生和肠上皮化生现象，提示其与癌变的移行关系。

3. 胃癌的转移

（1）淋巴道转移：为胃癌的主要转移途径，首先转移到局部淋巴结，最常见于幽门下胃小弯的局部淋巴结。进一步转移至腹主动脉旁淋巴结、肝门或肠系膜根部淋巴结，晚期可经胸导管转移至左锁骨上淋巴结。

（2）血道转移：多发生于胃癌晚期，常经门静脉转移至肝，也可转移到肺、脑骨等部位。

（3）种植性转移：胃癌特别是胃黏液腺癌浸润至胃浆膜表面时常可脱落至腹腔，种植于腹腔及盆腔器官的表面。女性胃黏液腺癌常在双侧卵巢形成种植性转移灶，称为 Krukenberg 瘤（图3-26）。

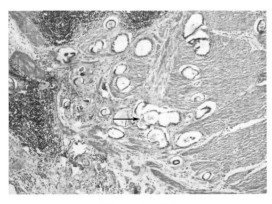

图 3-25 胃腺癌

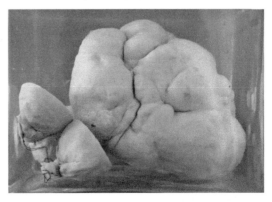

图 3-26 Krukenberg 瘤

（陈安琪）

实验九 家族遗传性结肠多发息肉病组织细胞学综合实验

【实验目的】

(1) 熟悉结肠的正常组织学特点。

(2) 熟悉家族遗传性结肠多发息肉病的临床病理特点。

(3) 掌握家族遗传性结肠多发息肉病的遗传机制。

【实验原理】

人类结肠(colon)的正常组织学结构由内向外依次为黏膜、黏膜下层、肌层和外膜。黏膜和部分黏膜下层向肠腔内的突起为半环形皱襞的断面,肌层局部的膨大为结肠带。

家族遗传性结肠多发息肉病又称家族性腺瘤性息肉综合征(adenomatous polyposis coli, APC)是一种以结肠、直肠多发息肉为特征的常染色体显性遗传病。患者息肉发生于 16 ~ 22 岁。具有恶性转变的高发倾向,不同个体的转变年龄不同,从中年开始至 50 岁时 100% 的患者均转变成结直肠癌。

家族性腺瘤性息肉综合征的发生与 APC 基团突变密切相关。APC 是抑癌基因,定位于 5q12。APC 蛋白是 Wnt 信号途径中的负调控因子,通过与多种基因产物形成复合结构促进 Wnt 信号途径的信号分子 β-catenin 的降解,抑制 β-catenin/TCF 信号通路的转录活性,对细胞增殖起负调控作用。APC 基因突变使 APC 失去 β-catenin 的结合的正常功能,导致细胞质 β-catenin 得以稳定存在并进入细胞核与 TCF/LEF(T cell factor/lymphoidenhancer factor)转录因子家族作用,介导 Wnt 下游靶基因,如 C-myc,CylinD1 等的表达,细胞增殖调控紊乱,促进肿瘤的发生与进展。

【实验准备】

(1) 人类结肠的正常组织学切片。

(2) 家族性结肠息肉病的大型标本和病理组织学切片。

(3) 正常人类常规染色体标本片。

(4) 荧光原位杂交技术的实验仪器、设备及实验材料(参考第四篇实验十一,荧光原位杂交技术),APC 基因原位杂交试剂盒。

【实验方法】

(1) 低倍镜和高倍镜下观察人类结肠的正常组织学切片。

(2) 观察家族性结肠息肉病的大型标本中息肉的形态、数目及分布特点。

(3) 低倍镜和高倍镜下观察家族性结肠息肉病的病理切片,与正常组织切片比较,息肉的组织学改变特点。

(4) 低倍镜和高倍镜下观察结肠癌的病理切片。与正常组织切片和息肉病理切片比较,结肠癌的病理组织学改变特点。

(5) 利用荧光原位杂交技术,检测 APC 基因及其定位(具体方法见第四篇实验十一,荧光原位杂交技术)。

1) 制备结肠癌细胞的常规染色体标本片。

2) 制备 APC 基因的原位杂交标本片。

【实验结果】

1. 人类结肠的正常组织学切片观察 可见结肠由内向外分为 4 层。

（1）黏膜：无绒毛和环形皱襞，由内向外分为3层。

1）上皮：为单层柱状上皮，含较多的杯状细胞。

2）固有层：含大量肠腺和较多淋巴组织，肠腺为单管状腺，开口在黏膜表面。细胞组成与上皮相同，无潘氏细胞。

3）黏膜肌层：为内环形、外纵形两层平滑肌。

（2）黏膜下层：疏松结缔组织，含较大血管、神经、淋巴管及脂肪，无肠腺。

（3）肌层：为内环形和外纵形两层平滑肌，外纵肌在局部增厚形成结肠带。

（4）外膜：为纤维膜或浆膜。

2. 家族性结肠息肉病的大体标本观察

（1）结肠可见多发性息肉，有蒂或无蒂、大小不等（图3-27）。

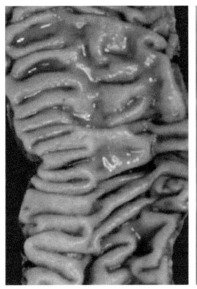
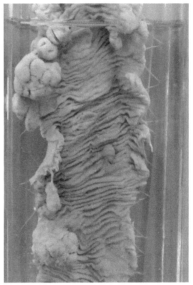

图3-27 结肠壁（左：正常；右：多发性息肉）

（2）结肠多发性腺瘤（图3-28）。

（3）结肠腺癌：肉眼可见突起肿物或溃疡形成。镜下在黏膜、黏膜下层可见浸润的腺癌结构并伴有坏死、癌细胞核大深染，并可见病理性核分裂象（图3-29）。

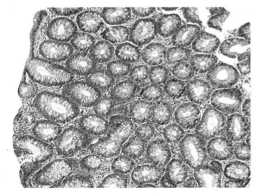
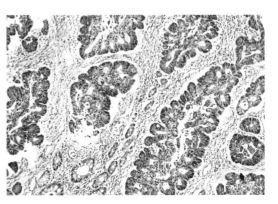

图3-28 结肠多发性腺瘤   图3-29 结肠腺癌

3. 在荧光显微镜下观察原位杂交结果　显示 APC 基因定位于 5q12(图 3-30)。

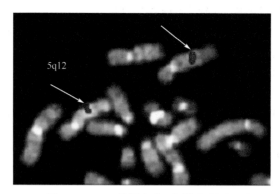

图 3-30　APC 基因定位(如箭头所示)

【实验报告】
(1) 绘出腺瘤性息肉和结肠腺癌的镜下图像。
(2) 记录荧光原位杂交 APC 基因的过程并分析实验结果。

(刘雨清　杨利丽)

实验十　颈部淋巴结肿大的病因分析

【实验目的】
熟悉引起颈部淋巴结肿大的常见原因。

【实验原理】
颈部淋巴组织来自鼻、鼻窦、咽、喉、口腔和面部的淋巴回流,这些部位的炎症或肿瘤可累及或转移到颈部各组织的淋巴结。有时食管、甲状腺甚至胃肠肿瘤也转移至此,而且,颈部淋巴结也是淋巴结结核的好发部位。一般可根据颈部淋巴结肿大的部位、大小、质地、活动度、有无压痛来鉴别其性质和原因,也可借辅助免疫组织化学染色等探查肿瘤可能的原发病灶。

常见原因有:
1. 炎症　急性炎症有红、痛、热的特点,起病快,局部有压痛,经抗炎后肿块消退。慢性炎症病程长、活动、无压痛,常位于下颌下区。
2. 结核　可原发性或继发于腹腔的结核病灶,病程长,肿大淋巴结呈串珠状,也可互相粘连成团,无压痛,若干酪样坏死溃破则形成瘘管。
3. 淋巴结转移癌　为颈部淋巴结肿大原因之一,其原发灶多位于头颈部,肿块逐渐增大,质硬,活动度差,无压痛,常为一侧性,也可双侧受累。鼻咽癌、扁桃体癌、喉癌多转移至锁骨上淋巴结,鼻、鼻窦、口、面部癌常侵及下颌下淋巴结,食管癌转移至锁骨上淋巴结。
4. 淋巴瘤　为一种原发生于淋巴结及结外淋巴组织的恶性肿瘤。肿物为无痛性、进行性增大,质硬,活动度差,可有发热,肝脾肿大,消瘦乏力症状。

还可应用免疫组织化学技术检测肿大淋巴结组织中 CD3、CD20、CD56、CK18、CK5/6 等抗原的表达,从而确定颈部淋巴结肿大原因。CD3 标记 T 细胞淋巴瘤,CD20 标记 B 细胞淋巴瘤,CD56 标记 NK 细胞淋巴瘤,CK18 标记腺癌,CK5/6 标记鳞癌。

【实验准备】

（1）提供患者的病史、症状及体格检查结果。

（2）颈部淋巴结肿大的大体标本准备（转移癌、结核、淋巴瘤等）。

（3）颈部淋巴结转移癌、结核、淋巴瘤的组织学切片的准备。

（4）免疫组化所需试剂。

【实验方法】

（1）了解患者的病史、症状及体格检查结果，包括患者的发病时间，是否患有其他肿瘤，是否有发热、肝脾肿大、消瘦乏力等症状，肿大淋巴结是否有压痛，活动度如何，质地是否硬，是否跟周围其他组织或者淋巴结粘连等。

（2）观察肿大淋巴结肉眼形态，包括切面颜色、质地、跟周围组织是否粘连等。

（3）显微镜下观察淋巴结结核、淋巴瘤及淋巴结反应性增生的组织学特点。

（4）应用免疫组织化学技术检测肿人淋巴结中 CD3、CD20、CD56、CK18、CK5/6 等抗原的表达。

（5）师生互动，讨论此病例颈部淋巴结肿大的发生原因。

【实验结果】

1. 淋巴结转移癌

（1）大体标本特点：淋巴结肿大，质地变硬，切面灰白，相邻的淋巴结彼此之间互相粘连（图 3-31）。

（2）组织切片学特点：镜下见淋巴结部分结构被破坏，可见转移的癌组织排列形成腺样结构（图 3-32）。

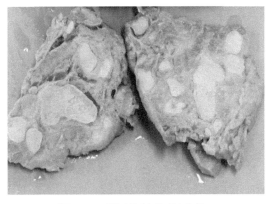 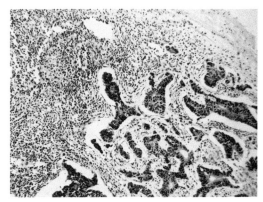

图 3-31　淋巴结转移癌（大体）　　　　图 3-32　淋巴结转移癌（组织切片）

2. 淋巴结霍奇金淋巴瘤

（1）大体标本特点：淋巴结肿大，质地变硬，切面灰白，互相粘连形成不规则结节状肿块。

（2）组织切片特点：镜下见淋巴结正常结构被破坏，由肿瘤组织取代，可见典型 R-S 细胞（图 3-33）。

3. 淋巴结结核

（1）大体标本特点：淋巴结彼此粘连，形成较大的包块，切面色微黄，状似干酪（图 3-34）。

（2）组织切片特点：镜下可见由上皮样细胞、多核巨细胞组成的结核结节（图 3-35）。

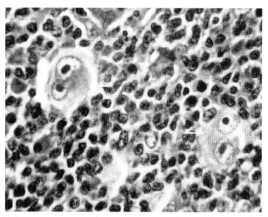

图 3-33　霍奇金淋巴瘤

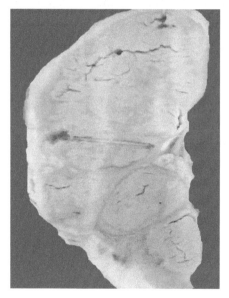

图 3-34　淋巴结结核(大体)

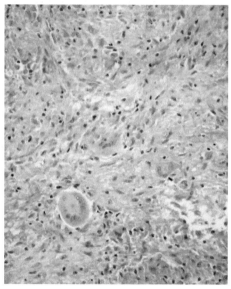

图 3-35　淋巴结结核(组织切片)

【实验报告】

(1) 绘出淋巴结转移癌的镜下图像。

(2) 总结发生颈部淋巴结肿大的原因及鉴别方法。

(郑　洁)

实验十一　慢性粒细胞性白血病的形态学分析及检测

【实验目的】

(1) 熟悉正常白细胞的类型及其形态特点。

(2) 熟悉慢性粒细胞白血病的病理特点。

(3) 掌握慢性粒细胞白血病的细胞遗传学特点。

【实验原理】

慢性粒细胞白血病(chronic myelogenous leukemia,CML),又称慢性髓细胞白血病,是一种起源于造血干细胞的恶性克隆性骨髓增殖性疾病,以骨髓及其他单核/巨噬细胞系统内粒细胞无限增殖为主要特征。慢性粒细胞白血病产生大量不成熟白细胞在骨髓内聚集,抑制骨髓的正常造血并通过血液在全身扩散,导致患者出现贫血、易出血、感染及器官浸润等。

慢性粒细胞白血病占成人白血病的 20%。各年龄均有发病,好发于 25~60 岁,发病高峰在 40 岁左右,可见儿童发病。

慢性粒细胞白血病的细胞学检测方法有血常规检查、骨髓穿刺活检和细胞遗传学诊断。血常规检查表现为外周血白细胞数量异常升高并出现幼稚的白细胞。WBC 常 $>20×10^9/L$,多在 $50×10^9/L$ 以上,部分可达 $100×10^9/L$,甚至更高,分类以中性中幼、晚幼和杆状核粒细胞居多,原始细胞<10%,嗜酸、嗜碱粒细胞增多。骨髓穿刺病理学检查,可见骨髓增生明显至极度活跃,大量幼稚白血病细胞堆积,以粒细胞系为主,粒红比例增大,以中性中幼、晚幼及杆状核粒细胞增多为主,原始粒细胞<10%,嗜酸、嗜碱细胞增多;细胞大小不一,核质发育不平衡。细胞遗传学检查可在慢粒细胞中观察到 Ph 染色体(Philadelphia chromosome)。

Ph 染色体是一条小于 G 组的易位染色体,由 9 号和 22 号染色体长臂易位形成,t(9;22)(q34;q11),由于首先在美国费城发现,故命名为 Ph 染色体。易位的结果是 9 号染色体长臂(9q34)上的原癌基因 abl 和 22 号染色体长臂(22q11)上的断点簇区基因(break point cluster region, BCR)形成融合基因(图 3-36)。该融合基因表达 P21 蛋白,具有强酪氨酸激酶活性,促进细胞增殖,产生肿瘤细胞效应。约 95% 的慢性粒细胞显示 Ph 染色体阳性,因此它可以作为诊断依据,并可用于区别临床特征相似但 Ph 染色体为阴性的其他血液病(如骨髓纤维化)。

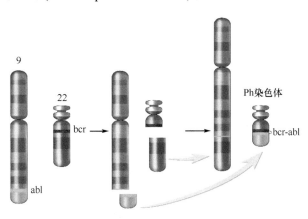

图 3-36 Ph 染色体及其融合基因

【实验准备】
(1) 血涂片制备用品。
(2) 骨髓穿刺录像及正常骨髓涂片标本。
(3) 慢性粒细胞白血病外周血及骨髓病理切片标本。
(4) 染色体标本制备用品。

【实验方法】
(1) 制备血涂片并观察正常白细胞的类型及其形态特点。
(2) 观看骨髓穿刺录像。
(3) 观察慢性粒细胞白血病外周血涂片及骨髓病理切片标本。
(4) 制备慢性粒细胞白血病外周血染色体标本。
(5) 观察 Ph 染色体的变化。
(6) 学生分组讨论慢性粒细胞白血病发生、表现及染色体变化。

【实验结果】
1. 正常人外周血涂片 可见中性粒细胞、嗜酸粒细胞和嗜碱粒细胞、单核细胞、淋巴细胞。中性粒细胞胞核被染成紫色分叶状,可分为 1～5 叶。嗜酸粒细胞胞核染成紫色,通常为 2 叶,胞质内充满嗜酸性、粗大的鲜红色颗粒。嗜碱粒细胞数量少,核着色浅,呈分叶或不规则状,胞质中有大小不等的蓝紫色颗粒,分布不均。单核细胞体积最大,核呈肾形或马蹄形,胞质染成灰蓝色,内含许多细小的淡紫色颗粒。血液中可观察到的淋巴细胞有小、中两种,小淋巴细胞大小似红细胞,圆形,核致密、染色深,一侧常有浅凹。中淋巴细胞较大,核着色略浅。淋巴细胞胞质嗜碱性,呈蔚蓝色(图 3-37)。

2. 慢性粒细胞白血病外周血涂片　可见粒细胞数量明显增多,以幼稚白细胞为主。

3. 慢性粒细胞白血病的骨髓切片　可见大量幼稚白血病细胞堆积,以粒细胞系为主,细胞大小不一,以中幼、晚幼及杆状核粒细胞增多为主,其他细胞系受抑制(图 3-38)。

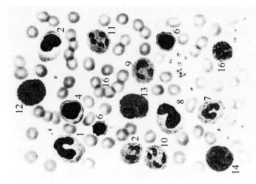

图 3-37　外周血涂片正常白细胞

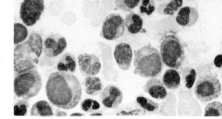

图 3-38　慢性粒细胞白血病骨髓涂片

4. G 显带染色体标本　可见 9 号染色体长臂与 22 号染色体长臂发生相互易位,t(9;22)(q34;q11)。在两条衍生染色体中,短小的一条即是 Ph 染色体,也是在整个染色体组中最小的一条(小于 G 组),另一条是长臂长于正常的 9 号染色体(图 3-39)。

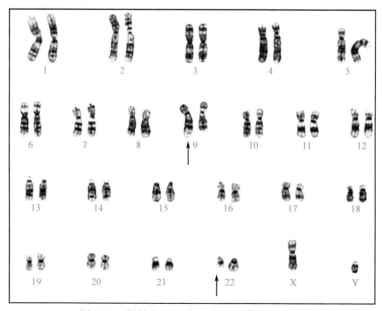

图 3-39　慢性粒细胞白血病 G 显带核型分析

(刘雨清　杨利丽)

实验十二 淋巴结结构和淋巴液回流与淋巴结转移癌部位的关系

【实验目的】

（1）掌握淋巴结正常组织结构。

（2）熟悉淋巴结转移癌转移部位的特点和观察要点。

【实验原理】

恶性肿瘤常会发生转移，上皮来源的恶性肿瘤-癌易发生淋巴转移。肿瘤是否已发生淋巴转移对患者的治疗和预后关系密切。因此，需要准确判断恶性肿瘤淋巴结是否转移以及转移的状态。肿瘤细胞在淋巴结转移部位的先后、位置与局部淋巴结中淋巴液的回流有关。淋巴结中淋巴液的回流是由输入淋巴管进入，先到达淋巴结被膜下窦，然后到达皮质窦，再到髓质窦，最后通过输出淋巴管，进入下一站淋巴结。因此，肿瘤淋巴结转移在早期多位于输入淋巴管和被膜下窦，要在这些部位仔细寻找转移的异型肿瘤细胞，才不会漏掉，而且在这个时期，大体检查时淋巴结大小、形状并没有明显变化。到晚期，整个淋巴结受累，淋巴结结构完全破坏，甚至只在淋巴结最边缘可以找到少许淋巴细胞，这种情况下淋巴结多已发生淋巴结转移，所以，应进一步检查下一站淋巴结。通过熟悉淋巴结正常组织结构和淋巴液在淋巴结中的回流特点，可以掌握观察淋巴结肿瘤转移的顺序和部位的要点，帮助学生掌握早期和晚期判断淋巴结转移的大体和镜下方法。

【实验准备】

（1）正常淋巴结大体和组织结构。

（2）显示淋巴结中淋巴液回流特点的图片。

（3）淋巴结转移癌的大体标本及组织学切片的准备。

（4）淋巴结不同部位转移癌的组织学切片的准备。

【实验方法】

（1）学习和熟悉淋巴结的正常组织结构。

（2）学习淋巴结中淋巴液回流特点、淋巴液回流与肿瘤转移部位的关系。

（3）肉眼观察正常淋巴结和已发生转移的淋巴结大体形态学特点。

（4）显微镜下观察淋巴结转移癌的部位和组织形态学特点。

（5）师生互动，讨论临床上如何从大体和镜下判断恶性肿瘤的淋巴结转移和转移部位的顺序特点。

【实验结果】

（1）淋巴结的正常组织结构：被膜、皮质、髓质、淋巴小结等（图3-40）。

（2）淋巴液回流是从输入淋巴管-被膜下窦-皮质区-髓质区-输出淋巴管。因此，早期淋巴结转移多见于输入淋巴管和被膜下窦，应多注意查找（图3-41）。

（3）转移后淋巴结明显肿大，镜下见被膜下窦腺样排列的结构，肿瘤细胞一般比淋巴细胞大，深染，为淋巴结转移性腺癌（图3-42）。

（4）学生总结写出实验报告。

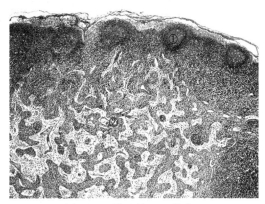

图3-40 淋巴结（HE染色）

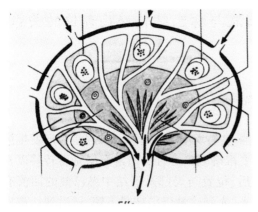

图 3-41　淋巴结内淋巴液回流

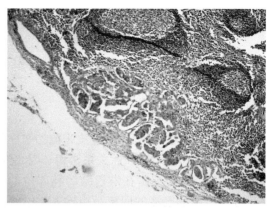

图 3-42　淋巴结转移性腺癌

（刘雨清）

实验十三　肾组织结构与肾炎的临床病理关系

【实验目的】

掌握肾小球滤过屏障的结构及重要性。

【实验原理】

肾由肾小球和肾小管组成,肾小球包括血管球和肾球囊。血管球分为毛细血管和血管系膜两部分,毛细血管包括内皮细胞和基膜。肾球囊内有脏层细胞和壁层细胞两种细胞。毛细血管内皮细胞、基膜和脏层细胞即足细胞构成肾小球的滤过屏障。肾炎发病时主要累及肾小球滤过屏障,使滤过屏障的通透性增高,引起大量蛋白、红细胞滤过到肾小球囊腔内,超过肾小管的回吸收能力,引起蛋白尿、血尿。血浆中蛋白减少引起低蛋白血症,可刺激肝脂蛋白合成,血液循环中脂质颗粒运送和外周脂蛋白分解障碍等引起高脂血症。此外,血浆蛋白减少引起血浆胶体渗透压降低,引起血液内水分渗出到组织间隙中,组织间液增多,引起明显水肿。此外,血容量下降引起肾小球率过滤降低,致使水、钠潴留,加重水肿,毛细血管通透性增高也加重水肿。基膜的改变可以通过电镜及 PAS、PASM 特殊染色方法观察到。

【实验准备】

（1）正常肾及膜性肾小球病 HE 切片。

（2）正常肾及膜性肾小球病电镜图片。

（3）正常肾及膜性肾小球病的 PAS、PASM 特殊染色切片。

【实验方法】

（1）讲解肾的组织结构,并重点讲滤过屏障的构成。

（2）观察正常肾结构及膜性肾小球病 HE 切片,认识肾的基本结构。

（3）观察膜性肾小球病的电镜图片,重点观察滤过屏障特别是基膜和足细胞的改变,并与正常肾的结构比较。

（4）低倍镜和高倍镜下观察膜性肾小球病的 PAS、PASM 特殊染色的切片,并分别与正常肾进行比较。

（5）师生互动,讨论肾小球滤过屏障的构成、功能及发生膜性肾小球病时的改变。

【实验结果】

（1）肾脏滤过屏障主要由三部分构成，即毛细血管内皮细胞、基膜和足细胞。肾炎发生时滤过屏障会发生不同程度的病变。

（2）膜性肾小球病：电镜下可以看到肾小球基膜的明显增厚，呈虫蚀样改变，足细胞表现为足突广泛融合、假囊泡改变和微绒毛形成。PAS特殊染色显示肾小球系膜区紫红色区域明显增宽，基膜增厚。PASM特殊染色的切片中可以观察到黑染的基膜明显增厚，呈钉突样改变，损伤严重（图3-43）。所以临床上表现为肾病综合征，即大量蛋白尿、低蛋白血症、高脂血症和明显水肿。

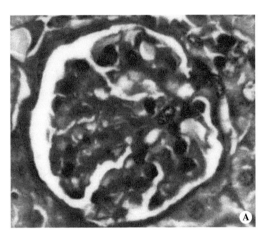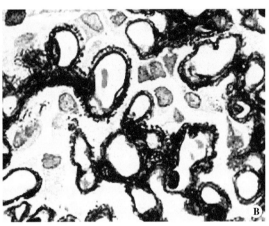

图3-43 膜性肾小球病

A. PAS特殊染色；B. PASM特殊染色

（张红霞）

实验十四　子宫颈癌的发生、发展的形态学观察及病因分析

【实验目的】

（1）掌握子宫颈正常结构。

（2）掌握子宫颈上皮内瘤变及子宫颈癌的形态学特点，观察肿瘤的异型性。

（3）熟悉HPV感染与子宫颈癌的关系。

（4）理解子宫颈癌的发生及发展过程。

【实验原理】

子宫颈主要由结缔组织构成，也有较少量的平滑肌纤维、血管和弹力纤维。子宫颈管内的黏膜上皮呈高柱状，称为柱状上皮，内含有许多腺体，这些腺体能分泌碱性黏液，形成黏液栓，可以阻断子宫颈内外的沟通，避免细菌经阴道向上而引起内生殖器感染。子宫颈的下1/3部分插入阴道内，中央有一个开口，叫子宫颈外口。子宫颈管内覆盖着柱状上皮，而子宫颈外露于阴道的部分覆盖着鳞状上皮，在子宫颈口柱状上皮与鳞状上皮交界处，是子宫颈上皮内瘤变、子宫颈癌发生的主要部位。

子宫颈上皮内瘤变包括子宫颈上皮非典型增生及原位癌，是指子宫颈上皮增生并排列紊乱，出现明显的异型性，是子宫颈癌的癌前病变，部分患者可能最终发展为子宫颈癌。

子宫颈癌是女性生殖系统常见的恶性肿瘤之一。子宫颈癌的发生与多种因素有关，HPV

的感染是目前公认的致子宫颈癌高危因素之一,临床上,对于子宫颈 HPV 阳性患者可进行抗病毒治疗,从而降低子宫颈癌的发生。致瘤因素长期作用,导致子宫颈外口上皮损伤及损伤后的修复,反复的刺激、损伤、修复,如此的循环导致此处上皮细胞容易增生,排列紊乱,甚至细胞出现异型性,久之,形成肿瘤。从子宫颈上皮细胞的增生-子宫颈上皮内瘤变-子宫颈癌,细胞逐渐由非肿瘤多可隆性增生转变为肿瘤克隆性增生,是一个多步骤的过程。

【实验准备】

(1) 子宫正常大体标本及组织学切片的准备。

(2) 子宫颈上皮内瘤变及子宫颈癌的大体标本的制作。

(3) 子宫颈上皮内瘤变及子宫颈癌病理学切片的制作。

(4) 子宫颈癌组织内 HPV 感染荧光定量 PCR 检测。

【实验方法】

(1) 首先多媒体课件讲述子宫颈正常解剖学、组织学结构特点,讲述子宫颈癌的发生、病理特点及子宫颈癌好发于鳞柱状上皮交界处的机制。

(2) 肉眼观察的大体形态学特点。

(3) 显微镜对比观察正常子宫颈、子宫颈上皮内瘤变及子宫颈癌的组织形态学特点。

(4) 利用荧光定量 PCR 技术检测子宫颈癌组织内 HPV 感染。

(5) 师生互动,讨论 HPV 感染、子宫颈正常结构特点与子宫颈癌发生的关系。

(6) 学生撰写实验报告。

【实验结果】

(1) 正常子宫颈外口被覆鳞状上皮,细胞排列规则,具有明显的极性(图 3-44)。

(2) 子宫颈上皮内瘤变表现为鳞状上皮增生肥厚,增生的细胞出现明显的异型性(图 3-45)。

(3) 子宫颈癌组织表现为细胞异型明显,肿瘤细胞突破鳞状上皮的基膜,明显浸润间质,癌细胞形成巢状结构,部分癌巢中央可见角化珠(图 3-46)。

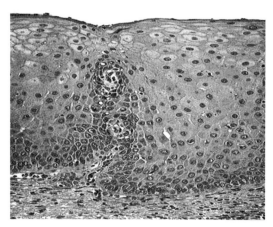

图 3-44　正常鳞状上皮

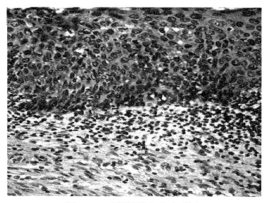

图 3-45　子宫颈上皮内瘤变

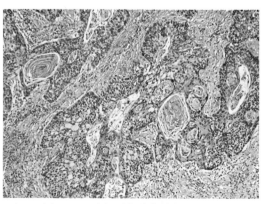

图 3-46　子宫颈高分化鳞状细胞癌

通过对比正常子宫颈结构、子宫颈上皮内瘤变及子宫颈癌的组织结构特点,观察肿瘤的异型性,理解肿瘤的发生及发展过程。

(4)荧光定量 PCR 结果显示,在部分子宫颈癌组织中呈 HPV 感染阳性扩增(描述)。

(周凤华)

实验十五 从正常绒毛结构特点看水泡状胎块的病理学特征

【实验目的】

(1)掌握正常绒毛的结构及其形态特点。

(2)掌握水泡状胎块的结构及其形态特点。

【实验原理】

1. 正常绒毛的发育和结构 胚泡埋入子宫内膜的过程称为植入,又称着床。在受精后第 5~6 天开始,于第 11~12 天结束。在植入的过程中,与内膜接触的滋养层细胞迅速增殖,滋养层增厚,并分化为内外两层。外层细胞互相融合,细胞间界限消失,称合体滋养层;内层细胞界限清楚,由单层立方细胞组成,称为细胞滋养层。后者的细胞通过分裂使细胞数目不断增多,并补充融入合体滋养层。在向外侵蚀的同时,滋胚层结合其所覆盖的胚外中胚层局部形成乳头向腔隙中突起而成为原始绒毛。

2. 水泡状胎块 妊娠后胎盘绒毛滋养细胞增生,间质高度水肿,肉眼观察,典型的水泡状胎块形状极似葡萄。由于大部分或全部胎盘绒毛间质水肿而显著肿胀,形成薄壁透明囊性葡萄样物,内含清液。大小不一,直径 0.5~2.5cm,它们之间有细蒂相连,形如葡萄串。多数病例(约 70%)所有绒毛都形成葡萄状,没有胎儿或其附属物,称完全性水泡状胎块(complete mole);较少数病例(约 30%)部分绒毛形成葡萄状,仍有部分正常绒毛,且常伴有或不伴有胎儿或其附属物,称部分性水泡状胎块(partial mole)。

3. 水泡状胎块的病因 可能与地域、种族、营养、社会经济因素及妊娠年龄等因素有关。饮食中缺乏维生素 A 发生葡萄胎的概率显著升高。年龄是另一高危因素,大于 35 岁和 40 岁的妇女妊娠时葡萄胎发生率分别是年轻妇女的 2 倍和 7.5 倍。

【实验准备】

(1)正常绒毛到水泡状胎块的发生、发展的相关资料。

(2)正常绒毛、水泡状胎块的大体标本的准备。

(3)正常绒毛、水泡状胎块的切片准备。

【实验方法】

(1)观察比较正常绒毛、水泡状胎块的大体标本的结构特点。

(2)观察比较正常绒毛、水泡状胎块的显微镜下特点和演变。

(3)肉眼观察正常绒毛、水泡状胎块的大体标本的结构特点。

(4)显微镜下观察正常绒毛、水泡状胎块的切片。

(5)师生互动,讨论正常绒毛、水泡状胎块的区别以及水泡状胎块的病变特点与正常绒毛的关系。

【实验结果】

1. 正常胎盘绒毛显微镜下结构 显微镜下,胎盘绒毛外层细胞互相融合,细胞间界限消失,称合体滋养层;内层细胞界限清楚,由单层立方细胞组成,称为细胞滋养层(图 3-47)。

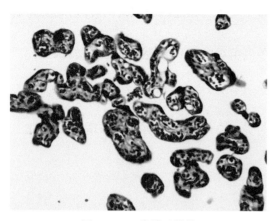

图 3-47　正常绒毛结构

2. 葡萄胎的显微镜下特点　显微镜下，水泡状胎块有三个特点:绒毛因间质水肿而增大,并有水泡形成;间质血管消失或稀少;滋养层细胞有不同程度的增生。在这些特点中以滋养层细胞增生最重要。增生的滋养层细胞可为合体细胞或细胞滋养层细胞,大多两者混合并存,并具有一定的异型性(图3-48)。

3. 葡萄胎肉眼特点　肉眼观察,典型的葡萄胎形状极似葡萄。由于大部或全部胎盘绒毛间质水肿而显著肿胀,形成薄壁透明囊性葡萄样物,内含清液。大小不一,直径 0.5～3cm,它们之间有细蒂相连,形如葡萄串(图3-49)。

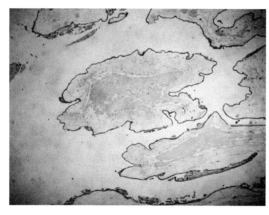

图 3-48　水泡状胎块

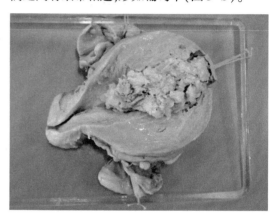

图 3-49　水泡状胎块

【实验报告】
绘出正常绒毛、水泡状胎块镜下图像。

(张宝刚)

实验十六　从肠道组织结构看肠道不同类型溃疡的特点

【实验目的】
通过对不同肠道疾病的比较及对比,掌握各种肠道疾病的溃疡特点。

【实验原理】
肠道主要分为十二指肠、空肠、回肠、结肠及直肠,其组织结构主要分为四层结构,即黏膜、黏膜下层、肌层和外膜。十二指肠的黏膜固有层有孤立淋巴小结,黏膜下层有黏液腺体;空肠的黏膜固有层内也有孤立的淋巴小结,但黏膜下层中无黏液腺;回肠固有层内有孤立淋巴小结和集合淋巴小结,后者可穿过黏膜肌层深入到黏膜下层;结肠黏膜层有密集的大肠腺,可见孤立淋巴小结。不同细菌侵犯肠道会引起肠道不同部位的改变,引起不同的病理变化。

【实验器材】
(1) 人类正常空肠、回肠及结肠的 HE 染色组织切片。
(2) 肠结核、伤寒及菌痢的 HE 染色组织切片。

（3）肠结核、伤寒及菌痢的大体标本。

【实验方法】

（1）观察正常空肠、回肠及结肠的 HE 染色组织切片，认识各段肠道的组织结构，并重点观察肠道不同部位的差异。

（2）观察肠结核、伤寒及菌痢的 HE 染色的组织切片，认识各种溃疡的镜下特点。

（3）肉眼观察肠结核、伤寒及菌痢的大体标本，比较各种溃疡的肉眼特点。

（4）师生互动，讨论引起溃疡形成的肠道疾病的特点。

【实验结果】

1. 人类空肠的正常组织学切片　可见空肠由内向外分为 4 层结构。

（1）黏膜：向管腔内伸出指状突起即绒毛，管壁有环形皱襞，皱襞高而密，由内向外分为 3 层。

1）上皮：为单层柱状上皮，含较多的杯状细胞。

2）固有层：含大量小肠腺，开口于绒毛之间，肠腺细胞主要是柱状细胞和杯状细胞、潘氏细胞和未分化细胞，还有散在分布的内分泌细胞和孤立的淋巴小结。

3）黏膜肌层：很薄，为内环、外纵两层平滑肌构成。

（2）黏膜下层：疏松结缔组织，含较大的血管、神经、淋巴管及脂肪，含大量肠腺。

（3）肌层：为内环和外纵两层平滑肌，内有结缔组织和肌间神经丛。

（4）外膜：为薄层结缔组织，外覆有间皮细胞。

2. 人类回肠的正常组织学切片　可见结构与空肠相似，其黏膜皱襞低而疏，其固有层内有孤立淋巴小结和集合淋巴小结，以集合淋巴小结为主。

3. 人类结肠的正常组织学切片　可见结肠的由内向外分为 4 层。

（1）黏膜：无绒毛和环形皱襞，由内向外分为 3 层。

1）上皮：为单层柱状上皮，含较多的杯状细胞。

2）固有层：含大量肠腺和较多淋巴组织，肠腺为单管状腺，开口在黏膜表面。细胞组成与上皮相同，无潘氏细胞。

3）黏膜肌层：同空肠。

（2）黏膜下层：疏松结缔组织，含较大血管、神经，淋巴管及脂肪，但无肠腺。

（3）肌层：为内环形和外纵行两层平滑肌，外纵肌在局部增厚形成结肠带。

（4）外膜：同空肠。

4. 肠结核　致病原因为结核杆菌感染，主要发病部位为回盲部。显微镜下，结核杆菌侵入肠壁淋巴组织，形成结核结节，结节逐渐融合可发生干酪样坏死，破溃后形成溃疡，溃疡底部有干酪样坏死物，其下为肉芽组织。肠壁淋巴组织环绕肠管行走，病变沿淋巴管扩散，因此典型的肠结核溃疡肉眼观察多呈环形，其长轴与肠腔长轴垂直，溃疡边缘参差不齐，较浅，溃疡愈合后可引起肠腔狭窄。

5. 伤寒　致病原因为伤寒杆菌感染，主要发病部位为回肠末端。回肠固有层内有孤立淋巴小结和集合淋巴小结，后者可穿过黏膜肌层深入到黏膜下层。伤寒杆菌进入人体，引起菌血症，在单核巨噬细胞系统的细胞内繁殖并释放毒素，然后再次入血引起败血症、毒血症，特别是胆汁内的大量伤寒杆菌随胆汁再次进入肠道，特别是回肠末端，重复侵入已致敏的集合和孤立淋巴小结，其淋巴小结发生强烈的过敏反应，引起肠黏膜坏死、脱落，形成溃疡，镜下可见伤寒小结的形成。在集合淋巴小结发生的溃疡，肉眼可见其长轴与肠道的长轴平行。孤立淋巴小结处的溃疡则小而圆。

6. 菌痢　致病原因为痢疾杆菌感染,主要发病部位为大肠,尤以乙状结肠和直肠为重。结肠黏膜层有密集的大肠腺,可见孤立淋巴小结。痢疾杆菌在结肠内繁殖,从上皮细胞直接侵入肠黏膜,并在黏膜固有层内增殖并释放内毒素,引起纤维素性渗出性变化,镜下可见渗出物中的大量纤维素、坏死组织、炎症细胞、红细胞及细菌共同形成特征性的假膜。假膜首先出现于黏膜皱襞的顶部,呈糠皮状。随着病变时间延长,假膜扩大融合,并开始脱落,肉眼可见形成大小不等、形状不一的"地图状"溃疡,溃疡多表浅(图 3-50)。

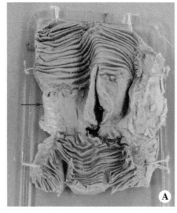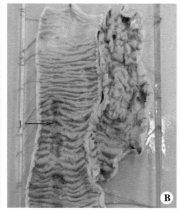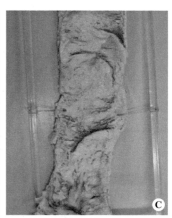

图 3-50　肠道各种常见疾病引起的溃疡
A. 肠结核;B. 伤寒;C. 菌痢

（张红霞）

实验十七　小鼠睾丸染色体标本制备

【实验目的】
(1) 了解快速制备动物染色体标本的方法。
(2) 观察小鼠染色体的数目及其形态特征。

【实验原理】
　　小鼠睾丸中的细胞有丝分裂和减数分裂都比较旺盛,可直接用于染色体标本的制备,免去了细胞培养和无菌操作的过程。在标本制备之前活体内注射秋水仙素可获得较多的中期分裂象。经低渗处理使细胞膜胀破,能使染色体分散良好,便于观察分析。

【实验准备】
　　1. 仪器设备　恒温水浴箱,冰箱,离心机,显微镜,解剖盘,解剖剪,眼科镊,刻度离心管,吸管,1ml、5ml 注射器,量筒,试管架,载玻片,配平天平,染色缸。
　　2. 试剂　秋水仙素(600μg/ml),低渗液(0.075mol KCl 溶液),0.25% Giemsa 染液,磷酸缓冲液(pH=7.4),甲醇,冰乙酸,0.9% 生理盐水。
　　3. 材料　昆明种雄性小鼠,体重 25～30g。

【实验方法】
　　1. 前处理　动物处死前 6 小时腹腔注射秋水仙素 6mg/kg(0.1ml/10g 注射)。
　　2. 动物处死　颈椎脱臼法处死小鼠。
　　3. 取材　解剖动物下腹部,取两侧睾丸(图 3-51),去净脂肪,于生理盐水中洗去毛和血污,置于盛有2ml低渗液的培养皿中。用眼科镊撕开睾丸被膜,分离曲细精管并剪碎(呈乳白色)。

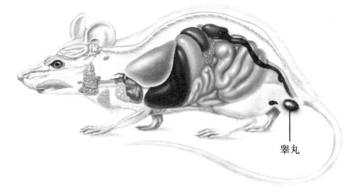

图 3-51 小鼠解剖

4. 低渗 用滤纸过滤到10ml刻度离心管中,加入37℃预温的低渗液至8ml,吸管吹打混匀,37℃水浴锅中低渗20～30分钟,取出后迅速加入2ml固定液(冰乙酸∶甲醇=1∶3)终止低渗。

5. 配平离心 1000转/分,离心10分钟。

6. 固定 弃上清液,加入10ml固定液(冰乙酸∶甲醇=1∶3),固定20分钟。

7. 配平离心 1000转/分,离心10分钟。

8. 软化 弃上清液,加入60%冰乙酸2ml,软化1～3分钟。待曲细精管完全软化后,立即加入等量的固定液,用吸管吹打均匀,终止软化。

9. 配平离心 1000转/分,离心10分钟。

10. 制片 尽量弃上清液,留细胞悬液,加入新固定液数滴(依细胞数量而定),用冰片滴片法制片,每片滴细胞悬液2～3滴,自然晾干。

11. 染色 用Giemsa工作染液染色10分钟,流水冲洗,自然晾干。

12. 镜检观察 先在低倍镜下找到细胞和中期分裂象。选择背景清晰、分散良好、染色体大小适中的中期分裂象(图3-52),转换油镜观察染色体形态并计数分析。

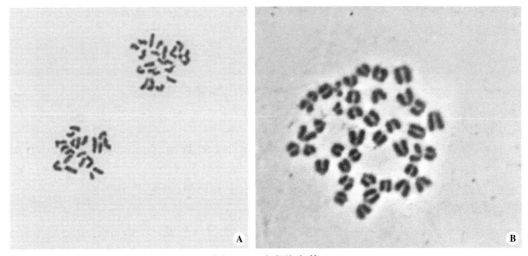

图 3-52 小鼠染色体

A. $n=20$;B. $2n=40$

【实验结果】

（1）记录小鼠睾丸染色体标本制备过程及其原理。

（2）分析实验成败的原因。

（杨利丽）

实验十八　肿瘤细胞系染色体标本的制备和观察

【实验目的】

（1）掌握肿瘤细胞的核型特点。

（2）掌握肿瘤细胞系染色体标本的制备过程。

【实验原理】

目前大多数癌症都建立了相应的细胞株或细胞系,体外培养的癌细胞多属于连续的周期细胞,可以用来制备染色体。肿瘤细胞染色体异常包括两个方面。

1. 结构异常　在56种人数肿瘤中发现3152种染色体结构异常,包括易位、缺失、重复、环状染色体和双着丝粒染色体等。

2. 数目异常　由于肿瘤细胞分裂失去应有的调控,可出现亚二倍体、超二倍体和多倍体异常现象。

肿瘤细胞染色体制备技术在细胞生物学、医学遗传学的基础研究和临床肿瘤诊断、预后观察等方面均有广泛的用途(图3-53)。

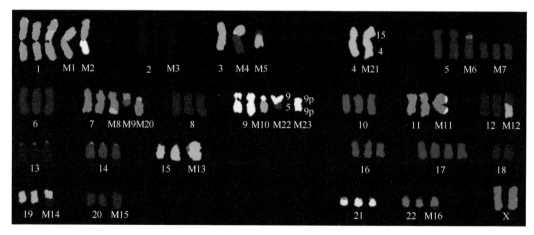

图3-53　肿瘤细胞光谱核型分析(多重荧光原位杂交)

【实验准备】

1. 试剂材料　RPMI1640培养基、Hela细胞和HL-60细胞、秋水仙素、0.075mol/L KCl溶液、甲醇、冰乙酸、Giemsa原液、磷酸缓冲液(pH=6.8)、生理盐水。

2. 仪器设备　超净工作台、离心机、恒温水浴箱、显微镜、载玻片、培养瓶。

【实验方法】

1. 收获　将长成单层的Hela细胞按1∶2进行传代培养,36小时后用终浓度为0.04μg/ml的秋水仙素处理,待细胞收缩变圆时,弃去培养液,加少许低渗液将细胞从瓶壁洗脱,移入离心管。

2. 低渗　加入预温 37℃的低渗液至 5ml,于 37℃低渗 25 分钟。

3. 预固定　取出离心管立即加入 1ml 固定液,用吸管吹打混匀。

4. 配平离心　1500 转/分,6 分钟。

5. 固定　弃上清液,加入固定液至 10ml,用吸管吹打混匀,室温固定 30 分钟。

6. 配平离心　1500 转/分,6 分钟。

7. 再固定　弃上清液,加入固定液至 10ml,用吸管吹打混匀,室温固定 30 分钟。

8. 配平离心　1500 转/分,6 分钟。

9. 滴片

(1) 弃上清液,加入新配制的固定液 0.2～0.3ml(依细胞多少而定),用吸管吹打混匀,制成细胞悬液。

(2) 取洁净冰片一张,用吸管吸取少量细胞悬液,在距离 30cm 左右的高度将细胞滴在冰片上(目的是为了让细胞及分裂象分散良好)。

(3) 自然晾干。

10. 染色(非显带标本)　用 Giemsa 工作液染色 10 分钟,自来水冲洗后,自然晾干,油镜下观察。

11. 观察　低倍镜下观察,染成蓝紫色的圆形结构是淋巴细胞间期细胞核。成簇的短棒状或颗粒状结构是中期分裂象,选择一个中期分裂象,然后转换油镜,观察中期染色体的形态结构。

【实验结果】

计数 50 个 Hela 细胞分裂象的染色体数目,并寻找畸变的染色体。

(王　刚)

第四篇　设计创新性实验

实验一　骨髓间充质干细胞的特性及其在帕金森病治疗中的应用

【实验目的】

（1）熟悉干细胞的特性。

（2）了解大鼠骨髓间充质干细胞的体外培养方法。

（3）了解帕金森病的主要病理特点。

【实验原理】

干细胞（stem cell）是一类具有很强的增殖能力、自我复制及分化潜能的细胞，个体的不同阶段以及成体的不同组织中均存在干细胞，随着年龄的增长，干细胞的数量逐渐减少，分化潜能也逐渐减弱。干细胞缺少谱系特异性标记，只能根据分化潜能大小和其形态学对其进行分类和定义。根据干细胞的分化潜能，可分为：全能干细胞、三胚层多能干细胞、单胚层多能干细胞和单能干细胞。根据干细胞的来源分为：胚胎干细胞、胎儿干细胞、成体干细胞和核移植干细胞。成体干细胞和胚胎干细胞可在体外进行自我更新，在适宜条件下可分化成子代细胞。胚胎干细胞来源于胚胎或流产胎儿，分离纯化后可向多个方向分化，具有多能性；而成体干细胞多为单胚层多能干细胞，数量较少，只能分化形成某一特定组织的细胞类型。目前胚胎干细胞因为涉及伦理道德问题及潜在的产生畸胎瘤的危险而限制了它的应用。成体干细胞具有可塑性或横向分化的能力，成体干细胞包括间充质干细胞、神经干细胞、造血干细胞、表皮干细胞等，在特定环境因素诱导下，通过增殖分化可用于修复组织损伤，恢复缺损功能。

骨髓间充质干细胞（mesenchymal stem cells，MSCs）具有自我更新和多向分化潜能，在特定条件下可以诱导分化为成骨细胞、软骨细胞、脂肪细胞和神经元样细胞。骨髓MSCs的这些特性使其成为细胞移植疗法的理想种子细胞。

帕金森病是一种多发于中老年人，以运动困难、肌肉强直、静止性震颤为特征的缓慢进展的神经变性疾病，其主要病理特征是中脑黑质-纹状体通路多巴胺能神经元进行性退变。帕金森病尚无根治方法。传统的药物治疗只能暂时减轻或缓解症状，而不能阻止帕金森病的进程，而且长期用药会出现各种并发症；外科治疗手术创伤大，应用对象局限。这些方法均属于对症治疗，并不能逆转黑质多巴胺能神经元的变性。随着干细胞技术的出现，人们认为干细胞移植不失为一种可尝试、探索应用于帕金森病治疗的方法。

【实验准备】

（1）讲授干细胞研究进展、骨髓间充质干细胞培养方法。

（2）讲授帕金森病研究进展、大鼠帕金森病模型制备方法。

（3）帕金森病大鼠脑片。

（4）骨髓间充质干细胞培养及向多巴胺能神经元的定向诱导分化操作。

1）实验动物:正常 Spraque Dawley（SD）大鼠。

2）实验试剂与仪器:L-DMEM 培养基、胎牛血清、D-Hank's 液、0.25% 胰蛋白酶溶液、碱性成纤维细胞生长因子（basic fibroblast growth factor,bFGF）、全反式维 A 酸（all-trans-retinoic acid,ATRA）、胶质细胞源神经营养因子（glial cell line-derived neurotrophic factor,GDNF）、B27、酒精、解剖器械、注射器、CO_2 培养箱、超净工作台。

【实验方法】

（1）讲授干细胞、帕金森病的基本概念和研究进展。

（2）学生分组讨论以下问题

1）干细胞的特性、分类和应用现状。

2）帕金森病的主要病理改变和常用的帕金森病实验动物模型的制备。

3）以大白鼠为实验动物,设计一个应用骨髓间充质干细胞移植治疗帕金森病的实验研究方案。

（3）各组学生代表汇报本组学习讨论情况和研究方案的设计。

（4）师生互动讨论。

（5）教师点评。

（6）骨髓 MSCs 的原代培养及传代和诱导分化。

1）骨髓 MSCs 的原代培养及传代:将 6 周龄左右 SD 大鼠脱颈处死,在无菌条件下分离双侧股骨及胫骨。用无菌止血钳剪开股骨、胫骨两端,取 5 号针头和注射器吸取含 10% 胎牛血清的 L-DMEM 培养液反复冲洗骨髓腔,离心去上清,并调节细胞密度为 $5×10^6$ 个/ml,置 37℃、5% CO_2、饱和湿度条件下培养,分别于培养至 24 小时首次半量换液和 72 小时全量换液,以去除未贴壁的造血细胞,以后每 3 天换液一次。待原代培养细胞生长达 80% 以上融合时,加入 0.25% 胰蛋白酶消化液,适时加入含 10% 胎牛血清的 L-DMEM 培养液终止消化,轻轻吹打细胞使其分散成单个细胞,调整细胞浓度,按照 1∶2 传代培养,每 3 天换液一次。

2）骨髓 MSCs 向多巴胺能神经元的定向诱导分化:取生长良好的第 3 代骨髓 MSCs 按 $1×10^5$ 个/ml 细胞密度接种于预先置有多聚赖氨酸处理过的盖玻片的 24 孔培养板内,置于 37℃、5% CO_2 培养箱中。待细胞生长达到 80% 融合时,按以下步骤进行诱导。用预诱导液（含 2% B27 的 Neurobasal medium,25μg/L bFGF）诱导 24 小时,然后加入诱导液（含 2% B27 的 Neurobasal medium,1μmol/L 全反式维 A 酸（ATRA））诱导 2 小时后,添加 50μg/L GDNF 继续诱导 4 天。

【实验结果】

1. 骨髓间充质干细胞的培养和传代　采用贴壁培养法培养大鼠骨髓 MSCs。骨髓细胞接种到培养瓶中,悬浮于培养液中的血细胞随换液减少。培养 72 小时,贴壁细胞呈长梭形或三角形,形态不均一。1 周后细胞以集落式生长,呈三角形或梭形。12 天后细胞贴满瓶底,呈梭形,待细胞生长达到 80% 融合时进行传代。传代后的细胞生长迅速,4~5 天即可再次传代,细胞形态呈均一长梭形,排列成漩涡状（图 4-1）。

2. 骨髓间充质干细胞向多巴胺能神经元的定向诱导分化　预诱导 2 天后细胞回缩呈圆形,诱导 4 天后细胞胞质继续回缩并出现短突起,突起之间相互连接呈网络状,细胞形态似双极或多极神经元（图 4-2）。

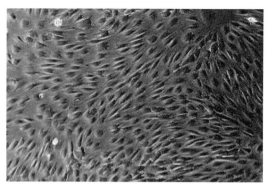

图 4-1 第 3 代大鼠骨髓 MSCs

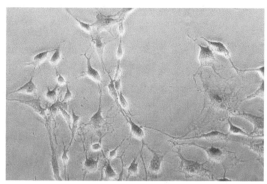

图 4-2 经 ATRA + GDNF 诱导 6 天的细胞形态

【实验报告】

学生总结,写出实验报告。

(付文玉)

实验二 观察脊髓的基本结构和细胞组成

【实验目的】

(1)掌握神经组织的基本结构。

(2)掌握神经元和神经胶质细胞的结构。

(3)熟悉脊髓的基本结构。

(4)熟悉冷冻切片的制备。

(5)熟悉 HE 染色的基本步骤。

(6)了解免疫组织化学染色的基本方法。

【实验原理】

神经组织主要由神经细胞和神经胶质细胞组成。神经细胞也称神经元,是神经系统的结构和功能单位。每个神经元都具有接受刺激、整合信息和传导冲动的能力。神经胶质细胞的数量为神经元的 10 ~ 50 倍,对神经元起支持、保护、营养和绝缘等作用。

神经元的形态不一,但都可以分为胞体和突起两部分。神经元胞体是神经元的营养和代谢中心,主要位于大脑和小脑的皮质、脑干和脊髓的灰质以及神经节内,均由细胞膜、细胞质和细胞核构成。光镜下,细胞核多位于胞体中央,大而圆,着色浅,核仁明显。细胞质内可见强嗜碱性,大小不等的斑块状结构称为尼氏体。突起分为树突和轴突。每个神经元有一至多个树突,树突内胞质的结构与胞体相似。树突的功能主要是接受刺激。每个神经元只有一个轴突。光镜下胞体发出轴突的部位常呈圆锥形,称轴丘,此区无尼氏体,故染色淡。

神经胶质细胞分布在神经元与神经元之间、神经元与非神经细胞之间,对神经元起支持、保护、营养和绝缘等作用。根据其存在的部位,分为中枢神经系统和周围神经系统的神经胶质细胞两种。脑和脊髓的神经胶质细胞有四种:星形胶质细胞、少突胶质细胞、小胶质细胞和室管膜细胞。在 HE 染色切片中,除室管膜细胞外,不易区分,可应用胶质细胞的特异性标记物通过特殊染色(如免疫组织化学染色)来显示。胶质纤维酸性蛋白(glial fibrillary acidic protein,GFAP)是成熟星形胶质细胞特有的中间丝成分,对神经生理功能和各种病理过程中具有重要作用,并被广泛作为星形胶质细胞的标记物。GFAP属于Ⅲ型中间丝,它是星形胶质细胞的主要中间丝蛋白,参与维持细胞正常形态功能。钙离子作为信号转导通道中的第一信使,在所有细胞包括中枢神经细胞的生命活动中起重要作用。钙离子与不同的钙结合蛋白结合后进行级联反应。Iba1是能与巨噬细胞和小胶质细胞发生特异性结合的钙结合蛋白,当这些细胞激活后,Iba1的表达量上调,因此Iba1通常作为鉴定小胶质细胞的标记物使用。

神经系统分为中枢神经系统(脑和脊髓)和周围神经系统(神经节、神经)两部分。在中枢神经系统,神经元胞体集中的结构称灰质;不含神经元胞体、只有神经纤维的结构称白质。脊髓的灰质位于中央,呈蝴蝶形,周围是白质,脊髓中央的空腔为中央管,腔面衬室管膜细胞。灰质分前角、后角和侧角(胸腰段)。前角内多数是躯体运动神经元,大小不一。后角内的神经元类型复杂。在HE染色的切片上,灰质主要成分是多极神经元的胞体和突起,神经纤维和神经胶质细胞,白质可见大量粗细不一的有髓神经纤维和少量无髓神经纤维的横切面,其间有神经胶质细胞核。

【实验准备】

1. 实验动物　正常SD大鼠。

2. 实验仪器与试剂　染色缸、载玻片、盖玻片、解剖器械、恒冷箱切片机、10%水合氯醛、4%多聚甲醛、酒精、二甲苯、免疫组织化学染色试剂盒、DAB、GFAP、Iba1多克隆抗体。

【实验方法】

(1) 讲述神经组织的基本结构。

(2) 讲述脊髓的结构。

(3) 正常SD大鼠麻醉后用4%的多聚甲醛行心脏灌注固定,剥离脊髓后入4%的多聚甲醛后固定过夜。30%的蔗糖脱水至脊髓沉底,OCT包埋,冷冻切片机切片,厚10μm。

(4) 取冷冻切片行HE染色观察脊髓的基本结构,特别是脊髓前角运动神经元的形态特点。

(5) 应用免疫组织化学染色方法观察GFAP标记的星形胶质细胞、Iba1标记的小胶质细胞的形态特点。

【实验结果】

(1) 通过心脏灌注固定和冷冻切片的制备锻炼学生的动手操作能力。

(2) 通过对冷冻切片行HE染色熟悉染色的基本步骤。

(3) 显微镜下观察HE染色的脊髓切片,可见脊髓灰质位于中央,呈蝴蝶形,周围是白质,脊髓中央的空腔为中央管。灰质前角神经元体积较大,有多个突起。后角神经元体积较小。脊髓中神经胶质细胞难以区分,只能看到细胞核。

(4) 免疫组织化学染色显示,脊髓中可检测到GFAP标记的星形胶质细胞和Iba1标记的小胶质细胞。

(5) 神经组织主要由神经元和神经胶质细胞组成。通过本实验加深了对神经组织结构的理解。

【实验报告】

学生总结,写出实验报告。

(陈燕春)

实验三　糖尿病发生发展过程中胰岛 A 细胞量的变化

【实验目的】

（1）掌握糖尿病时胰岛病理性变化。

（2）探索糖尿病时胰岛 A 细胞量的变化。

（3）培养学生科研创新能力。

【实验原理】

糖尿病（diabetes mellitus），分为 1 型、2 型，是胰岛素分泌不足、高血糖素分泌过剩所致的内分泌代谢性疾病。到目前为止，对糖尿病的发生、发展机制尚未完全弄清，对糖尿病的治疗亦无根治措施。

胰岛素（insulin）主要由胰岛 B 细胞合成分泌，高血糖素（glucagon）则主要由胰岛 A 细胞形成释放。但目前，对糖尿病的研究往往集中于胰岛 B 细胞，对胰岛 A 细胞研究甚少，致使糖尿病期间胰岛 A 细胞量的变化及其机制尚有分歧。

Henquin 等通过对 50 例糖尿病患者尸检发现：糖尿病期间胰岛 B 细胞量显著减少，但胰岛 A 细胞量则无明显变化。Yoon 等报道了对 25 例糖尿病患者的研究结果：糖尿病期间胰岛 A 细胞量较正常对照显著性增加。但 Kilimnik 等尸检 12 例糖尿病患者后认为：尽管在每个胰岛内胰岛 A 细胞所占比例增加，但其总量较正常对照显著减少。另外，需要说明的是上述尸检并未对胰岛 A 细胞量变化机制进行研究。

Li 等、Meier 等则以糖尿病鼠为研究对象，研究了糖尿病发生前、后胰岛 A 细胞量的变化（仅限于糖尿病发生后 2 周内），但获得的实验结果大不相同：前者认为增多，后者认为并未发生任何变化；同时，Meier 等还探讨了其量保持不变的机制：糖尿病期间胰岛 A 细胞增生和凋亡很少出现，与正常对照相比并无明显变化。

综上，有关糖尿病期间胰岛 A 细胞量的变化，文献并不多见，其结论尚有争议；同时就 A 细胞量变化机制的研究，更是少见，尚无系统性实验数据。

【实验准备】

（1）有关糖尿病发生发展过程中胰岛 A 细胞量变化的 6~8 篇英文和中文文献。

（2）制作高血糖素免疫组织化学染色的正常小鼠胰腺、不同时间点糖尿病小鼠胰腺切片。

【实验方法】

（1）通过显微数码互动系统分发有关糖尿病发生发展过程中胰岛 A 细胞量变化的 6~8 篇英文和中文文献，引导学生阅读。

（2）师生互动，讨论糖尿病期间胰岛 A 细胞量的变化。

（3）观察高血糖素免疫组织化学染色的正常小鼠胰腺、不同时间点糖尿病小鼠胰腺切片，以图像分析技术分析 A 细胞在糖尿病发生发展过程中量的变化。

（4）师生互动，讨论糖尿病期间胰岛 A 细胞的量是如何变化的？糖尿病期间胰岛 A 细胞量变化的相关文献实验结果存在的分歧是怎样形成的？研究过程中如何进行科学的实验设计将会避免上述分歧的发生？

【实验结果】

（1）糖尿病时胰岛内分泌细胞排列紊乱，胰岛 B 细胞数量减少、A 细胞相对增多。

（2）糖尿病期间胰岛 A 细胞的量与以下因素有关：

1）糖尿病发病时间。

2）胰腺的取材部分。

3）选取的胰腺切片的位置及数量。

（3）辩证认识科研设计对实验结果的影响。科学认识糖尿病发病时间、胰腺的取材部分、所选取的胰腺切片的位置及数量对实验结果的影响。

【实验报告】

学生总结,写出实验报告。

（李如江）

实验四　有机溶剂苯对生育情况影响的研究

【实验目的】

了解有机溶剂苯对生育情况的影响。

【实验原理】

有机溶剂是能溶解一些不溶于水的物质(如油脂、蜡、树脂、橡胶、染料等)的一类有机化合物,在化工生产中广泛应用。从 19 世纪中叶开始应用于工业以来,至今已有 150 多年的历史,现代化学工业中有机溶剂的种类已达 3 万多种。化学工业中有机溶剂广泛用于清洗、去污、稀释和萃取等过程,同时在有机合成中也是必不可少。近年来随着化学工业的不断发展,有机溶剂的生产使用量日益增加,因为使用有机溶剂造成的职业中毒事件时有发生。在芳香烃类有机溶剂中,以苯、甲苯、二甲苯最具代表性,广泛运用于石油化工、油漆、制鞋等行业。在我国,苯及其混合物、甲苯和二甲苯是导致有机溶剂职业中毒的主要危险化学物,其中毒起数、中毒人数和死亡人数都占相当大的比例。苯系物主要从呼吸道和皮肤进入人体,头晕、乏力、记忆力减退、鼻黏膜充血等为主要中毒症状。特别是对女性有更为显著的影响,有研究人员发现,长期接触苯系物的作业女工,会出现经期延长、经量增加、痛经、月经紊乱等女性生殖功能方面的异常,对此,尚无系统性实验研究。

【实验准备】

（1）金黄地鼠(孕鼠)8 只,分为实验组和对照组。

（2）有机溶剂苯及所需容器等。

（3）组织取材及大体标本的准备。

【实验方法】

（1）将孕鼠于受精 0 天开始,每天上午 8 时,置于有盖的泡沫箱内,箱内放有有机溶剂苯,持续 2 小时。对照组同时放入无苯的泡沫箱内,持续 2 小时。

（2）密切观察孕鼠有无流产迹象,并记录。

（3）将孕鼠于受精 10 天处死,剖腹取胎。

（4）肉眼观察活胎数、死胎数、吸收胎数。

（5）师生互动,讨论有害职业环境对女性生殖功能方面有哪些危害?现代装修污染、电磁辐射等对人体有哪些危害?

【实验结果】

实验组孕鼠自然流产率、低体重鼠出生率和死胎率较正常孕鼠高。

【实验报告】
（1）观察并计算正常孕鼠与实验孕鼠自然流产率、低体重鼠出生率、活胎率及死胎率。
（2）学生总结，写出实验报告。

（高海玲）

实验五　影响肝脂肪变性的动物实验设计

【实验目的】
探讨高脂饮食、酒精、毒物等不同影响因素对肝脂肪变性的影响。

【实验原理】
肝脂肪变性是指非脂肪细胞胞质内甘油三酯的聚集。由于肝是脂肪代谢的主要场所，所以也是脂肪变性最常见的部位，而严重的肝脂肪变性可引起严重的肝细胞坏死，并导致肝硬化。肝脂肪变性与许多因素有关，脂质摄入过多、营养不良、饮酒、中毒等均可影响肝的脂肪代谢从而导致肝脂肪变性。

轻度肝脂肪变性，肉眼观察肝脏可无明显变化。随着病情的加重，脂肪变性的肝脏体积增大，淡黄色，边缘圆钝，切面呈油腻感。肝细胞质内脂肪聚集为脂肪小滴，进而融合成脂滴。光镜下见脂肪变性的肝细胞质中出现大小不等的球形脂滴，大者可充满整个细胞而将胞核挤到细胞一侧。在石蜡切片中，因脂肪被有机溶剂溶解，故脂滴呈空泡状。

肝细胞是脂肪代谢的重要场所，最常发生脂肪变性，但轻度的肝脂肪变性通常并不引起肝的形态变化和功能障碍。显著弥漫性肝脂肪变性称为脂肪肝，重度的肝脂肪变性可继发进展为肝坏死和肝硬化。

肝细胞脂肪变性的机制：①肝细胞胞质内脂肪酸增多，如高脂饮食或营养不良时，体内脂肪分解，过多的游离脂肪酸经由血液入肝，或因缺氧至肝细胞乳酸大量转化为脂肪酸，或因氧化障碍使脂肪酸利用下降，脂肪酸相对增多；②甘油三酯合成过多，如大量饮酒可改变线粒体和滑面内质网的功能，促进合成新的甘油三酯；③脂蛋白、载脂蛋白减少，缺氧中毒或营养不良时，肝细胞中脂蛋白、载脂蛋白合成减少，细胞输出脂肪受阻而堆积于细胞内。

【实验器材】
手术器械一套，雄性 SD 大鼠（190～210g），基础饲料、高脂饲料（丙硫氧嘧啶 0.2%、猪油 20%、胆固醇 2%、胆盐 0.5%、基础饲料 77.3%），乙醇溶液，肝毒性试剂（胆宁）。

【实验方法】
1. 高脂饮食对肝脂肪变性影响的研究　将雄性 SD 大鼠随机分为 2 组，每组 10 只。第一组为对照组，给予基础饲料，第二组为实验组，给予高脂饲料。
2. 乙醇中毒肝脂肪变性影响的研究　将雄性 SD 大鼠随机分为 2 组，每组 10 只。第一组为对照组，给予蒸馏水灌胃（体积与实验组匹配）；第二组为实验组，乙醇溶液灌胃（给大鼠饮用 5% 递增到 22% 浓度的乙醇溶液，然后再以 54% 乙醇溶液每日 3 次，每次 1.2～1.5mL 灌胃）。期间所有动物普通饲料喂养。
3. 药物对肝脂肪变性影响的研究　将雄性 SD 大鼠随机分为 2 组，每组 10 只。第一组为对照组，给予蒸馏水灌胃（体积与实验组匹配）；第二组为实验组，给予毒性试剂（将药物胆宁片溶于蒸馏水，按胆宁片 1.5g/kg，给药体积 10ml/kg，灌胃）。期间所有动物普通饲料喂养。

4 周后处死所有大鼠,解剖取出肝称重,肉眼观察肝的体积颜色和质地。分别取肝左叶制作常规 HE 染色病理切片,观察肝小叶结构是否完整,肝脂肪变性的程度。将数据进行统计学分析,检测对照组与实验组之间的差别是否具有统计学意义。

【实验结果】

比较对照组与实验组肝的重量、大小、颜色以及镜下肝的损伤程度,分析各种不同因素对肝脂肪变性的影响。

(1)对照组肝被膜光滑,呈红褐色,质地中等。各实验组肝脏较对照组质地变硬,色泽暗淡。

(2)各实验组肝脏重量较同期对照组轻,有明显统计学差异。

(3)HE 染色:各实验组大鼠发生肝脂肪变性,脂滴为以大泡型为主的混合型脂滴,肝间质成分减少,小叶分布不清,肝细胞排列呈条索状,伴有不同程度的炎性细胞浸润和点状坏死。

【实验报告】

请书写完整实验论文。

(陈安琪)

实验六 从巨噬细胞的趋化运动分析炎症细胞的定向运动

【实验目的】

观察巨噬细胞的化学趋化运动,分析炎症基本病变-渗出过程中炎症细胞的定向运动。

【实验原理】

化学趋化运动是指沿着某些化学物质的浓度梯度进行定向移动,聚集到释放这些物质的病变部位的运动。巨噬细胞具有化学趋化运动的能力。

炎症是指具有血管系统的动物对损伤因子所发生的复杂的防御反应,是机体损伤、抗损伤及修复的综合过程。

炎症的基本病变包括变质、渗出、增生。变质是指炎症局部组织发生的变性和坏死。渗出是指炎症局部组织血管内的液体成分、纤维素等蛋白质和炎症细胞通过血管壁进入组织间隙、体腔、黏膜表面和体表的过程。增生是指炎症局部实质细胞和间质细胞的增生。

渗出性病变是炎症发生的重要环节,渗出物中包含大量液体及炎症细胞等成分,具有重要的免疫及抗损伤功能。血液中的白细胞通过边集和滚动、黏附、游出和化学趋化作用最终到达炎症反应局部发挥重要功能。因此,白细胞的运动是炎症渗出过程中的中心环节,而炎症细胞的定向运动是决定其发挥功能的前提。

【实验准备】

(1)巨噬细胞的结构及功能特点的相关图片。

(2)炎症基本概念、病变及炎症细胞的运动和功能的观察。

(3)巨噬细胞体外培养。

(4)巨噬细胞化学趋化运动实验的试剂。

【实验方法】

(1)讲述巨噬细胞的结构及功能特点,炎症的基本概念、基本病变及炎症细胞的运动和功能。

（2）体外培养巨噬细胞,观察巨噬细胞的形态特点。

（3）采用滤膜小室法,上室加趋化细胞,下室加细菌菌体,培养数小时。

（4）师生互动,讨论化学趋化运动在炎症发生过程中的意义。

【实验结果】

（1）观察巨噬细胞的化学趋化运动能力。

（2）理解炎细胞渗出过程中的特点。

【实验报告】

总结巨噬细胞特点及运动过程。

（周风华）

实验七 乳腺癌细胞侵袭能力检测

【实验目的】

（1）熟悉癌细胞侵袭能力检测方法。

（2）掌握癌细胞体在体内侵袭步骤。

【实验原理】

Transwell 小室乳腺癌细胞侵袭能力检测是一种最常用的细胞迁移测量方法,主要用到了由孔板构成的滤器。滤器的小孔可以限制培养在卜面的细胞穿过。这一方法通常用在癌细胞侵袭实验中,在进行癌细胞侵袭实验时,趋化因子加在下室中,而细胞培养于上室内,通过趋化因子的作用,细胞会主动穿过小孔。为了不同的实验需要,上室中可以加入经过不同处理的癌细胞。

【实验器材】

乳腺癌细胞系 MDA-231、细胞培养箱、细胞侵袭用 Transwell（孔径 8.0μm）、Matrigel 膜基质胶、LY294002（细胞侵袭抑制药物）。

【实验方法】

1. 制备细胞悬液

（1）制备细胞悬液前可先让细胞撤血清饥饿 12~24 小时,进一步去除血清的影响。

（2）消化细胞,终止消化后离心弃去培养液,用 PBS 洗 1~2 遍,用含 BSA 的无血清培养基重悬。调整细胞密度至 $5×10^5/ml$。

（3）接种细胞。

2. 取细胞悬液 150μl 加入 Transwell 小室,细胞悬液内加入不同浓度的抑制乳腺癌侵袭的化合物 LY294002。

3. 下室加入 500μl 含 10% 小牛血清的细胞培养液。

4. 将装置放入细胞培养箱,常规培养 24 小时。

5. 24 小时后用棉签擦去基质胶和上室内的细胞,应用苏木精、伊红将穿过膜的细胞染色。

6. 用显微镜观察并计数不同浓度 LY294002 孵育的细胞穿过膜的细胞数,判断乳腺癌细胞的侵袭能力变化。

【实验结果】

由于抑制乳腺癌细胞运动的药物 LY294002 可以抑制癌细胞的运动,因此高浓度药物处理组癌细胞(图4-3)的侵袭能力明显降低,穿过滤膜的细胞数量比不加 LY294002 处理的对照组(图4-4)少,实验结果说明:应用 Transwell 方法可以检测乳腺癌细胞的侵袭能力。

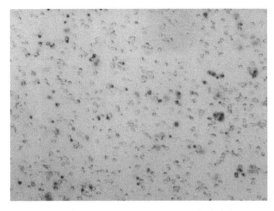 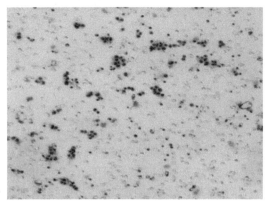

图 4-3　高浓度 LY294002 处理组乳腺癌细胞
穿过膜细胞

图 4-4　未经 LY294002 处理的对照组乳腺癌细胞
穿过膜细胞

【实验报告】

(1) 显微镜下计数穿过膜的细胞数。

(2) 记录并分析实验结果。

(张宝刚)

实验八　免疫组织化学染色初步鉴别非霍奇金淋巴瘤

【实验目的】

使学生了解免疫组织化学染色在常见恶性淋巴瘤鉴别诊断中的应用,学习免疫组织化学染色方法在肿瘤鉴别诊断中的应用,培养学生思考分析能力。

【实验原理】

淋巴瘤是临床常见的淋巴造血系统肿瘤,种类繁多,可起源于 B 细胞、T 细胞和 NK 细胞等,其病理组织学特点、临床治疗及预后都不尽相同。因此,淋巴瘤的准确诊断尤为重要。临床上淋巴瘤发病率较高的是非霍奇金淋巴瘤,HE 染色显微镜下非霍奇金淋巴瘤的主要特点是:淋巴结结构破坏,淋巴细胞单克隆性增生,形成大小较一致的淋巴瘤细胞。但非霍奇金淋巴瘤的类型很多,不同的类型其治疗和预后不尽相同,而且,单凭 HE 染色光镜下检查难以区别各个类型。目前,淋巴瘤病理鉴别诊断中应用较为广泛的是免疫组织化学染色方法,即利用特异性抗原抗体结合反应来检测肿瘤组织中的蛋白质和多肽类物质的表达,从而对 HE 染色初步考虑的淋巴瘤进行进一步的确诊,指导下一步临床治疗和判断预后。目前,鉴别淋巴瘤的抗体种类较多,鉴别非霍奇金淋巴瘤最常用的抗体是 B 细胞系的 CD20,CD79a;T 细胞系的 CD3,CD45RO;NK 细胞 CD56;组织细胞 CD68。

【实验准备】

(1) 选择一临床病例,HE 染色初步诊断为非霍奇金淋巴瘤。

(2) 准备鉴别诊断非霍奇金淋巴瘤的最常用抗体 CD20,CD79a,CD3,CD45RO,CD56。

(3) 免疫组织化学染色所用其他抗体、试剂及仪器。

【实验方法】

（1）教师讲授 HE 切片非霍奇金淋巴瘤基本病理特点、临床表现。

（2）非霍奇金淋巴瘤鉴别诊断的原则及抗体的选择。

（3）切片免疫组织化学染色方法操作：

1）载玻片防脱片处理：可选 APES，捞片后置烤箱 60℃ 60 分钟，以使切片紧密黏附。

2）切片常规脱蜡。

3）30% 过氧化氢溶液 1 份+蒸馏水 9 份混合，室温 10 分钟以灭活内源性酶。

4）蒸馏水洗 3 次。

5）热修复抗原：将切片浸入 0.01mol/L 枸橼酸盐缓冲液，滴加 5% BSA 封闭液，室温 10 分钟，甩去多余液体，不洗。

6）滴加一抗（1∶200）4℃过夜。PBS 洗 2 分钟，共洗三次。

7）滴加生物素化山羊抗兔 IgG，37℃30 分钟。PBS 洗 2 分钟，共 3 次。

8）滴加试剂辣根酶标记链霉卵白素（1∶100）PBS 洗 5 分钟，共 4 次。

9）DAB 显色：使用 DAB 显色试剂盒。取 1ml 蒸馏水，加设计盒中 A、B、C 试剂各 1 滴，混匀后加至切片。

10）室温显色，显微镜下控制反应时间，一般 5~30 分钟，蒸馏水洗涤。

11）苏木精轻度复染 2 分钟，脱水，透明，封片，显微镜下观察。

【实验结果】

（1）镜下见非霍奇金淋巴瘤细胞胞质少，大小较一致，可见病理性核分裂象（图4-5）。

（2）讨论非霍奇金淋巴瘤病例的免疫组化染色阳性和阴性的意义。

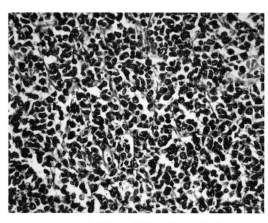

图 4-5　非霍奇金病淋巴瘤（HE 染色）

（3）由学生代表总结汇报讨论结果。

【实验报告】

参照本次试验，初步设计霍奇金淋巴瘤和非霍奇金淋巴瘤鉴别诊断方案。

（刘雨清）

实验九　利用 PAS 特殊染色法识别糖尿病肾病中的糖原沉积

【实验目的】

（1）了解 PAS 特殊染色法在肾脏疾病诊断中的应用。

（2）熟悉肾组织 PAS 特殊染色法的过程。

（3）掌握糖尿病肾病 PAS 特殊染色结果的判定。

【实验原理】

肾疾病种类多样，病变复杂，其诊断需要综合运用多种方法。其中，光学显微镜是诊断肾疾病的最基本方法，也是肾脏疾病病理学分类的基础。观察和分析肾小球、肾小管基膜的病变及特殊蛋白的沉积等，需要综合运用多种特殊染色方法。目前，常用的特殊染色方法有 PAS(periodic acid-schiff)染色、PASM(periodic acid-silver methe-namine)染色和 Masson 染色三种方法。

PAS 染色,即过碘酸-Schiff 法,原理为过碘酸将糖原分子中 1、2-乙二醇碳-碳键氧化为二醛,后者与 Schiffli 试剂品红结合生成紫红色品红化合物,沉淀于细胞内糖原分布部位,从而可证明多糖或粘多糖的存在,着色程度取决于组织内乙二醇含量多少。可用于显示糖原,对明确细胞空泡的性质、糖原储积和糖尿病的诊断及某些透明细胞肿瘤的鉴别诊断方面具有重要作用。PAS 染色亦可清楚地显示基膜、网状纤维、真菌菌丝、寄生虫及腺泡状软组织肉瘤中胞质内结晶体。此外,也用于观察缺血缺氧早期心肌坏死或梗死区的糖原减少情况。

糖尿病肾病主要分为弥漫型和结节型两种病理学类型。弥漫型是指肾小球系膜区弥漫性增宽,并伴有逐渐增多的均质蛋白性物质沉积,少数可有系膜细胞增生,肾小球基膜均质性增厚,毛细血管腔变窄或完全闭塞;结节型是指系膜区在系膜基质增多的基础上出现圆形或卵圆形的均质蛋白性物质沉积,称为 Kimmelstiel-Wilson 结节,即 K-W 结节,为糖尿病肾病的特征性表现。晚期,病变肾小球可发生玻璃样变性、纤维化。除肾小球发生改变外,肾小管基膜亦呈现弥漫性增厚,近端肾小管上皮细胞含有较多的糖原,呈现空泡变性,肾小管出现灶状萎缩。间质纤维化和炎细胞浸润,肾小球入球小动脉和出球小动脉可发生动脉硬化。肾小球中逐渐出现的均质蛋白性物质含有大量糖原成分,经 PAS 特殊染色显示紫红色。因此 PAS 特殊染色法可显示糖尿病肾病中沉积的糖原,结合其他染色方法可用于诊断糖尿病肾病。

【实验准备】

(1) 大鼠糖尿病肾病动物模型和健康大鼠的肾组织 HE 常规染色切片。

(2) 大鼠糖尿病肾病动物模型和健康大鼠的肾组织切片白片。

(3) PAS 染色试剂盒。

(4) 蒸馏水、HE 染色系列用品。

【实验方法】

(1) 介绍 PAS 特殊染色方法的原理、步骤及应用。

(2) 介绍并观察 HE 切片中糖尿病肾病的主要病理学改变。

(3) 学生分组进行肾组织切片的 PAS 特殊染色。

1) 组织切片进行常规脱蜡、入水等操作。

2) 蒸馏水冲洗 2 次。

3) 1% 过碘酸浸泡 15 分钟,蒸馏水充分冲洗。

4) 酸性品红溶液(schiff 溶液,用前室温平衡)加盖 37℃浸泡 10~30 分钟,蒸馏水充分冲洗。

5) 将切片置于切片架上,流水冲洗,颜色逐渐显出(淡紫红色)。

6) 烤干切片。

7) 自来水冲洗后,进行苏木精染色、1% 盐酸乙醇溶液分化、1% 碳酸锂返蓝(观察染色情况),烤干,二甲苯透明,中性树胶封片。

(4) 观察染色结果并讨论染色过程中需要注意的问题,如时间控制、适时观察等。

【实验结果】

(1) 在 PAS 特殊染色的正常大鼠肾切片中,可见肾的各种结构清晰,PAS 紫红色染色区域非常少,提示为正常结构。

（2）在 PAS 特殊染色的糖尿病肾病组织切片中,可见肾小球系膜区基质增多,PAS 染色显示紫红色,结果阳性,基膜增厚亦呈紫红色,提示发生病变(图 4-6)。

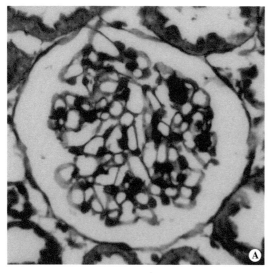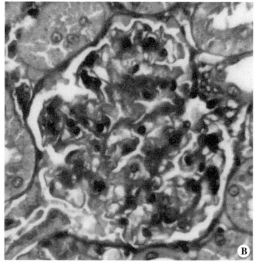

图 4-6　肾组织 PAS 染色

A. 正常肾脏;B. 糖尿病肾

（3）通过参与染色过程,了解染色的关键步骤及注意事项。

（4）由学生代表汇报结果,教师总结点评。

【实验报告】

总结 PAS 特殊染色步骤,并对染色结果进行判定。

（张红霞）

实验十　左侧大脑中动脉缺血模型的制备

【实验目的】

（1）了解可逆性线栓大鼠大脑中动脉缺血模型在脑梗死缺血半暗区病理生理研究、影像学研究、缺血再灌注损伤机制和脑保护药物研究领域的应用。

（2）掌握可逆性线栓大鼠大脑中动脉缺血模型的制备。

【实验原理】

脑缺血是临床常见病、多发病,具有高发生率、高致残率、高死亡率的特点,严重危害人类健康。脑是人体最重要的生命中枢,除进行临床观察研究以外,不允许在人体进行实验性研究。为进一步揭示脑梗死所导致脑缺血的发病机制、病理生理变化及分子生物学改变,研究安全有效的防治药物,为选择溶栓治疗提出可靠的实验动物模型作为坚实的实验基础。大脑中动脉(middle cerebral artery,MCA)梗死占脑梗死 60% 以上,是脑梗死的多发部位。模型的制作方法是从颈外动脉插入鱼线(可以做脑缺血,还可以做再灌注),或者是从颈总动脉插入(这种方法操作起来相对容易些,不太适合做再灌注,但是也有人认为可以做再灌注,即 Willis 环再灌注)。

【实验准备】

1. 实验动物　SPF 级 SD 大鼠 60 只,雌雄兼用,体重 280 ~ 320g。

2. 仪器设备及试剂材料　水合氯醛、显微镊、手术刀、止血钳、微动脉夹、尼龙线、开口器、大鼠固定器、油性记号笔、直尺大鼠脑血管解剖示意图及栓线照片(图 4-7)等。

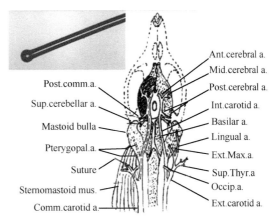

图 4-7　大鼠脑血管解剖示意图及栓线照片

【实验方法】

1. 栓子制作　将尼龙线剪成长 4 ~ 5cm 线段,一端加热呈圆球状(直径 0.28mm 左右)制成栓子。用黑色油性记号笔在圆球头端及距离圆球头端 1.8 ~ 2.0cm 处各作一记号备用。

2. 动物分组　将 60 只大鼠随机分成传统方法组和改良方法组,每组 30 只。

3. 模型制作　传统方法制作模型(传统组):大鼠麻醉(腹腔注射 10% 水合氯醛溶液,0.35ml/100g),取颈正中切口,切断胸骨舌骨肌并暴露气管,从气管右侧分离颈总动脉(CCA)、颈外动脉(ECA)、颈内动脉(ICA)、枕动脉;结扎枕动脉,分离 ICA 及颅外分支翼腭动脉。在 ECA 下穿线两根,线一离 CCA 分叉处 3mm 结扎不剪断,线二不打结以供牵拉备用;动脉夹分别夹闭 CCA、ICA,于两线之间的 ECA 剪一切口,将栓子由此口插入,松开 ICA 上动脉夹,栓子分别经 CCA 分叉处、ICA、大脑前动脉(ACA),终至大脑中动脉(MCA),以阻断 MCA 血流。自 ICA 起始部算,栓子插入深度为 18 ~ 20mm。用线一结扎固定栓子后,松开 CCA 上的动脉夹;缝合肌肉和皮肤(腹腔注射青霉素,4 万单位/只,预防术后感染),动物回笼饲养,保持大鼠肛温 37.5℃。

4. 操作建议　鱼线插入前应进行酒精浸泡消毒处理,晾干后用记号笔在 1.8 ~ 2.0cm 处进行标记,放入无菌生理盐水中备用。鱼线直径根据选用小鼠体重范围不同而异,18 ~ 25g 选用鱼线直径为 0.131mm 为宜,25g 以上选用鱼线直径为 0.16mm 为宜。分离 ICA 和迷走交感神经链,并结扎 ICA 近心端,在 ICA 剪一小口,插入鱼线,以咬肌与 ICA 交界处为定位标志,插入鱼线 0.8 ~ 1.0cm。鱼线应该以略有弧度为宜,鱼线插入约 0.3mm 时将鱼线弧形开口的平面与桌面成向左手边大于 60°夹角为宜。

不结扎 ECA,这样可以减少因手术原因对小鼠造成的创伤,以及结扎 ECA 引起的其他部位缺血;ECA 末端附近有颈动脉体,操作不慎易引起实验动物血压升高和呼吸异常极易导致动物死亡。从颈内插线的方法避免了与颈动脉体的接触,减少动物的损伤。根据不同体重的小鼠选用不同直径的鱼线,这样可以避免因鱼线直径粗细不同而造成血管堵塞不全,而影响模型成功率。

选择咬肌与 ICA 交接为定位标志,较颈动脉体变异小,这样可以避免以颈动脉体为定位标志导致插入鱼线的深度不能够到达或穿出前交通支。鱼线要有一定的弧度,这样容易控制鱼线的前进方向,以避免插入翼腭动脉。

5. 注意事项

(1) 插鱼线是需要感觉的,千万不要硬插,否则血管弄破了,实验就失败了。这个方向插不进去,换个角度试试,通常 45°。

（2）插鱼线的速度要尽量快,否则血液凝了,也插不进去了。

（3）鱼线在使用前应该有一定的弯度。

（4）鱼线插入的长度没有定值,通常为感到有略微阻力后即可以停止。

【实验结果】

动物模型神经功能评分:制模成功的标准是动物出现明确的右侧大脑中动脉缺血的神经功能症状,按 Longa 5 分法进行评判,计算两组动物模型的分值。0 分(0 级):无神经功能缺损症状。1 分(Ⅰ级):轻度局灶性神经功能缺损,即提尾悬空不能伸展左侧前爪。2 分(Ⅱ级):中度局灶性神经功能缺损,即行走向左侧转圈。3 分(Ⅲ级):中度局灶性神经功能缺损,即行走困难,并向左侧倾倒。4 分(Ⅳ级):不能自发行走,无意识或昏迷。0 级、Ⅳ级为模型失败,Ⅰ级、Ⅱ级、Ⅲ级为模型成功,以Ⅱ级、Ⅲ级占成功模型的百分率来评价模型稳定性。

（李文通）

实验十一　荧光原位杂交技术

【实验目的】

（1）了解荧光原位杂交技术的基本原理和在生物学、医学领域的应用。

（2）掌握原位杂交技术的操作方法和荧光显微镜的使用方法。

【实验原理】

（1）荧光原位杂交(fluorescence in situ hybridization,FISH)是 20 世纪 80 年代末在放射性原位杂交的基础上发展起来的分子细胞遗传学技术。基本原理是利用 DNA 的变性-复性特性和碱基互补的原则,将 DNA 探针直接或间接用荧光素标记,与待检样本 DNA 特异性杂交(图 4-8)。通过检测荧光信号分析染色体的数目异常、结构异常和基因定位。

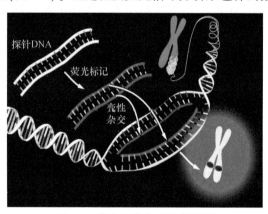

FISH 分为对中期细胞染色体标本检测的中期 FISH 和对间期细胞检测的间期 FISH。

（2）用荧光素直接标记 DNA 探针,杂交后信号不需要放大,直接在荧光显微镜下观察,步骤简单;荧光素间接标记 DNA 探针是先以半抗原(生物素或地高辛)标记探针,杂交后再用荧光素化的亲和素和抗亲和素通过抗原抗体反应使荧光信号放大。间接标记灵敏度高于直接标记法。与传统的放射性标记原位杂交相比,FISH 具

图 4-8　荧光原位杂交技术原理

有快速、灵敏、特异性强和可以多重染色等特点,在分子细胞遗传学领域受到普遍关注。

【实验准备】

1. 仪器设备　恒温水浴锅,培养箱,染色缸,载玻片,荧光显微镜,盖玻片,封口膜(para-film),200μl 移液器,暗盒。

2. 试剂材料　人 Cot 1 DNA,DNA 探针(根据所需),人外周血中期染色体标本或细胞

涂片标本,去离子甲酰胺(DF),硫酸葡聚糖(DS),氯化钠,柠檬酸钠,氢氧化钠,吐温 20 (Tween 20),20×SSC,梯度乙醇溶液(70%,85%,100%),荧光素亲和素(FITC-avidin),抗亲和素(anti-avidin),碘化丙啶(prodium iodide,PI),二脒基苯基吲哚(4′,6-diamidino-2-pheny-lindole,DAPI),异硫氰酸荧光素(fluorescein isothiocyanate,FITC),抗生物素蛋白(Avidin),抗荧光衰减退色剂(anti-fate,AF),抗生物素蛋白抗体(anti-avidin),牛血清蛋白(bull serum albumin,BSA)。

【实验方法】

(1) 制备染色体标本片或细胞涂片(不染色)。

(2) 探针变性:将双链 DNA 探针在 75℃恒温水浴中温育 5 分钟,立即置 0℃ 5~10 分钟,使探针变性。

(3) 标本变性(经 Giemsa 染色的染色体标本先经过脱色处理)

1) 烤片:将制备好的染色体标本片置于 50℃培养箱中,烤片 2~3 小时。

2) 变性:取出染色体标本片,浸在 70~75℃的 70% 去离子甲酰胺/2×SSC 变性液中变性 2~3 分钟。

3) 脱水:将标本经 70%、90% 乙醇溶液和 100% 冰乙醇系列脱水,每次 5 分钟,空气干燥。

(4) 杂交

1) 将已变性或预退火的 DNA 探针 10μl 滴于已变性并脱水的染色体标本片上,盖盖玻片,用封口膜封片。

2) 湿盒避光 37℃杂交过夜(15~17 小时)。

(5) 洗脱:此步骤有助于除去非特异性结合的探针,从而降低本底。

1) 去盖玻片:取出标本,用刀片轻轻将盖玻片揭掉。

2) 洗涤:将标本置于 42~50℃预热的 50% 甲酰胺/2×SSC 液中洗涤 3 次,每次 5 分钟。转入 42~50℃预热的 1×SSC 中洗涤 3 次,每次 5 分钟。然后在室温的 2×SSC 中轻洗一下。自然干燥。

3) 复染:取 200μl 复染溶液(PI/antifade 或 DAPI/antifade 染液)滴加在玻片标本上,盖上盖玻片。

(6) 杂交信号放大(适用间接标记法)

1) 在玻片的杂交部位加 150μl 封闭液Ⅰ(4×SSC/1% BSA/0.1% 吐温 20),用保鲜膜覆盖,37℃温育 20 分钟。

2) 去掉保鲜膜,再加 150μl avidin-FITC 于标本上,保鲜膜覆盖,37℃继续温育 40 分钟。

3) 取出标本,将其放入已预热 42~50℃的洗脱液(4×SSC/0.1% 吐温 20)中漂洗 3 次,每次 5 分钟。

4) 在玻片标本的杂交部位加 150μl 封闭液Ⅱ,覆盖保鲜膜,37℃温育 20 分钟。

5) 去掉保鲜膜,加 150μl Anti-avidin 于标本上,覆盖新的保鲜膜,37℃温育 40 分钟。

6) 取出标本,将其放入已预热 42~50℃的新洗脱液中,洗涤 3 次,每次 5 分钟。

(7) 封片

1) 将玻片标本依次在 70%、85% 和 100% 的梯度乙醇溶液中脱水处理各 3 分钟,置冰箱内气干。

2) 滴加 1 滴 Anti-fade(AF)封片剂,加盖盖玻片。封好的玻片标本可以在 -20~-70℃

的冰箱中的暗盒中保存数月之久。

（8）观察结果

1）在荧光显微镜的可见光源下找到具有细胞分裂象的视野。

2）打开荧光激发光源，FITC 的激发波长为 490nm。

3）细胞被 PI 染成红色，与 FITC 标记的探针杂交部位发绿色荧光信号（图4-9）。

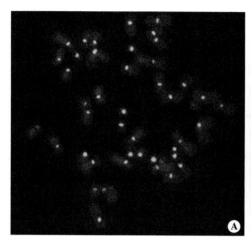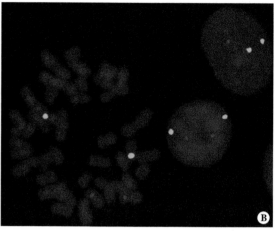

图4-9　荧光原位杂交检测结果

A. 染色体着丝粒（绿色）和端粒（红色）；B. 8 号染色体（红色）和 12 号染色体（绿色）

【实验结果】

（1）记录荧光原位杂交过程及其原理。

（2）分析实验成败的原因。

（杨利丽）

实验十二　比较基因组杂交技术

【实验目的】

（1）熟悉比较基因组杂交技术的原理。

（2）了解比较基因组杂交技术的基本过程。

（3）掌握比较基因组杂交技术的应用。

【实验原理】

1. 比较基因组杂交（comparative genomic hybridization，CGH）　是 1992 年建立的分子细胞遗传学技术，是在 FISH 技术的基础上，通过基因组 DNA 的比较来检测两个（或多个）基因组间相对 DNA 拷贝数变化（如扩增、复制和缺失等），并将这些异常定位在染色体上的技术，又称 DNA 拷贝数核型（DNA copy number karyotype）技术。基本原理是分别用不同荧光染料，分别标记待测基因组 DNA（如 spectrum-green-dUTP）和正常基因组 DNA（如 spectrum-red-dUTP），两者按 1∶1 混合，同时与足够量的人 Cot 1 DNA 先进行预杂交以封闭基因组上的重复序列，避免其与着丝粒以及异染色质区域杂交。然后与正常人中期染色体原位抑制杂交。染色体上的正常序列被涂成混合色，患者扩增序列处被涂成患者基因组 DNA 标记颜色,患者缺失序列被涂成正常基因组 DNA 标记颜色。通过计算检测染色体上两种荧光颜色相对强度的比值,反应待测基因组 DNA 拷贝数变化,并能同时在染色体上定位(图4-10)。

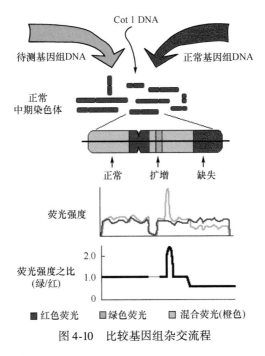

图4-10 比较基因组杂交流程

2. CGH 技术的优点

(1) CGH 技术所需 DNA 样本量较少,做单一的一次杂交即可检查待测组织细胞整个基因组的染色体拷贝数量的变化。

(2) CGH 技术不仅适用于外周血、培养细胞和新鲜组织样本的研究,还可用于对存档组织的研究,也可用于因 DNA 量过少而经 PCR 扩增的样本的研究。

3. CGH 技术的局限性

(1) CGH 技术能检测到的最小的 DNA 扩增或丢失是在 3~5Mb,对于低水平的 DNA 扩增和丢失会漏检。

(2) CGH 技术不能检测无 DNA 拷贝数量变化的基因组异常,如染色体平衡易位,姐妹染色单体互换等。

【实验准备】

1. 仪器设备　恒温水浴箱,100ml 染色缸,荧光显微镜。

2. 试剂材料　人 Cot 1 DNA,二脒基二苯基吲哚(DAPI),橡胶泥(rubber cement),缺口平移试剂盒(nick translation kit),标记探针(生物素标记探针或地高辛标记探针),RNA 酶(1mg/ml),梯度乙醇溶液(70%、85% 和 100%),去离子甲酰胺(deionized formamide,DF),0.5mol/L EDTA,乙基苯基聚乙二醇(nonidet P-40,DP-40)。

【实验步骤】

1. 正常中期染色体的制备(见人类外周血淋巴细胞染色体标本的制备)　CGH 分析的质量主要依赖正常中期染色体的特性,选择分散良好,染色体较长的中期染色体标本作为 CGH 杂交的靶标本。

2. 肿瘤标本的选择和基因组 DNA 的分离　选择具有典型肿瘤组织特征的细胞(尽量

去除坏死组织、炎性细胞及正常细胞)。

3. 正常和肿瘤标本 DNA 的标记(缺口平移法)

(1) 探针总反应体系为 50μl,包含探针 DNA 1μg,dATP、dCTP、dGTP 各 20μmol,dTTP 10μmol,生物素-14-dATP(标记肿瘤 DNA)或地高辛-11-dUTP(标记正常 DNA)10μmol,DNA 酶 I 5ng,DNA 聚合酶 I 5U,10×切口平移反应缓冲液 5μl。

(2) 将上述溶液混合置于 16℃恒温水浴中作用 1 小时。用 0.8% 琼脂糖凝胶电泳检测产物。DNA 片段长度适中(以 DNA 片段长约 300 ~ 500bp 为宜)后加 2μl 终止缓冲液 (0.5mol/L EDTA)终止反应。

4. 探针沉淀

(1) 将已标记的肿瘤 DNA 探针和正常 DNA 探针各 10μl 分别加入到两个 Eppendorf 管中,再各加入人 Cot 1 DNA 10μl,加水至 100μl。

(2) 加入 3mol/L 的乙酸钠(NaAc,pH=4),终浓度为 0.3mol/L,充分混匀,室温放置 5 ~ 10 分钟。

(3) 加入 2.5 倍体积预冷的无水乙醇,充分混匀,置-20℃沉淀 30 ~ 60 分钟。

(4) 配平离心:4℃,12 000g,5 分钟。弃上清,空气干燥。

5. 染色体标本预处理

(1) RNA 酶预处理

1) 将染色体标本片置 PBS 中洗涤 5 分钟。

2) 将染色体标本片置梯度乙醇溶液 70%、85% 和 100% 脱水各 5 分钟,室温干燥。

3) 每张标本片加 RNA 酶 A(100μg/ml)100μl,置 37℃湿盒内孵育 1 小时。

4) 用 2×SSC 室温洗涤标本片 2 次,每次 5 分钟。

5) 将标本片置梯度乙醇溶液 70%、85% 和 100% 脱水各 5 分钟,室温干燥。

(2) 胃蛋白酶预处理

1) 每张标本片加胃蛋白酶溶液(50μg/ml)/盐酸溶液(0.01mol/L)80μl,置 37℃湿盒内孵育 8 分钟。

2) PBS 缓冲液室温漂洗标本片 5 分钟。

(3) 固定:

1) 将标本片置 1% 多聚甲醛/PBS 缓冲液中室温固定 10 分钟。

2) PBS 缓冲液室温漂洗标本片 5 分钟。

3) 将标本片置梯度乙醇溶液 70%、85% 和 100% 脱水各 5 分钟,室温干燥。

6. 染色体标本变性

(1) 将染色体标本片置 70% DF/2×SSC 溶液中,75℃变性 2 分钟。

(2) 将染色体标本片置 0 ~ 4℃预冷的 2×SSC 中洗涤 2 次,每次 3 分钟。

(3) 将标本片置梯度乙醇溶液 70%、85% 和 100% 脱水各 5 分钟,室温干燥。

7. 探针变性

(1) 配制探针杂交液:3μl 双蒸水和 7μl MM2.1 加入沉淀的 DNA 探针中,混匀后悬浮 DNA 探针沉淀,室温保存备用。

(2) 探针变性:将探针杂交液在 75℃水浴中变性 8 分钟。置 37℃预复性 20 ~ 25 分钟。

8. 杂交 在染色体标本片上滴加预复性探针杂交液 10μl,加盖玻片,封片。置湿盒内 37℃避光孵育 48 ~ 72 小时。

9. 复染

（1）洗涤：去除盖玻片,置 75℃ 预热的洗涤液 I 中漂洗 2 分钟,置洗涤液 II 中 1 分钟。

（2）脱水：将标本片置梯度乙醇溶液 70%、85% 和 100% 脱水各 1 分钟,室温干燥。

（3）复染：DAPI 复染,盖玻片封片。

10. 观察　荧光显微镜下染色体正常部位呈混合色,扩增部位显示患者 DNA 标记的绿色,缺失部位显示正常基因组 DNA 标记的红色。着丝粒等重复序列因被封闭呈 DAPI 的蓝色。经计算机软件计算两种荧光强度的比值,得出 DNA 中同源序列的相对拷贝数(图 4-11)。

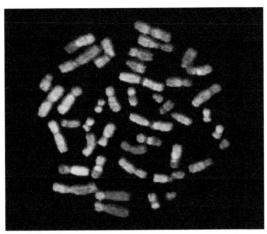

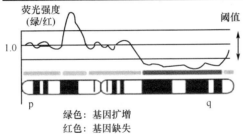

图 4-11　比较基因组杂交检测结果

【实验结果】

（1）记录比较基因组杂交技术操作过程。

（2）分析实验成败的原因。

（杨利丽）

参 考 文 献

郭慕依.2007.肾活检病理学.上海:复旦大学出版社:148~152

韩磊,张恒东,朱宝立.2013.苯职业接触工人造血毒性健康筛检成本收益分析.中华劳动卫生职业病杂志,31(3):238~240

钱玲,李涛.2005.环境化学物的生殖毒性研究进展.环境与职业医学,22(2):167~171

田玉旺,李 琳,朱红艳,等.2010.提高肾小球基底膜 PASM 染色法质量的技巧.中国组织化学与细胞化学杂志,19(3):
313~314

汪伟,张萍,邹玉蓉,等.2010.PB-FA 固定液固定肾组织做高碘酸-希夫染色的探讨.实用医技杂志,17(1):80~81

王来明,周一梅,梁友信,等.2006.中国制鞋业的苯接触及历史动向.中国工业医学杂志,19(4):228~231

工修海,单长民,杨康娟.2012.医学遗传学实验指导.第3版.北京:科学出版社:55~58

谢婷,赵琰,屈会化,等.2008.一种新的线栓法制备大鼠大脑中动脉缺血模型方法.实验动物与比较医学,28(2):80~84

张凯,李波,秦惠年.2001.使用有机溶剂作业中女职工健康状况调查分析.职业与健康,17(4):19~20

邹仲之,李继承,2013.组织学与胚胎学.第8版.北京:人民卫生出版社:61~68、80

邹仲之.2013.第14章 消化管.见:邹仲之,李继承.组织学与胚胎学.北京:人民卫生出版社:148~152

左伋.2008.医学遗传学实验指导.第2版.北京:人民卫生出版社:35~40

Gwinn M R,Johns D O,Bateson T F,et. al. 2011. A review of the genotoxicity of 1,2-dichloroethane(EDC). Mutat Res,727(1-2):42~53

Hayashi T,Wakao S,Kitada M,et. al. 2013. Autologous mesenchymal stem cell-derived dopaminergic neurons function in Parkinsonian macaques. J Clin Invest,123(1):272~284

Henquin J C,Rahier J. 2011. Pancreatic alpha cell mass in European subjects with type 2 diabetes. Diabetologia,54(7):1720~1725

Kazuo Yamagata,Rinako Suetsugu,Teruhiko Wakayama. 2009. Human Reproduction,24(10):2490~2499

Kilimnik G,Zhao B,Jo J,et al. 2011. Altered islet composition and disproportionate loss of large islets in patients with type 2 diabetes. PLoS One,6(11):e27445

Kitada M,Dezawa M. 2012. Parkinson's disease and mesenchymal stem cells:potential for cell-based therapy. Parkinsons Dis,2012:873706

Kunttas-Tatli E,Roberts D M,McCartney B M. 2014. Self-association of the APC tumor suppressor is required for the assembly,stability,and activity of the Wntsignaling destruction complex. Mol Biol Cell,25(21):3424~3436

Li Z,Karlsson F A,Sandler S. 2000. Islet loss and alpha cell expansion in type 1 diabetes induced by multiple low-dose streptozotocin administration in mice. J Endocrinol,165(1):93~99

Meier J J,Ueberberg S,Korbas S,et. al. 2011. Diminished glucagon suppression after β-cell reduction is due to impaired α-cell function rather than an expansion of α-cell mass. Am J Physiol Endocrinol Metab,300(4):E717~723

Robert Nussbaum,Huntington F Willard,Roderick R McInnes. 2007. Thompson & Thompson Genetics In Medicine. 7th edition. Holland:Saunders Elsevier

Schulz J B,Falkenburger B H. 2004. Neuronal pathology in Parkinson's disease. Cell Tissue Res,318(1):135~147

Stanley M Gartler,Michael A Goldman. 2001. Encyclopedia of life sciences. X-Chromosome Inactivation. United Kingdom:Nature Publishing Group:1~8

Wapner R J,Martin C L,Levy B,et. al. 2012. Chromosomal microarray versus karyotyping for prenatal diagnosis. N Engl J Med,367(23):2175~2184

Witzig T E,Tomblyn M B,Misleh J G,et. al. 2014. Anti-CD22 90Y-epratuzumab tetraxetan combined with anti-CD20 veltuzumab:a phase I study in patients with relapsed/refractory,aggressive non-Hodgkin lymphoma. Haematologica,99(11):1738~1745

Yoon K H,Ko S H,Cho J H,et. al. 2003. Selective beta-cell loss and alpha-cell expansion in patients with type 2 diabetes mellitus in Korea. J Clin Endocrinol Metab,88(5):2300~2308

Zhang B,Yin C,Li H,et. al. 2013. Nir1 promotes invasion of breast cancer cells by binding to chemokine(C-C motif) ligand 18 through the PI3K/Akt/GSK3beta/Snail signalling pathway. Eur J Cancer,49:3900~3913